Justus F. C Hecker

Geschichte der neueren Heilkunde

Justus F. C Hecker

Geschichte der neueren Heilkunde

ISBN/EAN: 9783741168963

Hergestellt in Europa, USA, Kanada, Australien, Japan

Cover: Foto ©Lupo / pixelio.de

Manufactured and distributed by brebook publishing software
(www.brebook.com)

Justus F. C Hecker

Geschichte der neueren Heilkunde

Geschichte

der

Heilkunde

von

Dr. J. F. C. HECKER,

ordentlichem Professor der Heilkunde an der Friedrich-Wilhelms-Universität zu Berlin, Mitglied der medicinischen Ober-Examinations-Commission, der Akademie der Wissenschaften und Künste in Lyon, der Akademie der Medicin in Paris, der Akademie der Wissenschaften und Künste in Dijon, der medicinisch-chirurgischen Akademie in Wilna und anderer gelehrten Gesellschaften in Albany, Berlin, Bonn, Dijon, Dresden, Erlangen, Hanau, Heidelberg, Kopenhagen, Leipzig, London, Lyon, Marseille, Metz, Neapel, New-York, Offenburg, Philadelphia, Stockholm, Toulouse, Warschau und Zürich Mitglied, Ehrenmitglied und Correspondenten.

Erstes Buch. Die Volkskrankheiten von 1770.

Zweites Buch. Die Wiener Schule.

BERLIN,

Verlag von Theod. Christ. Friedr. Enslin.

1839.

Vorrede.

So wenig die Heilkunde im Stande ist, vom Ursprung und Verlauf der Krankheiten unter den Völkern Rechenschaft zu geben, so offenbar sind ihre Bearbeiter auf dem rechten Wege gewesen, wenn sie dieselben als Lebenserscheinungen einer Gesammtheit betrachteten. Was hervorragende Geister in der Heilkunde Unvergängliches geleistet haben, das ist ihnen nur vermöge dieser umfassenden Ansicht gelungen, ja es ist ohne eine solche Ansicht kein höheres Verdienst um die Wissenschaft vom Leben überhaupt denkbar. Man sage immerhin, der Arzt bedürfe keines höheren Standpunktes: der Gesichtskreis eines Adlers wird immer ein anderer sein, als der eines Sperlings im Staube der niederen Luftschichten. Nie hat die Heilkunde eine bessere Richtung genommen, wenn die Beobachtung des Untergeordneten nicht von höheren Rücksichten geleitet wurde.

Wiewohl aber alle Erkenntniſs des kranken Lebens durch die Auffassung im Groſsen an Klarheit augenscheinlich gewonnen hat, so sind doch die Beobachtungen durchgehender Lebensstimmungen — der Constitutionen, wie man sie nennt — selten weiter, als über die Lebensdauer einzelner Männer hinaus fortgesetzt worden, und der Aufgabe, welche sich die historische Pathologie unserer Tage stellen muſs: das menschliche Leben als ein ununterbrochenes, untheilbares Ganzes zu betrachten, und demgemäſs die Aufeinanderfolge der Lebensstimmungen, mit ihren Ergebnissen, den sich immer wieder anders gestaltenden Krankheiten, zur Anschauung zu bringen, hat noch niemals eine geregelte Thätigkeit gelehrter Aerzte entsprochen. Was wir auf diesem fruchtbaren, der geistvollsten Bearbeitung fähigen Felde besitzen, sind nur Bruchstücke; meine eigenen Arbeiten schlage ich nicht höher an, als Versuche, zufrieden, wenn sie jetzt und in Zukunft ihre Bedeutung als Theile eines Ganzen behaupten können.

Es giebt noch eine andere Erkenntnifs der Lebensstimmungen der Völker, welche sich von der in Thatsachen anschaulich dargelegten durch mindere Klarheit, wenn auch nicht wesentlich unterscheidet; es ist die, welche sich in den Lehrgebäuden, in den Schulen der Aerzte offenbart. Keine einseitige Anschauung der Natur, folglich auch keine vorwaltende Heilart, hat sich jemals geltend gemacht, in welcher nicht eine entschiedene Regung im allgemeinen Lebensgange bemerkbar wäre. Die besten Heilarten waren immer, in denen sich das vielseitigste Verständnifs der Natur zu erkennen gab, so weit auch ihre Urheber von den Grundsätzen anderer Schulen abgewichen, und so treffend sie von ihren Nachfolgern widerlegt worden sind, die sich in irgend einem anderen Elemente bewegten. Man kann daher durch tieferes Eingehen in die Natur der Dinge, wie in das Wesen der menschlichen Erkenntnifs, welche zunächst von einem, seiner fast unbewufsten Natursinn geleitet wird, bis zur Anschauung erweisen, dafs gerade die besten

Lehrgebäude der Aerzte sich durch die Natur selbst gestaltet haben, und von menschlichem Scharfsinn nur das Aeufsere zum innern Kern der Naturbeobachtung hinzugethan worden ist.

Hieraus ergiebt sich, dafs die Natur selbst, wie sie sich in den wechselnden Lebensstimmungen der Menschen offenbart hat, und nichts anderes, als der erste Mafsstab aller ärztlichen Lehren und Schulen betrachtet werden mufs. In diesem unbestreitbaren Grundsatz ist dem historischen Studium der Heilkunde die Richtung vorgezeichnet, die es zu nehmen hat. Es bewegt sich nicht in einer weitschichtigen, unpraktischen Gelehrsamkeit, es ist wesentlich und an sich ein Naturstudium, mit gleichen Rechten wie alle übrigen Naturstudien, denen es am wenigsten in den Anforderungen an seine Bearbeiter nachsteht. In der Natur der Krankheiten ist bei aller Beständigkeit der Grundgesetze, Wechsel und Entwickelung: Diese soll erkannt, soll wissenschaftlich dargestellt, die ärztlichen Lehren sollen nach ihr, nicht nach einseitigen Menschensatzungen beurtheilt werden. Nun behaupte man nicht, eine solche Darstellung sei menschlichen Kräften unausführbar; ernste historische Forschung dringt tief ein, und es gelingt durch sie über Zeiten und Erscheinungen Licht zu verbreiten, die in anscheinend undurchdringliches Dunkel gehüllt sind. Vom Beginn der wissenschaftlichen Heilkunde bis auf diese Tage kann also die historische Pathologie die vorwaltenden Lebensstimmungen, mit den in allen Zeitaltern hervortretenden Krankheiten darstellen, sollte dies auch in dunkelen Abschnitten nur durch die Charaktere erforschter Krankheiten selbst geschehen können; sie vermag es, diesen grofsartigen Mafsstab der Natur an die Lehren und Schulen der Aerzte aller Zeiten anzulegen.

In diesem Sinne, und demgemäfs in der Ueberzeugung, dafs die Geschichte der ärztlichen Lehren mit der historischen Pathologie Hand in Hand gehen müsse, habe ich in dem vorliegenden Werke den Versuch gewagt, einen inhaltschweren Theil der neueren Geschichte darzustellen, indem ich zuvörderst eine alte Schuld der Aerzte abtrage, die Volkskrankheiten von 1770 der Vergessenheit zu entreifsen, die als eine höchst bedeutsame, die Völker vom Ganges bis in die Urwälder von Nord-america umfassende Gesammterscheinung bis jetzt noch nicht erkannt worden sind. Man wird statt dieses Werkes den dritten Band meiner Geschichte erwartet haben, und ich würde die Vorwürfe der Freunde des historischen Studiums der Heilkunde reichlich verdienen, wenn ich nicht ein höheres Ziel im Auge gehabt hätte, als die ununterbrochene Vollendung eines Werkes, dem ich eine noch bessere Aufnahme zu bereiten hoffe, wenn ich mich nicht durch Worte, sondern durch Untersuchungen wie die gegenwärtigen, über die Bedeutung und den Umfang des historischen Studiums überhaupt ausgesprochen haben werde. Dafs überall der pathologische Theil der Heilkunde, wie andere Naturstudien, die ihm längst vorangeeilt sind, seiner selbst wegen betrieben würde, kann man von dieser Zeit nicht behaupten, die sich am meisten ihres praktischen Sinnes rühmt, d. h. einer entschiedenen Neigung, alle Studien auszuschliefsen, deren unmittelbarer Nutzen für den täglichen Gebrauch nicht einleuchtet. Allein die Natur will den inneren Zusammenhang ihrer Offenbarungen erkannt wissen, und enthüllt sich keinem kleinlich technischen Streben, das nicht selten alles für die Wissenschaft gethan zu haben glaubt, wenn es die Strahlen der sinkenden Sonne abhält, um das Licht des aufgehenden Mondes durch farbiges Glas aufzufangen. Die Krankheiten, und somit auch die Lehren der Spanne von Zeit, auf welche unser Leben beschränkt ist, wurzeln tief in der Vergangenheit, und so ergiebt es sich leicht, daſs alle die vielfältigen Geisteskräfte, die sich einseitig nur in der Gegenwart regen, in ihrer Selbstgenügsamkeit keinen Ersatz für die gering geachtete und unter ihnen verkümmernde ärztliche Gelehrsamkeit finden können, die nichts anderes ist, als die selbstbewuſste Ausbildung des Natursinns an den Mustern und Erscheinungen der Vorzeit. Ein Ueberblick über die europäischen Schulen zeigt ganz deutlich, daſs man die Bedeutung des historischen Studiums der Heilkunde, ungeachtet einiger nichtssagenden Zugeständnisse, im Allgemeinen verkennt. Höchstens wird es nur geduldet, und Berlin ausgenommen, wo durch die Weisheit des Königs dafür eine Nominalprofessur besteht, fast nirgends mit reger Theilnahme gefördert. Wäre dem anders, so würde ich meine bis in das Mittelalter reichende Geschichte der Heilkunde schon längst fortgesetzt haben, gewiſs, auch die entfernt liegenden Erscheinungen in ihrem Zusammenhange mit dem Ganzen erkannt zu sehen, — so aber kam es mir weniger darauf an, die Abhängigkeit der Heilkunde des Mittelalters von der griechischen darzustellen, als die Bedeutung der historischen Pathologie durch monographische Untersuchungen zur Erkenntniſs zu bringen, und indem ich jetzt noch einen Schritt weiter gehe, meine Leser mitten in eine Gruppe von Krankheiten einzuführen, die in die neueste Zeit hineinragen, und den ausgesprochenen Grundsatz der ärztlichen Geschichtforschung in der Darstellung der neueren Lehren und Schulen geltend zu machen. So viel von dem vorliegenden Werke, das ich ungeachtet seiner abweichenden Form, und des groſsen Zwischenraumes zwischen der dort abgebrochenen und der hier begonnenen Forschung als eine Fortsetzung des früheren betrachtet zu sehen wünsche.

Die Staaten haben das gröſste Interesse an der Ausbildung der historischen Pathologie. Ihre Sorge geht am meisten auf die allgemeinen Erkrankungen, für diese haben sie Gesetze zu geben, welche heilsam sein können, wenn sie nicht der Natur entsprechen. Nun vollenden die Volkskrankheiten ihre Entwickelung nur in längeren Zeiträumen, viele in Jahrhunderten, die einzelnen Epidemieen aber sind nur als Ausbrüche aussetzender krankhafter Zustände zu betrachten, die einzeln für sich aufgefaſst, eben so wenig zur Erkenntniſs des Gesammtübels führen, wie aus einem abgesonderten Anfall eines Wechselfiebers eine Uebersicht über den Verlauf und die Bedeutung der ganzen Krankheit gewonnen werden kann. Es ist also offenbar, daſs die Naturgeschichte der Volkskrankheiten nicht durch die klinische Pathologie, die sich mit dem Einzelnen beschäftigt, sondern nur durch die historische Pathologie erkannt werden kann, weil die Erfahrung aller Jahrhunderte befragt werden muſs. So wäre es mithin nicht nur wünschenswerth, sondern selbst nothwendig, daſs die Akademieen und Universitäten, die in allen wissenschaftlichen Bestrebungen vorangehen sollen, dem historischen Studium der Heilkunde die ihm gebührende und schon zu lange entzogene Aufmerksamkeit zuwenden. Es kommt an den Hochschulen nicht bloſs darauf an, praktische Aerzte auszubilden, sondern auch diejenigen, die dessen fähig sind, in das Innere der Wissenschaft einzuführen, ohne welche aller praktische Unterricht seelenlos ist. Dies gelingt aber am besten, wenn man die groſse Aufgabe zu lösen sucht, die Heilkunde durch historisches Studium aus sich selbst aufzubauen.

Berlin, den 1. September 1838.

Inhalt

Erstes Buch.

Die Volkskrankheiten vom 1769 bis 1777.

Zweites Buch.

Die Wiener Schule vom 1745 bis 1785.

ERSTES BUCH.

Volkskrankheiten

von 1769 bis 1772.

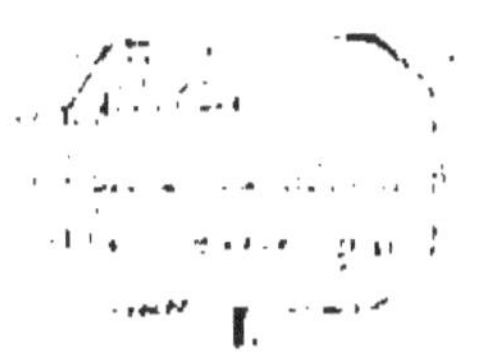

I.

Die Pest im südöstlichen Europa.

1. Im der Moldau und Wallachei.

Am siebenundzwanzigsten März 1769 zog ein osmanisches Heer kriegslustig und geräuschvoll aus Constantinopel, den Russen entgegen, die vier Wochen später den Dniester überschritten.

Die Hauptheere wurden während des ganzen Jahres nicht handgemein, doch litten sie deshalb nicht weniger vom Ungemach des Krieges. Lagerfieber und Ruhren herrschten unter den Russen, noch ehe sie fremdes Gebiet erreicht [1]), und noch gröſseres Verderben drohete den Türken, sobald sie nur ihre Hauptstadt verlassen hatten. Denn schon im Lager bei Daud Pascha gesellte sich ihnen der Hunger zu, und wohin sie der Fahne des Propheten folgten, bezeichneten sie die Heerstraſse mit frischen Gräbern [2]). Des Krieges unkundig, und verweichlicht durch einen dreiſsigjährigen Frieden, verachteten sie ruhmredig den Feind, und träumten von leichten Siegen in einem

1) Orräus, p. 220. — 2) Resmi Achmed, S. 94.

Lande, wo die Spannkraft des Körpers gelähmt und die Tapferkeit ohnmächtig wird durch einen Anhauch von Krankheit, dem seit der Herrschaft der Römer kein fremdes Volk auf die Dauer hat widerstehen können. Durch die Unerfahrenheit der Heerführer waren die nöthigen Zurüstungen versäumt worden, und was die Sorglosigkeit geschadet, ward durch bösen Willen verschlimmert. Die Vorräthe des Landes reichten nicht hin, und es wird versichert, man hätte den Zwieback von verstockten, mit Erde vermischtem Mehl bereitet, so dafs die Krieger, von Mangel erschöpft, oder von der Todeskost langsam vergiftet, die ihnen von arglistigen Unternehmern gereicht wurde, zu Hunderten, ja zu Tausenden verschmachtet wären 1). Ermattet und mit gelichteten Reihen durchzogen sie das öde Land jenseits des Balkans, und tödtliche Fieber wütheten schon längst unter ihnen, als sie an den Ufern der Donau und des Pruths ihre Zelte aufschlugen 2). Dreiwöchentlicher Vorbereitungen bedurften sie zum Donauübergang 3), während dieses Aufenthaltes aber beschleunigte die sengende Sommerhitze den Ausbruch mörderischer Krankheiten, die ihnen jenseits in der Ebene von Kartal unter steigendem Ungemach von Tag zu Tage verderblicher wurden. Der Herbst kam heran, und ohne Kampf beendeten sie ihren ersten Feldzug mit mühseligem Hin- und Herziehen in Bessarabien.

Von den Krankheiten, welche im östlichen Donaugebiet Kriegsheere befallen, sind die einheimischen Wechselfieber die mächtigsten. Unvermeidlich bei ihrem ersten Auftreten, und bei den meisten unheilbar

1) Resmi Achmed, S. 88. — 2) Ebend. S. 109.
3) Bei Isakdscha. Ebend.

in der giftschweren Luft, welche sie hervorgerufen, zerstören sie die kräftigsten Körper, sie fügen sich leicht in jede Gestalt der Bösartigkeit, und während die Nerven ihren Angriffen unterliegen, zeigt die Gesichtsfarbe die Entmischung des Blutes wie die Zerrüttung der Eingeweide. Sie theilen ihre Herrschaft mit mörderischen Ruhren, welche mit ihnen aus demselben Grundleiden entspringen, nicht lange, so gesellen sich ihnen Fleckfieber hinzu, und haben diese erst festen Fuſs gefaſst, so zeigt sich unvermuthet die Pest, und durchbricht nach allen Seiten die Schranken der Vorsicht.

Krankheiten im türkischen Heere.

Es hat niemand darauf geachtet, in welcher Folge diese Lagerkrankheiten über die Türken hereinbrachen. Wir wissen nur, daſs die Seuchen bald nach dem Auszuge des Heeres in gleichem Maſse um sich griffen, als der Mangel zunahm, und so mögen denn schon vor dem Uebergange über die Donau die bösartigsten Fieber die Herrschaft der Pest vorbereitet haben. Dem äuſsersten Ungemach erlagen die Türken bei Chanteppé [1]) am Pruth und Bender in Bessarabien; sie muſsten es aufgeben, sich jenseits der Donau zu halten, und der Zorn des Groſsherrn traf den unkriegerischen Heerführer [2]).

Während nun die Türken den Sommer leidend

---

1) Einige Meilen von Jassy. Ebend. S. 169. 92. — Resmi Achmed, hat als vornehmer Beamter den Wezir in dem ganzen Feldzuge begleitet, und als Augenzeuge die schätzbarsten Angaben hinterlassen. Die Pest, versichert er, soll gleich zu Anfang ausgebrochen sein (S. 91.), doch hat er offenbar keine genaue Kenntniſs von Krankheiten, und ansteckende Fieber schwerlich von der Pest unterschieden.

2) Emin Pascha. Sein Nachfolger wurde der nachher genannte Moldawantschi Ali Pascha, und bald nach dem Falle von Chotzim erhielt Chalil Pascha den Oberbefehl.

und thatenlos hinbrachten, und der Tod sie in wachsender Anzahl niederstreckte, versuchten die Russen unter Galitzin ihren zweiten Angriff auf die Feste Chotzim, d. 10. Juli 1769. Sie wurden von dem tapfern Ali Pascha mit Verlust über den Dniester zurückgetrieben (d. 12. August), die Türken verfolgten sie über den Fluſs, doch hielten sie jenseits nicht lange Stand, und als am 7. September der Dniester übertretend die Brücke weggerissen hatte, kamen die meisten von ihnen fliehend in den Wellen um, und von Hunger erschöpft verlieſsen die übrigen, an allem Erfolge verzweifelnd die bis dahin muthig vertheidigte Festung. Galitzin zog ohne Schwertstreich ein, und das Kriegsglück schien sich nach langem Zögern den russischen Waffen zugewandt zu haben, so daſs die Eroberung der Moldau bis in den Spätherbst vollendet werden konnte [1]). Indessen blieb dies günstige Ereigniſs nicht ohne herbe Beimischung, und bald entwickelten sich die Keime unsäglichen Miſsgeschicks.

Pest unter den Russen in Gallacz.

Truppen wurden nach allen Seiten ausgesandt, um den fliehenden Feind zu vertreiben, und so gerieth eine Abtheilung Russen mit einem versprengten Türkenhaufen bei Gallacz an der Donau [2]) zusammen. Das Gefecht war hitzig, und endete mit der Einnahme des Ortes und der Gefangennehmung vieler Türken, welche den Fürsten Maurocordato, den Hospodaren der Moldau mit sich führten [3]). Der russische Befehlshaber [4]) legte eine Besatzung in die Stadt, und lieſs sofort seine Verwundeten und Kran-

1) Resmi Achmed, S. 117—125.

2) Zwischen den Mündungen des Pruth und des Sereth an der südlichen Gränze der Moldau. — 3) Orräus, p. 1. 2.

4) Oberstlieutenant Fabrician, der auch bei anderen Gelegenheiten rühmlich genannt wird.

ken in den Häusern unterbringen, nichts argwöhnend von der Pest, welche, wie nachher verlautete, aus Constantinopel auf türkischen Schiffen kürzlich hereingebracht sein sollte [1]). Wenige Tage darauf starben einige Russen mit unzweifelhaften Merkmalen dieser Krankheit, worauf die Stadt sogleich geräumt wurde, und man sich eiligst vor dem neuen Feinde zurückzog, der sich unsichtbar in die Reihen der Krieger eingeschlichen hatte. Auf dem Wege nach Jassy verschwand jede Spur der Pest, selbst unter der griechischen Bevölkerung von Gallacz, die dem Zuge der Russen folgend, sich in entfernte Ortschaften vertheilte [2]), und so überredete man sich leicht, dafs man ohne Grund Verdacht geschöpft, und irgend eine andere Krankheit die plötzlichen Todesfälle in Gallacz veranlafst habe [3]).

So hielt man denn auch in Jassy jede Vorsicht für nutzlos, die von Gallacz zurückgekehrten Truppen wurden ohne Bedenken in die Häuser der Einwohner vertheilt, und die Kranken ohne alle Absonderung zu den übrigen im Palast des Hospodaren gelegt, der zum Krankenhause eingerichtet worden. Drei Wochen vergingen hierauf ohne bedenkliche Erscheinung, und man überliefs sich der langersehnten Ruhe nach so vielen Beschwerden in rauher Jahreszeit. Gegen

In Jassy.

1) Man erfuhr in Jassy, ein Kaufmann, der aus Constantinopel Eisen erhalten, sei zuerst erkrankt, und nach ihm die Arbeiter, die bei dem Ausladen beschäftigt gewesen. Orräus, p. 2. 57. — In Constantinopel herrschte um diese Zeit keine eigentliche Pestseuche, sondern erst im folgenden Jahre kam dort eine solche zum Ausbruch. Berlinische Nachrichten, 1770. 11. Sept. No. 109. S. 550. 6. Nov. Nr. 133. S. 686.

2) Berlinische Nachrichten von Staats- und gelehrten Sachen. 1770. No. 43. 10. April, S. 228.

3) Orräus, p. 2.

die Mitte des Januar erregte indessen der häufige Ausbruch von Fleckfiebern im Krankenhause steigende Besorgnifs. Bei Einzelnen erhoben sich auch Drüsengeschwülste in den Weichen, nach dem siebenten oder achten Tage des Fiebers [1]), — doch hielt man diese, weil die Kranken bei gutartiger Eiterung genasen, so lange noch für heilsame Versetzungen, bis häufigere Todesfälle in den ersten Tagen erfolgten, und selbst Verwundete an Carbunkeln plötzlich hinstarben, die in den Wunden selbst hervorbrachen. Während dies im Krankenhause vorging, war in der Stadt noch drei oder vier Wochen lang nichts Auffallendes bemerkt worden, und nur erst zu Ende dieser Zeit erhielt das dunkele Gerücht, im Krankenhause sei die Pest ausgebrochen, durch den plötzlichen Todesfall eines Juden, der mit dort verpflegten Russen in Verkehr gestanden, volle Bestätigung. Er hatte von einem wiedergenesenen Soldaten einen in Gallacz erbeuteten türkischen Pelz erhandelt und diesen zum eigenen Gebrauch genommen, worauf er denn sogleich mit zwei Kindern, die mit ihm dasselbe Lager theilten, gestorben war. Dieser dringenden Mahnung ungeachtet unterblieben indessen ernste Mafsregeln; man verschlofs nur das Haus des Juden, ohne es zu reinigen oder zu bewachen; es wurde sofort von Dieben geplündert, und nun war Jassy der Heerd des lange gefürchteten, aber nicht gekannten Uebels. Schon im März 1770 herrschte die Pest weit und breit in der Moldau und Wallachei, und wie es denn bei dem Ausbruch von Pestseuchen zu geschehen pflegt, so zweifelte man noch an der Gegenwart des unheimli-

---

1) Der gewöhnliche Anfang von Pestseuchen, wie sich weiter unten noch deutlicher zeigen wird.

chen Todfeindes, als schon Elend und Zerrüttung in den Städten hoch gestiegen war, und die Russen bei dem Andringen neuer türkischer Heerhaufen kaum noch hoffen durften, ihrem Untergang zu entrinnen.

Die russischen Feldärzte waren zum Theil unsicher, und diejenigen unter ihnen, die sich über das Dasein der Pest nachdrücklich aussprachen, fanden bei dem Oberbefehlshaber in der Moldau, dem General v. Stoffeln, kein Gehör, der durch die Vorspiegelungen der Bojaren in der Zuversicht erhalten wurde, die herrschende Krankheit sei nicht die Pest, sondern nur ein in diesem Lande gewöhnliches bösartiges Fieber [1]). Erst in den letzten Tagen des April wurde der Ausbruch der Pest entschieden anerkannt und dem noch in Podolien verweilenden Oberfeldherrn, Fürsten Romanzow gemeldet [2]).

So niederschlagend diese Nachricht war, so durfte sie doch dem Heere kein Hindernifs im Vorschreiten werden, wollte man nicht die Ergebnisse des vorjährigen Feldzuges aus Furcht vor einer Lagerseuche aufgeben, die zwar mit den Waffen der Vorsicht bekämpft, aber nicht mehr von den Truppen ferngehalten werden konnte. Das Frühjahr zeigte sich den Kriegsunternehmungen höchst ungünstig. Der Regen fiel ohne Unterlafs in Strömen, und mühsam bewegte sich das Heer auf grundlosen Landstrafsen vorwärts, so dafs ohnehin der unvermeidliche Ausbruch verderblicher Lagerkrankheiten herannahete. Jedenfalls erschien die Sorge für die Gesundheit der Truppen als die wich-

1) Der General hatte sogar den Dr. Theyls und die Wundärzte gezwungen, ihm hierüber eine schriftliche Versicherung zu geben. Nur ein Wundarzt (Kluge) hatte sich geweigert, sie zu unterschreiben. Lerche S. 426.

2) Orräus, p. 2. 3. 4.

tigste Angelegenheit des beginnenden Feldzuges, und so übertrug der Feldmarschall zunächst die Erforschung der Pest, aus der sich die noch möglichen Schutzmittel ergeben sollten, seinem vielerfahrenen, schon im siebenjährigen Kriege erprobten Arzte Orräus, einem geistvollen Beobachter, gleich ausgezeichnet durch Wissenschaft wie durch männliche Furchtlosigkeit [1]).

Orräus.

Pest in Chotzim.

In Chotzim, wo das Heer zunächst eintreffen und ein grosses Krankenhaus errichtet werden sollte, fand Orräus die Seuche d. 7. Mai a. St. im Ausbruch. Sie war äusserst mild, wie sie denn immer zu Anfang durch Gutartigkeit täuscht, und die Zahl der Kranken ganz unerheblich; nichts Epidemisches schien zu walten. Funfzehn Soldaten waren am Fleckfieber erkrankt, und nur bei zweien von diesen hatten sich nach dem vierzehnten Tage der Krankheit Leistenbeulen erhoben, beide genasen. Von den übrigen dreizehn waren nur zwei gestorben, die anderen besserten sich, und bei keinem zeigten sich der Pest verdächtige Erscheinungen. Abgesondert von diesen waren drei Pestkranke, die von Batuschany gefangene Tartaren gebracht hatten, aber auch bei diesen verlief die Krankheit gefahrlos, so wenig auch der plötzliche Tod eines Kosacken, der mit ihnen gekommen, an der Bösartigkeit der Ansteckung zweifeln liess.

In Batuschany.

Die Dörfer und russischen Feldwachen zwischen Chotzim und Batuschany waren durchaus verschont geblieben, diese Stadt aber hatte die Pest seit acht Wochen mit allen ihren Schrecken auf das Aeusserste gebracht. Sie war von Jassy gekommen, und hatte von 2,500 Einwohnern mehr als 800 weggerafft, die Ueberlebenden waren nach den Karpathen entflo-

1) Orräus war damals nur erst dreissig Jahre alt.

ben, ohne dort die gehoffte Sicherheit zu finden. Von 340 Russen verschiedener Waffen waren mehr als die Hälfte erkrankt und 113 gestorben. Die Pestkranken lagen in Zelten, und erwarteten ohne Pflege und ärztliche Hülfe den fast gewissen Tod, die Stadt selbst aber gewährte den Anblick vollkommener Zerrüttung: die Häuser verlassen, mit offenen Thüren und Fenstern, die Luft von dem angehäuften Unrath verpestet, überall nur Verödung mit den zurückgelassenen Spuren des äufsersten Elends, und hierzu noch Schaaren verwilderter Hunde, die von Hunger getrieben, die Leichen aufwühlten, und von dieser scheufslichen Nahrung zur Wuth gebracht, die Kranken bedroheten. Der Zustand der treu ausharrenden Russen war beklagenswerth, doch konnte ihnen Orräus nur mit Rath und Arzneien beistehen.

Am 10. Mai erreichte er die verpestete Hauptstadt der Moldau. Wie nun hier der Befehlshaber alles hatte geschehen lassen, was nur irgend die Verbreitung der Seuche begünstigen und ihre Bösartigkeit steigern konnte, so war denn von den Einwohnern wie von der russischen Besatzung bereits die Hälfte verstorben, und in vielen Strafsen die Verödung nicht weniger grauenvoll, als in Batuschany. Die moldauischen Stadtoberen befolgten das altherkömmliche rohe Verfahren, trockene Misthaufen auf den Strafsen anzünden, die Todten auf einem besondern Kirchhofe begraben, und die Verpesteten in einem benachbarten Walde aussetzen zu lassen, wo sie ihrem Schicksale überlassen blieben, wenn ihnen nicht von mitleidigen Verwandten Wasser und Nahrung zugetragen wurde. Dies hatte zur Folge, dafs man die meisten Pestkranken in den Häusern zu verbergen suchte, und die Leichen heimlich in den Gärten oder in den Kellern be- In Jassy.

grub. Aerztlichen Beistand entbehrten die Eingebornen gänzlich, denn es waren nur zwei alte griechische Aerzte vorhanden, welche Zeit ihres Lebens den Anblick von Pestkranken gemieden hatten, unwissende Feiglinge, die aufser Theriak und Siegelerde, Mitteln des uralten Arzneiaberglaubens, nichts anzurathen wufsten, und in kurzem ihr Heil in der Flucht suchten [1]).

Die russischen Feldärzte thaten für die Ihrigen, was menschliche Kräfte in so grofser Bedrängnifs zu leisten vermögen, doch hatten sie von dem General v. Stoffeln weder die Absonderung der Russen von den Einwohnern, noch die Trennung der Verpesteten von den übrigen Kranken erlangen können, ja es war selbst nicht möglich gewesen, die Plünderung der ausgestorbenen Häuser zu verhindern. Die meisten Krankenwärter und Feldscheerer waren bereits weggerafft, und schon fing die Pest an, die noch bis jetzt verschonten Oberärzte und Officiere zu ergreifen, begünstigt von einem lauen Südwind, der seit dem Herbst tagtäglich Regenwolken heranwälzte, und weder den entsetzlichen Geruch der schwälenden Misthaufen verwehete, noch die dicken Nebel theilte, die sich nächtlich über das ganze Land hin lagerten. So schien denn nun die Seuche ihre äufserste Höhe erreicht zu haben, und wurden ihr keine Schranken gesetzt, so war der Untergang der Russen, deren kaum noch 2000 unter den Waffen standen [2]), nach aller menschlichen Berechnung unvermeidlich, da überdies die Türken aus Bessarabien herandrängten, und am Uebergang über den Pruth, nur einige Tagemärsche von Jassy, nur noch mit grofser Mühe verhindert werden konnten,

1) Lerche, S. 429.

2) Es waren die Ueberbleibsel von fünf Regimentern.

auf Hülfe auch nicht mehr zu rechnen war, weil der Fürst Repnin und der General Samätin, die von Fockschiany und Bukarest mit Truppen herbeikommen sollten, von dem unaufhörlichen Regen und dem Austreten des Sereth zurückgehalten wurden, während das Hauptheer unter dem Feldmarschall Romanzow aus demselben Grunde in der Gegend von Chotzim verweilen mufste.

Orräus betrieb mit Eifer die nöthigen Mafsregeln der Absonderung und bessern Verpflegung, doch bezogen die Truppen erst am 20. Mai, und erst auf eingeholten ausdrücklichen Befehl des Feldmarschalls, getrennte Feldlager südwestlich von der Stadt, in denen die Ansteckung merklich abnahm, ohne jedoch ganz zu erlöschen. Der General schlug seine Zelte in einem verpesteten, mit Bäumen bepflanzten und von waldigem Gesträuch umgebenen Weinberge auf, wohin die ärmeren Einwohner viele ihrer Pestkranken gebracht hatten, die auf Blätter und Lumpen elend gebettet, einsam verschmachtet waren, so dafs ihre Leichen, von Hunden zerfleischt, die Luft weit und breit mit verpestetem Modergeruch erfüllten. Was vorauszusehen war, erfolgte schon in den nächsten Tagen: Viele Obere und Geringe wurden von der Seuche ergriffen, und der tapfere General selbst starb am 20. Mai als ein Opfer seines kurzsichtigen Eigensinns, der das Uebel so weit hatte kommen lassen [1]).

Zum Pesthause für die Russen richtete unterdessen Orräus ein geräumiges, leicht abzusperrendes Kloster ein, das mit dem Nöthigen möglichst versehen,

1) Am meisten hatten ihn die Bojaren im Unglauben an das Dasein der Pest bestärkt. Sie wollten die Russen um jeden Preis in Jassy zurückhalten, und hatten alle Ursache, die Rache der Türken zu fürchten.

schon am 14. Mai 167 Pestkranke aufnehmen konnte, welche Anzahl in der Folge nicht viel höher als auf 200 stieg, denn die getroffenen Anordnungen verfehlten nicht die gehoffte Wirkung. Die nun eingeleitete ärztliche Behandlung hatte den erfreulichen Erfolg, dafs im Ganzen nur wenig mehr als die Hälfte starben, nämlich in sechs Wochen von 413, 216, nachdem früher nur eine ganz geringe Anzahl mit dem Leben davongekommen war, und auch dies Ergebnifs würde noch günstiger ausgefallen sein, wenn nicht viele Kranke sterbend oder zu spät hereingebracht worden wären. Die Russen hatten überhaupt eine grofse Scheu vor dem Krankenhause, und verheimlichten, wenn sie von der Pest befallen waren, ihren Zustand mit der äufsersten Anstrengung ihrer Kräfte, bis sie endlich zusammenstürzten, oder sie verbargen sich selbst in den benachbarten Wald, wo sie elend umkamen, und zuweilen noch lebend von den Hunden zerfleischt wurden.

Nachtheilig für die Kranken wurde die Verlegung der Pestanstalt an den Pruth, sechzehn Werst östlich von Jassy, und nach dreitägigem Verweilen unter Zelten wieder zurück durch die Stadt, vier Werst südwestlich auf die Anhöhen nach Bukarest zu. Sie geschah in den ersten Tagen des Juni, ohne allen begreiflichen Grund, auf Befehl des Generals Czernewitz [1]), vermittelst polnischer Wagen, welche Zufuhr gebracht hatten, und veranlafste viele Todesfälle, die ohne eine so ganz unpassende Mafsregel leicht zu vermeiden gewesen wären. Man baute für die Kranken wie für die Genesenden Hütten aus Laubwerk, die zwar nicht geeignet waren, die brennende Som-

---

1) Lerche nennt ihn Tschernojewitsch. S. 419.

merhitze abzuhalten, doch aber den Genuſs der freien Luft gestatteten, und so kam es denn, daſs, als Orräus am 22. Juni abberufen wurde, nur noch sehr wenige Genesende übrig waren. Augenscheinlich war die Natur in der Hauptsache selbst zu Hülfe gekommen, denn mit dem Aufhören des Regenwetters in der Mitte dieses Monats zeigte sich sogleich eine nicht geringe Abnahme der Seuche, wie denn auch in der früheren Zeit, wenn zwischendurch an einzelnen Tagen frische Nordwinde geweht und die Nebel verjagt hatten, eine augenblickliche Verminderung der Sterblichkeit bemerkt worden war. Zu Ende des Juni konnte die Pest als erloschen betrachtet werden, wenngleich hin und wieder noch einzelne Fälle vorkamen, sie begann schon mehr und mehr zu entarten, und die gewöhnlichen Krankheiten, wie Faulfieber, Durchfälle, Ruhren und Wechselfieber traten wieder deutlicher hervor.

In der Wallachei.

In der Wallachei, namentlich in Fockschiany und Bukarest [1]), war die Pest viel später, als in der Moldau ausgebrochen, hatte bei weitem nicht so gewüthet wie in Jassy, und unter den Russen schon ganz aufgehört, als diese sich in den ersten Tagen des Mai nordwärts in Bewegung setzten, auch hatte sie zwischen Bukarest und Jassy nirgends bedeutend um sich gegriffen. Ueberall waren die Eingebornen auf die Berge oder nach einsamen Landsitzen entflohen, und hatten mit den Waffen in der Hand jede Verbindung mit Fremdlingen abzuhalten gewuſst, wie denn die durchziehenden Russen, und mehr noch des Nachts als bei Tage, ein fast beständiges Gewehrfeuer

1) Nach Chenot (Pest. Transylv. p. 2.) sollen in dieser Stadt schon im December 1769 acht Russen an der Pest gestorben sein. Indessen war Orräus, nach dessen Angaben diese Darstellung entworfen ist, ohne Zweifel besser unterrichtet.

vernahmen, das die aufgestellten Wachen zur Warnung der Ankömmlinge unterhielten. So war es ihnen besser gelungen, der Gefahr zu entgehen, als den unglücklichen Bewohnern von Batuschany.

Das Hauptheer unter Romanzow war inzwischen von der Pest durchaus verschont geblieben. Dieser Feldherr hatte keine Vorsicht versäumt, um die Seuche von seinen Lagern fern zu halten, war, um den Verkehr mit den Einwohnern zu vermeiden, auf dem menschenleeren bessarabischen Ufer des Pruths herabgekommen, und als die Truppen aus der Moldau und Wallachei herangezogen wurden, so hielt er sie in entfernten Lagern so lange abgesondert, bis ihre Befreiung von der Pest keinem Zweifel mehr unterlag, auch wurden alle verdächtigen Ankömmlinge von ausgestellten Feldwachen wochenlang zurückgehalten, bis ihre Reinheit bewiesen war. Ueberdies hatte aber auch die Seuche überall aufgehört, und war selbst bei den Türken, die nach ihrer Gewohnheit keine Art vorbauender Maſsregeln anwandten, vor ihrem Uebergange über die Donau zu Anfang des Monats Juli gänzlich erloschen, so daſs die Plünderung ihres Lagers nach der für ihre Waffen unrühmlichen Schlacht am Flusse Larga, in der Ebene von Kartal (den 17ten Juli), und der zweite, gröſsere Ueberfall am 1. August [1]), in Folge dessen sie sich über die Donau nach Isakdscha zurückzogen, und Ismail in die Hände der Russen fiel [2]), ohne alle übele Folgen für diese blieb, wiewohl Kriegsbeute aller Art, welche die Ansteckung

1) Lerche giebt d. 21., 26. u. 27. Juli als die Schlachttage an. S. 410. 416.

2) Resmi Achmed, S. 131. 140. Die Russen nennen die erste Schlacht nach dem See Kagul.

steckung hätte fortpflanzen können, allen Kriegern zu Theil geworden war [1]).

Auch in der Festung Bender am Dniester, welche nach achtwöchentlicher Belagerung d. 16. September a. St. von Panin erstürmt wurde, hatten ihr die Hundstage, ungeachtet der Anstrengungen der Belagerten ein Ziel gesetzt [2]), doch wurde bei dem Wiederanfang des Regenwetters im September die Verschleppung der Kriegsbeute Veranlassung zu neuen Pestausbrüchen im Heere, wie unter den Einwohnern von Kleinrufsland und Podolien. In dem Hauptheere brach die Seuche, von derselben Ursache begünstigt, erst zu Ende dieses Monats, in einem Standlager am Pruth aus, nachdem eine Abtheilung Truppen siegreich von Akierman zurückgekehrt war, wurde indessen nicht allgemein, und hörte sogleich wieder auf, als Romanzow sich nach Jassy zu in Bewegung setzte, wo er mit einer bedeutenden Truppenzahl am 18. November seine Winterquartiere aufschlug. Nirgends war hier eine Spur der Krankheit aufzufinden, doch zeigte sie sich nach Verlauf einiger Wochen unter den Russen wie unter den Einwohnern von neuem, erlosch zu Neujahr, und kehrte dann nicht wieder.

In Bender.

Kleinrufsland und Podolien.

1) Einzelne Pestfälle mögen im türkischen Heere vorgekommen sein, wie denn auch Samoilowitz in der verlassenen Festung Brailow, kurze Zeit nach der Schlacht am 17. Juli, einen pestkranken Polen vorfand, doch war sie um diese Zeit gewifs nicht bedeutend verbreitet. Mémoire, §. 8.

2) Resmi Achmed versichert indessen, sie habe zur Zeit der Belagerung unter den Türken in Bender geherrscht, S. 150. Grofse Niederlagen haben diese gewifs nicht durch sie erlitten, sondern sie kam wahrscheinlich nur in einzelnen Fällen unter ihnen vor, wie unter den Wallachen in den umliegenden Dörfern. Panin wufste sie von seinen Truppen durch Vorsicht abzuhalten. S. Lerche, der S. 411. f. eine anziehende Beschreibung der Belagerung mittheilt. Sie begann am 15. Juli.

In Babadagh.

Dies geschah zu derselben Zeit, als die Türken, unter Beschwerden aller Art, welche das anhaltende Regenwetter herbeiführte, in der Gegend von Babadagh in Bulgarien überwinterten, und von der Pest nicht wenig heimgesucht wurden [1]), worüber jedoch die Geschichtschreiber nur eben so allgemein berichtet haben, wie über die Pest in dem grofsen Krankenhause in Chotzim, die, unbekannt ob aus den ersten, von Orräus beobachteten Anfängen entwickelt, oder durch eine spätere Veranlassung herbeigeführt, einen nicht geringen Menschenverlust verursachte [2]).

Zu Ausgang des Februar 1771 war die ganze Moldau und Wallachei von der Pest befreit, wiewohl späterhin vereinzelte Ausbrüche derselben noch hier und da erfolgten, unter denen der bedeutendste in Bukarest für die Russen wie für die Wallachen gleich verderblich wurde [3]). Noch im Sommer des Jahres 1772 fand Orräus während der Friedensverhandlungen in Fockschiany vereinzelte Pestkranke in den benach

---

1) Die anhaltende Nässe dieses Winters fiel den Türken überaus beschwerlich, und verschlimmerte die Pest unter ihnen. Resmi Achmed, S. 161. 171.

2) Orräus, p. 22. — Einige Nachricht hierüber giebt Lerche, der im September 1770 in Chotzim verweilte. Die Pest hatte den Sommer über unter den dort stehenden Truppen sehr stark gewüthet. Von sechs (wahrscheinlich nicht vollzähligen) Infanterieregimentern unter dem General Glebow waren nur noch 400 Mann dienstfähig. Das Pestlazareth war vom Feldhospital getrennt. In jenem fand Lerche 150 Pestkranke; 460 Genesene lagen eine Werst entfernt in Hütten unter Quarantaine. Mehrere Aerzte waren an der Pest gestorben. Das Feldhospital in einem Zelt- und Hüttenlager unter dem Stabschirurgen Grave enthielt 600 Kranke. S. 430. Eine Beschreibung des engen, von Bergen eng eingeschlossenen Ortes, s. ebendas. S. 433.

3) Es starben sehr viele (ingens numerus) Soldaten und Aerzte. Ebendas.

barten Dörfern, auch wurden zwei Diener aus dem Gefolge des Fürsten Orlow angesteckt, die Krankheit griff jedoch nicht seuchenartig um sich [1]), und verlor für jetzt ihre traurige Wichtigkeit für Europa.

2. In Siebenbürgen.

Dies sind die Vorgänge in den Ländern türkischen Gebietes während der unheilvollen Jahre von 1769 bis 1772. Es ist gewifs, dafs neben der Pest auch noch Faulfieber, das Hauptübel dieser Zeit, bösartige Wechselfieber, Durchfälle und Ruhren [2]) unter den Truppen [3]) wie unter den Eingebornen geherrscht, und vornehmlich die Reihen der Russen unablässig gelichtet haben. Doch sprechen davon die Augenzeugen, wenn auch sehr bestimmt, doch nur im Vorübergehen [4]), weil sie mit der Pest zu sehr beschäftigt waren, als dafs sie die geringeren Leiden mit Aufmerksamkeit hätten beobachten können. Andere Krankheiten.

Wie nun aber die Verhältnisse sich gestaltet hatten, so konnte es nicht fehlen, dafs die Pest auch in die benachbarten Reiche eindrang, und namentlich waren es Siebenbürgen, Polen und Rufsland, wel-

1) Orräus, p. 21.

2) Lerche sah im August 1770 einen nach Grodek bestimmten Krankentransport in Chotzim, von 1500 gröfstentheils Ruhrkranken. Dr. Timkowsky und zwei Wundärzte begleiteten sie. S. 430. — Auch aus dem Lager vor Bender wurden viele Ruhrkranke weggeschickt. Ebendas. S. 421.

3) S. oben S. 1.

4) „Nihil majus damnum attulisse majoremque fecisse stragem animadverti, quam febres putridas frequentissimas ac potissimum pestem, etc. Dolst, §. 1. p. 7. — Dolst war einer von den 30 Wundärzten, die in Berlin, Dresden und Hamburg für das russische Heer in Dienst genommen wurden. Lerche, S. 435.

che diese Geifsel auf das schmerzlichste empfanden. Ein geringer Pestausbruch in einigen Dörfern der Zembliner Gespannschaft in Ungarn kommt weniger in Betracht und wurde bald unterdrückt [1]).

Als im Mai 1770 der Wiederbeginn des Krieges bevorstand, sammelten sich ganze Züge fliehender Moldauer und Wallachen, am meisten aber wohlhabender Einwohner von Bukarest an der siebenbürgischen Gränze, um diesseits oder jenseits einen sichern Aufenthalt zu suchen. Ein Theil von ihnen blieb in den wallachischen Dörfern unterhalb des Gebirges, ein anderer lagerte unter Zelten hart an der Gränze, die übrigen warteten nach herkömmlicher Weise die gesetzmäfsige Probezeit in den Quarantaineanstalten ab. In die bei Terzburg bestehende wurden die Ankömmlinge aus Bukarest aufgenommen. Hier drohte das Uebel zuerst hereinzubrechen, denn in Rukur, dem letzten wallachischen Dorfe, wo die Fremden täglich zuströmten, starb schon in den letzten Tagen des April eine Jüdin an der Pest, und in den nächsten acht Wochen zählte man sechzig Todte. Von hier aus erstreckt sich ein bergiger Bezirk mit vier von 665 Familien bewohnten Thälern nordwärts, der, zu Kronstadt gehörig, von der österreichischen Pestgränze ausgeschlossen war, so dafs den Einwohnern freier Verkehr mit den Wallachen gestattet wurde, die denn auch hier in wachsender Anzahl Zuflucht suchten. Die ersten Pestfälle kamen in diesem Bezirk kurze Zeit später, als in Rukur vor, und als am 16. Juni die Krankheit amtlich als die Pest bezeichnet wurde [2]), war sie durch die Fremden wie durch die Unvorsich-

Ausbruch in Rukur.

1) Chenot, hinterlassene Schriften, S. 163.

2) Es geschah durch den Arzt Brukmann, der schon in der Pest von 1765 dem verdienstvollen Chenot mit besonne-

tigkeit der Einwohner schon so verbreitet, dafs die besten Mafsregeln der Trennung und der Vernichtung verdächtiger Gegenstände ohne Erfolg blieben. So nahm denn die Seuche in den folgenden Monaten ungehindert überhand, erreichte im September ihre äufserste Höhe, und tödtete, bis sie im Januar 1771 völlig erlosch, von etwas mehr als 3000 Einwohnern 615. Unter diesen befanden sich 31 Fremde. 743 waren im Ganzen erkrankt, also nur 128 mit dem Leben davongekommen.

Von hieraus erreichte sie im Herbst und Winter noch drei zu Kronstadt, und sechs zu Fogaras und Nagy-Sinka gehörige Ortschaften, und nur erst im Februar 1771 gelang es, sie ganz zu beseitigen. Unterdessen war sie aber auch im Juni und August in den Gränzbezirken Háromszék, da wo die Moldau mit der Wallachei zusammenstöfst, und Csik, weiter nördlich an der Moldau, ausgebrochen, durch dieselben Ursachen veranlafst, wie in der Gegend von Terzburg und Kronstadt. In beiden Bezirken wurden von ihr fünf Orte heimgesucht, und es schien eine Zeit lang, als würde man kaum die Ansteckung bemeistern können, so viele Wege ermittelten sich, auf denen sie das Land mit zunehmender Gefahr bedrohete. Wirklich drang die Pest auch in den ersten Monaten des folgenden Jahres bis in das Herz von Siebenbürgen, nach Maros-Vásárhely vor, doch griff sie hier nicht weiter um sich, verschwand im März gänzlich, und wurde auch im Bezirk Háromszék, wo sie in dem Dorfe Bodola am längsten andauerte, um die Mitte des Mai getilgt.

---

vem Muthe zur Seite gestanden hatte. Chenot, Pest. Transylv. p. 5.

Sterblichkeit. Ueberhaupt waren im Verlauf eines Jahres in Siebenbürgen 1645 Menschen in 18 Ortschaften an der Pest erkrankt, von diesen 1204 gestorben, und mithin nur 439 davongekommen [1]).

Beides ist auf den ersten Blick auffallend, die geringe Gesammtzahl der Pestkranken, und das Verhältniſs der Gestorbenen zu den Genesenen, das kaum gröſser vorzukommen pflegt [2]). Jene erklärt sich leicht aus den heilsamen Maſsregeln der Regierung, die mit Einsicht in das Wesen der Krankheit angeordnet, fast überall mit rühmlicher Wachsamkeit und hinreichendem Nachdruck ausgeführt wurden. Kaum ist irgendwo früher eine Pesterkrankung vorgekommen, die unter so ungünstigen Umständen ausgebrochen, durch menschliches Wirken entschiedener überwältigt und in so enge Gränzen eingeschlossen worden wäre, als diese, und offenbar haben Chenot und Brukmann, welche die Seele jener Maſsregeln waren, durch ihre muthvollen und wahrhaft menschenfreundlichen Bemühungen [3]), die von den Zeitgenossen nicht bereitwillig anerkannt wurden, Tausenden ihrer Mitbürger das Leben erhalten.

Die übergroſse Sterblichkeit der Pestkranken darf in keiner Rücksicht den Aerzten beigemessen werden. Siebenbürgische Dörfer sind den Anordnungen der Heilkunst unzugänglich, und es ist überhaupt undenk-

---

1) Genauere Nachweise giebt eine Tabelle bei Chenot.

2) 1765 waren in demselben Lande doch nur zwei Drittheile der Pestkranken gestorben.

3) Anstatt des Verbrennens der unreinen Kleider und Betten, das die Armen zu Grunde richtet, und deshalb so oft das Verheimlichen dieser Gegenstände veranlaſst, führte Chenot das Auswässern und Waschen ein, und erreichte damit seinen Zweck noch viel sicherer. S. Schraud's Vorrede zu Chenot Pest. Transylvanic. p. 10.

bar, dafs in Pestzeiten jedem Erkrankten ärztliche Hülfe zur rechten Zeit zu Theil werde, worauf alles ankommt. Der Grund dieser Erscheinung liegt vielmehr ganz unverkennbar in der damaligen Lebensstimmung der Völker, die sich durch unzweideutige Merkmale in ganz Europa zu erkennen gab. Chenot berichtet selbst, in ganz Siebenbürgen hätten gleichzeitig mit der Pest Fleckfieber geherrscht [1]), ein Uebel, das in Mitteleuropa allgemein verbreitet, und überall die Folge einer entschiedenen Neigung zu fauligen Krankheiten war, wie aus den späteren Abschnitten dieser Darstellung erhellen wird. Leider hat dieser scharfsinnige Beobachter, auf seinen Wirkungskreis beschränkt, die Fleckfieber sammt ihren vorbereitenden Ursachen eben so wenig beachtet, wie die russischen Aerzte, es ist ihm auch nicht einmal in den Sinn gekommen, ihre Verwandtschaft mit der Pest genauer zu erforschen, wiewohl einige Wahrnehmungen von Bubonen und Speicheldrüsengeschwülsten, die von zurückgetriebenen Petechien herrühren sollten, allerdings dazu hätten auffordern können [2]) — allein so viel ist gewifs, die Pest nahm an der allgemeinen Lebensstimmung, aus der die Faulfieber hervorgingen, erheblichen Antheil, und tödtete mithin, weil diese die Heilbestrebungen am meisten vereitelte, eine gröfsere Anzahl Erkrankter, als unter anderen Verhältnissen.

Fleckfieber.

Die Bösartigkeit der Pest in Siebenbürgen gestattet einige Vermuthungen über die Gröfse des Menschenverlustes in der Moldau und Wallachei, worüber keine bestimmten Angaben, selbst nicht einmal in Be-

---

1) „Id morbi genus (purpura, d. h. Faulfieber mit Petechien) tum temporis per principatum longe lateque grassabatur." Pest. Transylvanic. p. 111.

2) Chenot. Pest. Transylvanic. p. 116. 119.

treff des russischen Heeres vorhanden sind. Der Feldherr zählt seine streitbare Mannschaft, und es liegt ihm nicht daran, daſs der Welt, die von seinen Siegen hören will, die Menge seiner Kranken und Todten bekannt werde; neue Heere treten an die Stelle der vernichteten, und wenn die Trommel zu neuen Schlachten ruft, so fragt niemand mehr nach den Begrabenen.

8. In Polen.

Die Kunde von der Pest in Polen, welche aus dieser Zeit der Zerrüttung auf uns gekommen ist, läſst bei aller Unklarheit doch deutlich erkennen, daſs diese Seuche dort ungleich gröſsere Verheerungen machte, als in Siebenbürgen, auch waren die Veranlassungen ihres Ausbruches von der Art, daſs die Ansteckung nach allen Richtungen hin verbreitet werden muſste. Dem russischen Heere wurde aller Bedarf von Anfang an auf polnischen Wagen zugeführt. Polnische Bauern gelangten auf diese Weise unter Beschwerden und Entbehrungen aller Art in das Innere der verpesteten Länder, und wurden selbst zuweilen gezwungen, Pestkranke zu fahren [1]). Niedergebeugt und erkrankt kehrten sie zurück, und verbreiteten die Seuche in ihrem unglücklichen Vaterlande, nachdem sie die meisten ihrer Gefährten am Wege begraben hatten. Noch unheilbringender wurde der Judenverkehr. Zahlreiche Schwärme dieses armseeligen Volkes wanderten hinüber, um in den russischen Lagern Kriegsbeute, und in den verpesteten Städten Kleider und Pelze einzuhandeln. Beladen mit unreiner Trödelwaare brachten

1) Orräus, p. 18.

sie die Pest in ihre elenden Wohnungen, und büfsten ihre Geldgier mit ihrem und der Ihrigen Tode. So viel über die Pest in Polen bekannt geworden ist, so soll sie, was hiernach begreiflich wird, unter den Juden zuerst ausgebrochen sein und am meisten gewüthet haben [1]), und wenn auch kein ärztlicher Augenzeuge darüber berichtet, so kann doch als gewifs angenommen werden, dafs sich in ihren fast durchgängig unreinen Körpern mehr die langwierige Pestform [2]) ausgebildet hat, und sie mehr die Träger der lange haftenden, als der schnell ergreifenden Ansteckung gewesen sind, welche, verbunden mit der eigenthümlichen Art ihres Erwerbes, dem Lande noch viel gefährlicher als diese werden mufste [3]). Ausbruch.

Die Seuche verheerte im Verlauf des Jahres 1770 hauptsächlich die südlichen Woiwodschaften, so dafs Podolien, Wolhynien und mehr als die Hälfte von Galizien, bis nördlich über Lemberg hinaus, als ihr eigentliches Gebiet betrachtet werden können. Es sollen von ihr im Ganzen 47 Städte und 580 Dörfer ergriffen worden sein [4]); von diesen, wurde berichtet, wären 275 fast ausgestorben [5]). Zolkiew, in der Mitte von Galizien, über Lemberg, und Zaleszczyki am Dniester, an der südöstlichen Gränze dieses Landes, wenige Meilen von Chotzim entfernt, verödeten fast ganz, Międzyboż verlor 6000, Zaslaw 4000, Menschenverlust.

1) Orräus, p. 22.

2) Pestis lenta. Orräus, p. 73. 90.

3) Vergl.: Ueber die polnischen Juden, ihre Lebensart und gewöhnlichen Krankheiten. In de la Fontaine's Abhandlungen, S. 145.

4) Chenot, hinterl. Schr. S. 163.

5) Berlinische Nachrichten, 1771 29. Jan. S. 58.

Dubno in Wolhynien 8000, Bar mit den umliegenden Dörfern 12,000 [1]), Kaminiec 1200 Einwohner [2]). Die Herrschaft Grodek in Podolien zählte allein dreizehn verpestete Dörfer, und der Gesammtverlust von Wolhynien, Podolien und dem Braclawer Palatinat wird von den Geschichtschreibern auf 200,000 [3]), und mit Einschlufs von Galizien auf 250,000 Einwohner angegeben [4]).

Abwehr. Von Anstalten zur Abwehr der Pestseuche wird hier und da gesprochen [5]), doch sind sie ohne Zweifel höchst geringfügig und unzureichend gewesen. Denn die innere Zerrüttung von Polen war in dieser Zeit gränzenlos, und es ist leicht zu begreifen, dafs ein Reich, in dessen Innerem viel schlimmere Feinde wütheten, als blofse Krankheit, in keiner Rücksicht der Aufgabe gewachsen war, der Verpestung Schranken zu setzen, wozu unter Umständen dieser Art kaum die Einsicht vielerfahrener Aerzte und die besonnene Macht wohlgeordneter Staaten ausreicht. Wirklich schickte der König Stanislaus, der der Würde seines Thrones so wenig sicher war, dafs er aus seiner eigenen Hauptstadt am 3. November 1771 von Verschworenen gefangen weggeführt wurde [6]), einen Arzt nach Zolkiew, um die Ursache und das Wesen des dortigen Sterbens zu ergründen, nachdem die Aerzte in Warschau sich beklagt hatten, dafs ihnen nur mangelhafte Nachrichten über die herrschende Krankheit zugingen [7]). De la Casa, so hiefs dieser Arzt, mochte

1) Lernet, p. 37.

2) Berlinische Nachrichten, 1771 22. Jan. S. 43.

3) Lernet, a. a. O. — 4) Chenot, a. a. O.

5) Orräus, p. 22.

6) Es waren Barer Conföderirte unter Pulawski.

7) Sie hielten d. 20. Juli 1770 eine Berathung, in der sie

nun aber die Seuche aus der Ferne beobachtet haben, oder überhaupt mit Kenntnissen über die Pest nicht ausgerüstet sein, oder es mochten Gründe der Entstellung der Wahrheit obwalten, genug er berichtete den 13. August 1770 aus Lwow, wahrscheinlich also, bevor noch Zolkiew ganz entvölkert war: „Man könne die Krankheit nicht eigentlich für die Pest erklären, wiewohl man eiternde Bubonen fast ausschliefslich für entscheidend halten müsse, auch wäre sie nicht sehr ansteckend, und die grofse Sterblichkeit des niederen Volkes hätte ihren Grund in dem weit verbreiteten Elend, wie in dem Mangel an ärztlicher Fürsorge [1]. Hat diese, eines unterrichteten Arztes unwürdige Ansicht die Richtschnur zu Mafsregeln der Abwehr gegeben, so läfst sich begreifen, wie diese beschaffen sein mufsten. Für die Hauptstadt Warschau wurden Anordnungen dieser Art nur erst am 17. October gemacht, und aufserdem liest man in Betreff von Grofspolen und Litthauen nur von feierlichen Umzügen und öffentlichen Gebeten, welche nach der Erfahrung aller Jahrhunderte mehr die Pest hätten befördern, als ihr Einhalt thun können [2].

Preufsen und Oesterreich erklärten die Seuche in Polen ausdrücklich für die Pest, und gaben strenge Schutzverordnungen. Ankömmlinge wurden an der preufsischen Gränze sechs Wochen lang von allem Verkehr abgesondert, und diese Zeit erst zu Anfang

---

die Krankheit voreilig für ein gewöhnliches epidemisches Fieber erklärten. Wilnaer Zeitung.

1) Wilnaer Zeitung (Gazety Wilenskie) vom 4. Aug. 1770, 1. Sept. (Ausführliche Auszüge aus dieser Zeitung verdanke ich der Güte Sr. Excellenz des Wirkl. Staatsraths v. Kuczkowski in Wilna.

2) Ebendas. und Berlin. Nachrichten, 1771, 21. Jan. S. 42.

des folgenden Jahres auf achtzehn Tage beschränkt [1]). Beide Mächte besetzten überdies das ihnen benachbarte polnische Gebiet mit Truppen, und wie denn so oft die Volkskrankheiten in die Triebfedern grofser Ereignisse vielfältig verflochten sind, so ist auch hier wahrscheinlich die fernher drohende Pest nicht ohne Antheil an der Entwickelung der Begebenheiten geblieben. Die erste Theilung von Polen geschah den 5. August 1772.

Im Uebrigen erreichte aber die Pest weder die preufsische noch die österreichische Schutzlinie, und überhaupt konnte sich niemand in Wahrheit rühmen, ihr auch nur eine Spanne Landes streitig gemacht zu haben. Alle Ursachen der Verpestung waren vorhanden: Verschleppung vergifteter Trödelwaare, an der das ganze Volk wie an einem Gewande der Dejanira hätte müssen zu Grunde gehen, und diese Verschleppung durch unreine und sieche Juden, welche das Gepräge des vierzehnten Jahrhunderts, das ihre Vorfahren aus Deutschland mit Feuer und Schwert verjagen sah [2]), bis auf diese Tage beibehalten haben, — innere Zerwürfnisse und allgemeine Gesetzlosigkeit, Verwüstung durch einheimische und fremde Horden, Hungersnoth, nasse Witterung und Ueberschwemmungen, — Faulfieber, welche der Pest die Wege bahnten, von den Conföderirten überall verbreitet [3]) — und dennoch

1) Wilnaer Zeitung vom 20. Sept. Das preufsische Edict war vom 29. August, 27. October 1770. 30. März 1771 — und sehr streng. Es verordnete eine Quarantaine von 42 Tagen, enthielt genaue Vorschriften über die Sperre, und untersagte den Verkehr mit ausländischen Juden unbedingt. S. Mylius, Novum corpus constitutionum marchicarum, Vol. IV. p. 7335. Nr. 61.

2) Der schwarze Tod. S. 52.

3) Berlinische Nachrichten, 1770, 22. März S. 187.

was erfolgte? Die Pest blieb auf Podolien, Wolhynien, die Ukraine und den östlichen Theil von Galizien beschränkt, drang, von keinem Hindernisse aufgehalten, nicht ein mal nach Warschau vor, und schon im März des folgenden Jahres hörte sie für immer auf [1]). Eine tausendfältig wiederholte Erscheinung, welche eine höhere Ansicht über die Pestseuchen eröffnet, und die Behauptung der meisten Neueren, als wäre bei dem Ursprung wie bei dem Verlauf derselben einzig und allein auf Ansteckung zu achten, in ihrer ganzen Schwäche und Einseitigkeit hinstellt.

4. In Süd-Rufsland.

Noch vor der Erstürmung von Bender d. 16. September 1770, brach endlich die Pest im August 1770 in Rufsland aus, nachdem sie das südöstliche Polen schon weit und breit verheert hatte [2]). Die erste Stadt, welche sie um diese Zeit erreichte, war Kiew mit 20,000 Einwohnern, wohin sie, ungeachtet einer südlich bei Wassielkow aufgestellten Schutzlinie [3]), durch Waaren aus Podolien gekommen sein soll. Im Anfang achtete man ihrer nicht, und bestritt, wie dies fast immer zu geschehen pflegt, ihre Gegenwart. Doch ward diese bald zur furchtbaren Gewifsheit, Angst und Kiew.

---

1) Berlinische Nachrichten, 1771 d. 26. Februar S. 114, d. 28. Februar S. 121, d. 14. März S. 149. — Am 15. März wurde in Kaminiec der Verkehr freigegeben. Wilnaer Zeitung vom 11. Mai 1771

2) Orräus, p. 23.

3) Schafonsky. Markus, p. 115. Dr. Poletika und ein Wundarzt Arnold führten die Aufsicht über die Quarantaine. Lerche, S. 439. Man verfuhr indessen nicht mit der gehörigen Strenge, so dafs oft Reisende schon nach drei bis zehn Tagen entlassen wurden. Ebendas. S. 446.

Bestürzung bemächtigten sich der Einwohner, und alle, die nicht durch Unvermögen zurückgehalten waren, suchten ihr Heil in übereilter Flucht, die Beamten nicht ausgenommen. Städte und Dörfer in Kleinrufsland nahmen die Fliehenden auf, und wurden sofort von der Seuche heimgesucht, die ihre Herrschaft noch in demselben Jahre bis nach Brjansk und Sävsk, auf dem halben Wege von Kiew nach Moskau ausdehnte [1]. Das Uebel wurde verschlimmert durch Panin's von Bender zurückkehrende Truppen, welche den Ausbruch der Pest in Neu-Rufsland, namentlich in den Städten Tschèrnigow, Perejàslav und Njèshin, zwischen Kiew und Sävsk, so wie in den umliegenden Dörfern veranlafsten [2]. In den Krankenhäusern des Heeres herrschte sie in diesem Gebiete überall, doch brachte sie, Kiew ausgenommen, welches 4000 seiner zurückgebliebenen Einwohner verlor [3], dem Lande keinen erheblichen Menschenverlust, denn der folgende harte Winter beschränkte sie eben so wie in dem angränzenden Polen, so dafs sie selbst in Kiew schon im Januar erlosch, und wiewohl sie hier im Frühjahr wiederum ausbrach, doch für jetzt nicht wieder herrschend wurde.

Andere Städte.

Quarantaine.

Das Vordringen der Pest nach Norden zu hindern, scheute man unterdessen weder Aufwand noch Anstrengung. Schon im October wurden bei Bo-

1) Orräus, ebendas.

2) Schafonsky. Markus, p. 115.

3) Mertens, p. 69. — Dr. Lerche, Physicus von St. Petersburg, und Mitrofanow, Arzt des dortigen Krankenhauses, behandelten in Kiew die Pestkranken. Schafonsky. — Lerche blieb neun Monate in Kiew, und giebt sehr genaue Nachrichten über die einzelnen Vorfälle. S. 442. Mitten in der Pestzeit wurden nicht wenige Einwohner mit Gesundheitsattesten nach Moskau entlassen. S. 446.

rowsk, Serpuchow, Kaluga, Alexin, Kaschira und Kolomna Truppen aufgestellt, Quarantainen errichtet, und die Schutzlinien durch Feldwachen, Verhaue und strenge Gesetze so verstärkt, dafs jede Gefahr zu schwinden schien [1]). Allein die Seuche war nicht getilgt, und spottete dieser Anstalten — das gröfste Unheil sollte erst noch über Rufsland hereinbrechen. So wurde vor allen die Stadt Njèshin in der Ukraine der Schauplatz einer grauenvollen Verheerung. Die Pest brach hier im Sommer 1771 zum zweiten Male aus, herrschte volle fünf Monate, vom Juli bis in den November, und tödtete nach dem Bericht eines Augenzeugen 8- bis 10,000 Einwohner [2]). Njèshin.

5. In Moskau.

Noch vor dieser Zeit erlag die alte Hauptstadt des Reiches der schrankenlosen Wuth der Seuche.

Moskau im Jahr 1770 war von dem heutigen Moskau in allem Betracht weit verschieden. Ein unabsehbares Labyrinth krummer und ungepflasterter Gassen, deren sehr viele nur von einer Seite zugänglich waren, wurde von wenigen und auch nur engen Strafsen durchschnitten. Die wenigen freien Plätze waren mit Buden verbaut, und mitten in der Stadt lagen Sümpfe, die erst in neuerer Zeit ausgefüllt, oder mit Abzugsgräben versehen worden sind. Die Zahl Zustand von Moskau.

1) Mertens a. a. O. Schafonsky. — Es wurden zu diesem Dienste Garde-Officiere aus St. Petersburg unter dem General Schipow befehligt. Wundärzte, wie sie in Zeiten dieser Art aufzutreiben sind, waren in den Quarantaine-Häusern angestellt. Orräus, p. 24. Vergl. Lerche, S. 446.

2) Klint, Beobachtungen von der Pest im letzten Feldzuge der Russen wider die Türken. Bei Baldinger, Neues Magazin, Bd. II. S. 201. — Markus, p. 115.

der einstöckigen hölzernen Hütten war bedeutender, als jetzt, und diese waren am engsten und ordnunglosesten in dem nordwestlichen, ältesten Stadttheile zusammengeschoben. Für Abfluſs des Wassers, oder für Reinlichkeit in den Gassen war nirgends gesorgt, Feuchtigkeit machte den Aufenthalt in den niedrigen Wohnungen unzuträglich [1]), und lagen Nebel auf der Stadt, so vermischten sie sich mit den faulen Dünsten der Moore und des stehenden Wassers in den Gräben des Kremlin. Erinnerte aber das Aeuſsere der Stadt an Zustände des Mittelalters, so war die Lebensweise ihrer Bewohner nicht weniger alterthümlich. Moskau war der Wohnsitz des reichen altrussischen Adels. Asiatische Pracht herrschte in den Häusern der Groſsen, und die uralte Sitte brachte es mit sich, eben so wie auf den Landgütern, von einer unübersehbaren Dienerschaar umgeben zu sein. Wenn nun in den meisten dieser Häuser eine Anzahl von vier- bis fünfhundert schlecht gehaltenen Leibeigenen zur Erhaltung des nöthigen Glanzes erfordert wurde, so ergiebt sich, daſs diese rohe und müſsiggängerische Menschenklasse, welche die Hütten in der Nähe der steinernen Paläste bewohnte, einen vorwaltenden Theil der Bevölkerung ausmachte, und nicht wenig zur Verschlimmerung herrschender Krankheiten beitragen muſste. Die damalige Volkszahl von Moskau kann nicht genau angegeben werden, doch hat sie nach wahrscheinlichen Berechnungen 230,000 nicht überstiegen.

Ausbruch. Der erste Ausbruch der Pest in Moskau ist in Dun-

1) Nur erst seit neunzehn Jahren hat man fortlaufende hygrometrische Beobachtungen in Moskau gemacht, und selbst in dieser kurzen Zeit stellt sich ein bedeutender Unterschied von sonst und jetzt heraus. Markus, p. 114.

Dunkel gehüllt. Es wurde erzählt, ein vornehmer Russe sei im October 1770 mit einigen gefangenen Türken von Bender zurückgekehrt, diese wären gestorben, und man habe sie heimlich begraben. Auf dies Gerücht wurde das Haus, welches die Stadt mit so großer Gefahr bedrohete, sogleich mit Wachen umgeben, und die gewöhnliche Vorsicht so lange beobachtet, bis aller Anschein von Besorgniß verschwunden war. Außerdem wurden einige Reisende beschuldigt, die Ansteckung gebracht zu haben, auch vermuthete man, daß eingeführte Wolle aus Polen und der Ukraine den Pestzunder enthalten habe. Wahrscheinlich ist es, daß die Seuche sich auf verschiedenen Wegen in die Hauptstadt eingeschlichen hat, indessen steht es fest, daß die Städte und Dörfer in der großen Landstrecke zwischen Sävsk und Moskau in dieser Zeit von allem Pestübel durchweg verschont geblieben sind [1]). Einige pestverdächtige Todesfälle im November [2]) blieben unbeachtet, aber neue Besorgniß wurde im December rege durch das unzweifelhafte Erscheinen der Pest in dem großen Landkrankenhause auf den Wedenskyschen Bergen, an der Ostseite der Stadt, das gegen tausend Bewohner enthielt [3]). Ein Officier in der Nähe desselben, der von dem Heere zurückgekehrt war, erkrankte und starb plötzlich. Ein Arzt des Krankenhauses, Jewsäjewsky, der ihn behandelt hatte, wurde sofort von einem Fleckfieber ergriffen, und starb ebenfalls nach einigen Tagen. Bald darauf zeigte sich dasselbe Uebel in der von dem Krankenhause abgesonderten Wohnung der Krankenwär-

Im Landhospital.

1) Orräus, p. 21.
2) Markus, p. 116.
3) Es war das allgemeine Militairlazareth.

ter [1]), welche hier mit ihren Frauen und Kindern, zusammen 30 an der Zahl, zwei an einander gelegene Zimmer inne hatten. Von dieser Gesellschaft erkrankten bis zum 20. Januar 1771, drei ausgenommen, alle, die ersten an einem anscheinend einfachen, aber äusserst mörderischen Fleckfieber, dann die folgenden mit Karbunkeln und Bubonen, und nur fünf kamen mit dem Leben davon. Schafonsky, der Oberarzt des Krankenhauses, der einen ausführlichen und genauen Bericht über die Pest in Moskau gegeben hat, erkannte die Krankheit sogleich für das was sie war, und machte dem Stadtarzt Rinder Anzeige davon. Dieser besah die Kranken, zweifelte, und entschied nichts. Hierauf wandte sich Schafonsky an den Grafen Soltikow, damaligen General-Gouverneur, und nun wurde befohlen, die Aerzte des Medicinalraths [2]) sollten sich von den Thatsachen unterrichten, und ihre Meinung aussprechen. Dies geschah am 22. December, als bereits dreizehn Kranke verschiedenen Alters und Geschlechts daniederlagen. Der Medicinalrath begab sich nicht in das Krankenhaus, sondern entschied auf den Vortrag Schafonsky's: Das Uebel sei wirklich die Pest, und man habe sogleich alle Verbindung der Stadt mit dem Krankenhaus abzuschneiden. Noch an demselben Tage wurden die nöthigen Wachen ausgestellt, und durch zweckmäfsige Mafsregeln erreichte man so viel, dafs die Ansteckung sich nicht einmal

---

1) Der Obrist Stahl, gewesener Commandant von Chotzim, hatte in Moskau drei Soldaten seiner Begleitung abgegeben. Diese brachten, wie Lerche erzählt, die Pest unter die Krankenwärter. S. 467.

2) Es waren: Erasmus, Schafonsky, Jagelsky, Mertens, Wenjaminow, Sebelin, Skiadan, v. Asch, Kuhlmann, Pogoretsky, Lado.

innerhalb des Krankenhauses weiter verbreitete, in dem die Verpesteten gepflegt wurden. Gewifs war dieser Erfolg um so bedeutender, da die feuchte Herbstwitterung, welche die Pest begünstigte, bis zu Ende des Jahres anhielt, und die Winterkälte erst mit dem Januar eintrat [1]). Die Sperre wurde bis zum 1. März fortgesetzt, und das hölzerne Haus der Krankenwärter sammt allen verdächtigen Gegenständen verbrannt.

Die Pestleugner.

Die Stadt war jetzt wieder beruhigt, und wie denn die Todesfurcht bei dem grofsen Haufen in Leichtsinn und Rohheit übergeht, so spottete man der Aerzte, und überhäufte sie mit bitteren Vorwürfen, dafs sie eine gewöhnliche Krankheit ohne allen Grund mit einem so furchtbaren Namen bezeichnet hätten. Hierzu trug nicht wenig der Eigensinn und die Kurzsichtigkeit des Stadtarztes Rinder bei, der ungeachtet der Pestbeulen und Carbunkeln, die er vor Augen gehabt hatte, und der entsetzlichen Ansteckung, deren Zeuge er gewesen war, das Bild der Pest, das er sich entworfen, in dem Hause der Krankenwärter nicht bestätigt fand, und mit anhaltender Hartnäckigkeit behauptete, das dortige Fleckfieber sei nicht die Pest [2]). Sein Beispiel steckte noch einige andere Aerzte an, wie namentlich Skiadan und Kuhlmann, und weckte den Scharfsinn vieler Wundärzte und vorlauter Einwohner aller Stände, die selbst noch später das Dasein der Pest bestritten, als das Sterben schon allgemein, und die Stadt mit Leichengeruch erfüllt war, wodurch die nöthigsten Anordnungen vereitelt wurden. Es kam so weit, dafs der Senat einen Ukas druk-

1) Mertens, p. 71.

2) Er blieb dabei noch am 27. Januar in einem Bericht an die Behörden. Markus, p. 116.

ken und im Lande verbreiten liefs, die Krankheit in Moskau sei nicht die Pest, und man solle das Volk nicht weiter damit erschrecken [1]). Man sieht hieraus, wie das Gemeinwohl durch die Unwissenheit ärztlicher Beamten in der historischen Pathologie gefährdet werden kann. Dafs die entschiedenste Pest nicht bei den ersten Kranken alle ihre Erscheinungen entwickelt, sondern sich hinter trügliche, selbst gutartige Formen versteckt, und gewöhnlich in der Gestalt eines unverdächtig scheinenden Fleckfiebers auftritt, ist eine uralte, tausendfältig wiederholte Erfahrung, über welche die Denkmäler der Vorzeit unzweifelhafte Auskunft geben. Der Stadtarzt Rinder und die übrigen Pestleugner konnten nicht einmal das bekannte Beispiel von Mercurialis und Capivacci zu ihrer Entschuldigung anführen, die eine in Venedig im Jahr 1576 ausbrechende Pest zum Verderben vieler Tausende ihrer Mitmenschen verkannten [2]). Denn noch die letzte Pestseuche in der Ukraine in dem Jahre 1738 und 1739, die jedem russischen Arzt hätte müssen bekannt sein, war auf dieselbe Weise wie die Pest in Moskau auf-

---

1) Lerche, S. 468.

2) Die Verhältnisse waren durchaus so wie in Moskau, und der Streit der Aerzte über das vermeintliche Petechialfieber verhüllte dem Senate die Wahrheit. Man liefs die beiden weltberühmten Männer von Padua mit vielem Gepränge kommen. Sie untersuchten die Kranken, hörten die Aerzte, und entschieden, die herrschende Krankheit sei nicht die Pest, sie würden sie mit ihren Arzneien bald beseitigen. Das ganze Volk war aufser sich vor Freude, aller Verkehr wurde freigegeben, und keine Ehre schien zu grofs, um sie nicht den gepriesenen Rettern des Vaterlandes zu erweisen. Allein nach einigen Tagen war der Ausbruch der entfesselten Pest nicht mehr zu bestreiten, und es starben daran im Verlauf eines Jahres gegen 100,000 Menschen. Ramazzini Oratio: „Theoricae medicinae nullum jus esse, ut supra practicam dominatum affectet." Opera, T. II. p. 235.

getreten, und Schreiber's treffliche Bearbeitung derselben, die erst 1750 erschienen war, beginnt mit der naturgemäfsen Würdigung jener Fieberformen [1]). Wufste man aber von Schreiber's Abhandlung nichts, wie es allerdings den Anschein hat, weil man sich nur auf eine alte Pestverordnung des Grofsfürsten Alexey Michailowitsch vom Jahr 1654 bezog [2]), so ist die Schuld der ärztlichen Beamten um so gröfser. Ein gebildeter Arzt soll von der Entwickelung der Krankheiten in der Zeit Kenntnifs haben, und sich nicht auf die Bedürfnisse seines täglichen, oft so ärmlichen Wirkens beschränken.

Unterdessen glimmte der Funke des Uebels bei aller Sorglosigkeit der Einwohner im Verborgenen. Es ist gewifs, dafs nicht nur einzelne Pestfälle im Januar und Februar verheimlicht wurden, sondern dafs selbst die Seuche unentdeckt in der kaiserlichen Tuchmacherei an der steinernen Brücke ausgebrochen war, einer Anstalt, die in der ungesundesten Gegend gelegen [3]), an dreitausend Arbeiter beschäftigte. Die sichere Kunde hiervon verlautete erst am 9. März, nachdem schon seit länger als acht Wochen 130 Menschen an unzweifelhafter Pest verstorben und heimlich begraben worden waren [4]). Diese Verheimlichung aber

In der Tuchmacherei

1) „Ingruerunt febres acutae multae, variae, denique petechiales. — Nunc comitabantur morbum signa externa, nunc abfuerunt. Erant autem illa: bubones, cum inguinum, tum rariores axillarum, et pauci parotides, carbunculi atque petechiae". p. 5.

2) Schafonsky, zu Anfang.

3) Am rechten Ufer der Moskwa, südlich vom Kremlin, auf der feuchten Insel, welche dieser Flufs mit einem Kanal bildet. Hier waren auch im Jahr 1830 die meisten Cholerakranken. Markus, p. 10.

4) Es ermittelte sich, dafs auf dem Wege von dem Kran-

wurde um so gefährlicher, da sehr viele Arbeiter nicht in der Anstalt selbst wohnten, und mit den Einwohnern in beständigem Verkehr lebten, wie denn auch vom Tage der Bekanntwerdung des verborgenen Unheils an, die Pestfälle sich hier und dort mehrten, und die traurige Gewißsheit sich ergab, daſs die Stadt nicht mehr vor einem groſsen Sterben zu bewahren sei. Es wurde zwar ein Arzt (Jagelsky) mit der Untersuchung der Thatsachen beauftragt, und von diesem jeder Zweifel an dem wirklichen Ausbruch der Pest sogleich beseitigt, allein die Maſsregeln, die noch hätten heilsam sein können, waren bei der groſsen Anzahl halsstarrig widerstrebender Menschen entweder unausführbar, oder von Anfang an durch das Vorgefallene schon vereitelt.

Eine allgemeine Versammlung der Aerzte, die auf Befehl des Grafen Soltikow gehalten wurde, erwählte fünf Mitglieder des Medicinalraths [1]), die sich zur Besichtigung der Kranken an Ort und Stelle verfügen sollten. Diese fanden am 11. März 8 Leichen und 21 Pestkranke, und stimmten zwar ungeachtet verschiedener Ansichten über die Krankheit [2]) für die Sperre, deren Nothwendigkeit in die Augen fiel, al-

---

kenhause nach der Tuchmacherei in der Zwischenzeit die Pest in zwei Häusern verheimlicht worden war, und in beiden sämmtliche Einwohner getödtet hatte, bis auf eine Frau, die aus dem zweiten Hause in der Straſse Pokrofka kommend, von einer Arbeiterfamilie in der Tuchmacherei heimlich aufgenommen wurde. Sie war bereits erkrankt, starb einige Tage nach ihrer Ankunft, und nach ihr die ganze Familie, bei der sie Zuflucht gefunden. Markus, p. 119.

1) Erasmus, Skiadan, Pogoretsky, Jagelsky und Schafonsky.

2) Die Erklärung lautete: „Die Krankheit sei faulig, ansteckend, höchst gefährlich, und in Betracht ihrer Zufälle, so

lein man kam mit allen Anordnungen zu spät. In keines Menschen Macht hätte es gestanden, die Folgen der nun einmal begangenen Fehler noch jetzt abzuwenden. Indessen that man, was noch geschehen konnte. Alle pestkranken Tucharbeiter wurden mit ihren Familien in das St. Nikolaus-Kloster in Ugrèsch Ugrësch.
gebracht [1]), damit durch ihre weite Entfernung von der Stadt neue Ansteckungen um so besser vermieden werden könnten. Die noch gesunden brachte man in zwei leere Gebäude in den entferntesten Stadtvierteln [2]) unter, und trennte sie durch Wachen von der Gemeinschaft mit den übrigen Einwohnern. Allein man hatte in den ersten Tagen nur 730 Kranke und Gesunde nach diesen drei Orten schicken können, die übrigen 1770 hatten sich durch die Flucht aller Bewachung zu entziehen gewufst [3]), und hielten sich in allen Theilen der Stadt verborgen, so dafs die ganze, anscheinend so durchgreifende Mafsregel die schnelle Verbreitung der Pest recht eigentlich beförderte, und die gleichzeitige Schliefsung der Tuchmacherei an der steinernen Brücke ganz überflüssig wurde. Vielleicht wäre es besser gewesen, dies grofse Gebäude, anstatt es zu leeren, mit Wachen zu umgeben, und nur die Kranken und Verdächtigen aus ihm zu entfernen, im Innern aber die üblichen Anordnungen eintreten zu lassen, deren Ausführbarkeit nach

---

wie gewisser Umstände der Pest sehr ähnlich". Orräus, p. 26. Man sieht also, dafs Jagelsky und Schafonsky überstimmt wurden.

1) Ugrèsch liegt 15 Werst weit von Moskau. Lerche, S. 468. Der Arzt Markgraf behandelte die Pestkranken in diesem Kloster. Schafonsky.

2) Taganskaya südöstlich, und Mestchanskaya nördlich. Markus p. 120.

3) Markus, p. 120.

den Vorgängen im Krankenhause auf den Wedensky-schen Anhöhen hätte einleuchten können.

Maßregeln. Alsbald wurde nun auch der Gebrauch der öffentlichen Bäder untersagt, und den Einwohnern befohlen, von jeder verdächtigen Erkrankung, so wie von jedem Todesfall Anzeige zu machen, was begreiflich unterblieb, weil man kein Mittel hatte, diesem Befehle Nachdruck zu geben. Aerzte und Wundärzte wurden angestellt, um die nöthigen Besichtigungen vorzunehmen [1]), und die hülflosen Kranken zu behandeln; allein dies alles geschah ohne die nöthige Ordnung, die Verwirrung nahm mit jedem Tage zu, und die Oberbehörde, rathlos über das, was geschehen sollte, forderte sogar die Aerzte auf, ihre Meinungen und Vorschläge zur Förderung des Gemeinwohls dem Senate mitzutheilen. Diese Maßregel hat noch in keiner Volkskrankheit zum Ziele geführt, sondern immer nur bewirkt, daß die Rathschläge der Einsichtsvollen, die unter allen Umständen die Minderzahl ausmachen, durch das Geschrei der Mittelmäßigen vereitelt werden.

Unterdessen geschah, was vorauszusehen war. Pestkranke und Leichen mit unzweifelhaften Merkmalen der Pest fanden sich nicht nur in vielen Häusern, sondern auch auf den Straßen, und namentlich gelang es zwei Aerzten von unermüdlichem Eifer (Schafonsky und Jagelsky) fast überall zu beweisen, daß die Ansteckung von entflohenen Tucharbeitern ausgegangen war. Je näher indessen die Gefahr jedem Einwohner gerückt war, um so mehr brach die Rohheit der Gesinnung in allen Ständen durch. Man wollte durchaus nichts von der Pest hören, versäumte

1) Der Medicinalrath gab hierüber eine kleine Schrift in lateinischer Sprache heraus. Schafonsky.

geflissentlich jede heilsame Vorsicht in der Lebensweise, und betrachtete diejenigen, die den wahren Namen der Krankheit aussprachen, wie eine Art Aufwiegler oder Störer der öffentlichen Ruhe. Es fehlte auch nicht an geschäftigen Aerzten, die dem großen Haufen durch beistimmende Versicherungen schmeichelten, ja einige von ihnen vergafsen sich so weit, dafs sie nach St. Petersburg an einflufsreiche Grofse berichteten, an die Gegenwart der Pest sei nicht zu denken, man habe die Stadt voreilig und ohne Noth beunruhigt; wodurch die verderbliche Parthei der Pestleugner einen mächtigen Rückhalt erhielt. Endlich am 16. März benutzte der Graf Soltikow die Anwesenheit des nach St. Petersburg zurückkehrenden Orräus, um sich über den Zustand der Dinge Gewifsheit zu verschaffen. Dieser begab sich mit Schafonsky und dem Oberarzte Grave, der in Chotzim Dienste geleistet hatte [1]), nach Ugrèsch, untersuchte die dortigen Pestkranken, und liefs sich durch die härtesten Schmähungen der Einwohner nicht abhalten, seine Ueberzeugung auszusprechen. Hierauf, und nachdem auch eine Versammlung von Aerzten am 26sten März [2]), mit Ausnahme von Kuhlmann und Skiaden, die noch immer hartnäckig widersprachen, die Krankheit für die Pest erklärt hatte, verliefs ein gro- Orräus.

1) S. S. 17. Anm. 4.

2) Schafonsky sagt am 16. März, es ist indessen nicht denkbar, dafs eine grofse ärztliche Berathung, die nach zeitraubenden Vorbereitungen und mit langem Streit wahrscheinlich doch den gröfsten Theil des Tages erforderte, mit der Untersuchung der Kranken in dem funfzehn Werst entfernten Nikolaikloster in Ugrèsch, durch Orräus, Schafonsky und Grave, an einem Tage stattgefunden haben sollte. Aus diesem Grunde halte ich die Angabe von Orräus für die richtigere.

ſser Theil des Adels die Stadt [1]) und von nun an wurden auf Befehl der Kaiserin durchgreifende Verordnungen gegeben.

Für die ganze Pestangelegenheit ward zunächst eine eigene Verwaltung angeordnet, unter dem Vorsitze des Senators Jeropkin, eines edlen Mannes, der unerschütterliche Kraft mit Milde zu verbinden wuſste, und während dieser ganzen Trauerzeit seinem schweren Amte mit Einsicht und Würde vorstand. Er ernannte sofort für die vierzehn Stadtbezirke die nöthigen Beamten, und für jeden einen Arzt oder Wundarzt, sorgte für die Unterweisung des Volkes, das bei jeder Veranlassung ungläubig und hartnäckig widerstrebte, und lieſs für die Vorbauung wie für die Behandlung der Pest allgemeine Vorschriften ausarbeiten [2]). Auf den Inhalt dieser Vorschriften kommt es hier weniger an, denn sie wurden fast nirgends ausgeführt, und es war mithin gleichgültig, ob sie von einem Sydenham oder einem gewöhnlichen Wundarzt herrührten. Ein roher und miſstrauischer Volkshaufe kennt überhaupt nur die Regel seiner Vorurtheile, seines Aberglaubens und seines Eigensinns, guter Rath ist für ihn vergeblich, abgesehen davon, daſs diejenigen, die ihn ertheilen können, in Zeiten dieser Art sehr selten sind, oder nicht gehört werden.

Anordnungen.

Sehr zweckmäſsig war die angeordnete Zählung

---

1) Es soll überhaupt nur ein Viertheil der Einwohner zurückgeblieben sein. Lerche, S. 458.

2) Zweckmäſsig war die Verordnung des Brechmittels aus Ipecacuanha in den ersten Tagen. Darauf sollte Chinarinde, säuerliches Getränk, Schwefelsäure, Fliedermuſs u. s. w. folgen. Die örtliche Behandlung wie gewöhnlich. — Im August wurden dem General Jeropkin sieben Bezirke abgenommen, und dem Senator Sabakin übergeben. Lerche, S. 457.

der Erkrankungen und der Todesfälle, wenn sie auch nur eine mangelhafte Uebersicht gewähren konnte, denn die Einwohner gewöhnten sich schwer an den damit verbundenen Zwang, und Todtenlisten hatte man in Moskau bis dahin überhaupt noch nie geführt. Wunderlich aber klingt das Verbot der Leichenöffnungen während der Pestzeit, gleichviel welche Krankheit den Tod veranlafst habe, welches Erasmus, der Anatom an der Hochschule, durchzusetzen wufste [1]). Hatten doch selbst die Aerzte in Constantinopel, während der Justinianischen Pest (542) ihre Wifsbegierde durch Zergliederung der Pestbeulen befriedigt [2]) — in Moskau sollte zwölf Jahrhunderte später diese Quelle der Erkenntnifs verschlossen bleiben.

Die schwierigste Aufgabe blieb immer, die Kranken wie die Verdächtigen unschädlich zu machen, ob aber der Weg, den man einschlug, zu diesem Ziele führen konnte, hätte schon zu Anfang bezweifelt werden können. Die Tucharbeiter, die irgend aufzufinden waren, wurden am 26. März in das Simonowsche, das Pokrowsche und das Danilowsche Kloster, welche dicht an der südöstlichen Stadtgränze lagen, eingeschlossen. Es wurde befohlen, alle Pestkranke ohne Ausnahme in die Krankenhäuser, und ihre Angehörigen in die Quarantaine-Anstalten zu bringen, weil die Beschränktheit der Wohnungen und die Lebensweise der niedern Volksklasse eine rasche Zunahme der Ansteckung befürchten liefs. Sei es nun aber, dafs die Rohheit der Unterbeamten vieles Unziemliche herbeiführte, oder dafs man sich einem har-

Hospitalzwang.

1) Markus, p. 122.

2) Procop. de Bello Persico, L. II. c. 22.

ten Zwange überhaupt nicht fügen wollte, oder ihn für unnöthig hielt, weil viele Chirurgen, die als Freunde des Volkes auftraten, und einige Aerzte das Dasein der Pest leugneten — genug die gegebene Verordnung erregte allgemeinen Widerwillen, und die gewaltsame Trennung der Kranken von den Ihrigen — wenige oder gar keine wurden wiedergesehen — so wie die Vertreibung der Gesunden von ihrem Heerde erschien als eine unerhörte Grausamkeit, der man sich auf alle Weise entziehen müfste. Die Folge war eine fast durchgängige Verheimlichung der Kranken, der die furchtbare Zunahme der Seuche in den folgenden Monaten zum gröfsten Theil zugeschrieben werden mufs. Ob es bei dem damaligen Zustande von Moskau irgend ein Mittel gab, das Vertrauen der aufgeregten, an sich gutmüthigen Volksmasse zu gewinnen, mag dahingestellt bleiben, aber gewifs ist es, dafs ohne dies Vertrauen die besten Mafsregeln in Volkskrankheiten unwirksam bleiben, und dafs die rohe Gewalt, die nur gegen entschiedene Uebelthäter, nicht aber gegen Geängstigte und Trauernde angewandt werden sollte, von allen Mitteln das Wenigste ausrichtet. Irgend gemifsbraucht oder nur voreilig angewandt, verschlimmert sie unter allen Verhältnissen den Zustand einer verpesteten Stadt, und viele von denen, die aus Liebe zu den Ihrigen Leib und Leben aufopfern, werden durch sie zur Widersetzlichkeit gegen heilsame Anordnungen herausgefordert.

April. Im April nahm die tägliche Sterblichkeit von durchschnittlich 12 schon auf 37 zu [1]); im Ganzen starben während dieses Monats 778, und von diesen ohne Zweifel die meisten an der Pest, wiewohl nur

1) Schafonsky.

äusserst wenige Pestkranke gemeldet worden waren. Der Mai verlief unter den obwaltenden Umständen ziemlich günstig. Es starben im Ganzen nur 878, und selbst in dem Simonowschen und Danilowschen Kloster minderte sich die Todtenzahl beträchtlich. Darüber entstand ein grofses Frohlocken, und als man erst im Juni viele von den eingeschlossenen Arbeitern aus den Quarantaine-Anstalten entlassen, und die öffentlichen Bäder wieder öffnen sah, so hielten die Widerspenstigen ihre Behauptung, die Pest sei gar nicht vorhanden, für bestätigt, und überliefsen sich von neuem der gefährlichsten Sorglosigkeit. Indessen war die Zunahme der Seuche offenbar, denn es starben täglich, wiewohl die Einwohnerzahl durch Auswanderung sich fortwährend verminderte, zwischen 27 und 75, und im Ganzen 1099. Mai Juni.

Im Juli stieg die Todtenzahl auf 1708, und die düsteren Merkmale der Verpestung traten immer greller und entsetzlicher hervor. In den Vorstädten Preobrajènskoy, Semènowskoy und Pokrowskoy verödeten viele Häuser, die Gerichtshöfe wie die Werkstätten wurden geschlossen, und als die Unterbeamten, Soldaten, Krankenwärter und Todtengräber, die in ihrem Unglauben an die Gefahr der Ansteckung zu keiner Art von Vorsicht hatten überredet werden können, in ganzen Schaaren dahingestorben waren, so blieb nichts weiter übrig, als die Uebelthäter aus den Gefängnissen zu den gefährlichsten Verrichtungen zu verwenden, damit nur das Nöthigste geschehen, und vor allem die Leichen entfernt werden konnten. Eine traurige Erinnerung an Marseille, wo man vor funfzig Jahren ebenfalls die Gefängnisse hatte öffnen müssen! Den Sträflingen versprach man die Freiheit, und den arbeitlosen Handwerkern, die sich zu denselben Dien- Juli.

sten bereitwillig finden liefsen, ansehnliche Belohnungen. Aufserdem verpflichtete man aber auch die Einwohner, wenn keine Todtengräber zur Hand wären, die Bestattung ihrer Verstorbenen auf dem Pestkirchhofe selbst zu besorgen, und schickte dann die Hinterbliebenen bei ihrer Rückkehr in die Quarantaine-Anstalten. Auch diese Einrichtung begünstigte begreiflich die Verheimlichung der Todesfälle [1]).

Im Nikolauskloster zu Ugrèsch, wo zu Ende des vorigen Monats nur 20 Pestkranke lagen — der Wundarzt Samoilowitz hatte ihre Behandlung übernommen — mehrte sich die Krankenzahl bald auf 200, so dafs man sich genöthigt sah, das näher gelegene Simonowsche Kloster am südöstlichen Ende der Stadt in ein Pesthaus umzuwandeln. Hier fand Samoilowitz in den letzten Tagen des Juli über tausend Kranke von einem Wärter bedient, nachdem die übrigen und alle Unterwundärzte kurz zuvor von der Pest weggerafft worden waren [2]). Diese einfache Thatsache giebt eine Vorstellung von dem Zustande der Krankenhäuser und der dürftigen Pflege, die den Pestkranken angedeihen konnte, während es überall an Händen fehlte, und der Eifer der wenigen Aerzte, die sich mit Hingebung ihrem Berufe widmeten, über das Mafs menschlicher Kräfte in Anspruch genommen wurde. Erkrankten Einwohnern der höheren Klasse erlaubte man jetzt in ihren Wohnungen zu bleiben, und bei der Ueberfüllung der Krankenhäuser bestimmte man das Danilowsche Kloster zur Aufnahme der Genesenden, die noch an äufseren Schäden litten, einige gröfsere Gebäude wurden zu Quarantaine-Anstalten eingerichtet, und bei dem Man-

1) Schafonsky. — 2) Mémoire, p. 60.

gel an Raum war man selbst genöthigt, Zelte zu demselben Zweck an geeigneten Orten aufzuschlagen.

Unterdessen blieb der Unglaube des Volkes an das Dasein der Pest unerschüttert, und bei zunehmendem Widerwillen gegen jede Art von ärztlicher Hülfe verließs man sich durchaus nur auf die hergebrachten Hausmittel und die Eingebungen des Aberglaubens. Die Krankheit, sagte man, sei eine Strafe für die Sünden der Einwohner, kein Arzt könne dagegen etwas ausrichten, die ganze Luft sei verdorben und vergiftet, — wer wolle sie reinigen! Was man von Ansteckung durch Berühren der Kranken, oder wohl selbst ihrer Betten und Kleider spräche, sei nichts als thörichtes Geschwätz, zur Plage des Volkes ausgedacht. Ohne alle Scheu pflegte man also die Pestkranken, als litten sie an einem gewöhnlichen Fieber, versäumte keinen der gewöhnlichen Gebräuche bei der Bestattung der Verstorbenen, begrub diese, um unentdeckt zu bleiben, in den Kellern, oder auf den Höfen, versteckte sie sogar auf den Böden, theilte sich in ihren Nachlafs, verkaufte verpestete Kleider und Betten, und waren dann ganze Häuser ausgestorben, so fanden sich sogleich Diebe, welche die zurückgelassenen Habseligkeiten unter den Leichen hervorzogen, um sie an bethörte Käufer zu verhandeln. Dies konnte bei dem Mangel an zuverlässiger Mannschaft auf keine Weise verhindert werden. Nicht minder nachtheilig aber wirkte der Wahn, der schon bei dem Heere in Jassy viel Unheil verbreitet hatte, man könne sich, wenn man erkrankt wäre, noch dadurch retten, dafs man irgend etwas werthvolles, sei es Geld, oder Schmuck, oder Kleidungsstücke, auf die Strafse hinauswürfe, weil dann die Krankheit auf den Finder überginge. Dies geschah so allgemein, dafs in der Folge Beamte beauftragt werden mufsten, geopferte Gegenstände dieser Art mit der nöthigen Vorsicht überall aufzusammeln, und zu verbrennen, oder sonst unschädlich zu machen [1]).

An zeitige Anmeldung der Kranken war bei dieser heillosen Verblendung des Volkes eben so wenig zu denken, als an die Ausführung irgend einer andern Mafsregel, wo nicht die geringe Macht der Behörden oder die Vernunft der Minderzahl der Einwohner zu Hülfe kam.

August.

So drohte denn im August die Seuche alle Schranken zu überschreiten. Es starben, die heimlich Begrabenen ungerechnet, 7268, und von diesen kaum der achte Theil (845) in den Krankenhäusern. Mit der steigenden Todtenzahl minderte sich aller bürgerliche Verkehr, und bei der fortdauernden Auswanderung der Reichen verödeten die sonst so lebhaften Strafsen der alten Hauptstadt. Das Haus des Senators Jeropkin blieb bei dem täglichen Andrange Dienstthuender und Hülfe Suchender nicht verschont. Viele seiner Beamten und Soldaten, und sieben seiner eigenen Diener wurden von der Pest weggerafft. Doch mufs auch bemerkt werden, dafs nicht wenige Einwohner durch gewissenhafte Befolgung der Vorschriften ihre Häuser zu schützen wufsten, und dafs namentlich in dem kaiserlichen Findelhause, das gegen tausend Bewohner enthielt, nicht ein einziger Pestfall vorgekommen ist [2]). Zu Ende des Monats starben in-

1) Orräus, p. 37.

2) Diese Anstalt stand unter der Oberleitung eines deutschen Arztes, C. v. Mertens, der nach Wien zurückgekehrt, sieben Jahre später eine Beschreibung der Pest in Moskau herausgab. Mertens scheint an den Arbeiten und Beschwerden der Moskauer Aerzte nur geringen Antheil genommen zu haben denn er wird nur bei allgemeinen Berathungen genannt, so dafs

indessen schon täglich über vierhundert, und wie es denn nun immer einleuchtender wurde, wie nöthig es sei, die Ursachen der Verpestung mindestens zu beschränken, da es niemandem mehr in den Sinn kommen konnte, sie ganz zu beseitigen, so wurde jetzt der Handel mit allen verdächtigen Gegenständen durchweg verboten, und bei dem Verkauf der Lebensmittel die Reinigung des Geldes mit Essig befohlen, den man zum öftern Waschen des Gesichts und der Hände den Armen umsonst spendete. Doch wurde mit Anordnungen dieser Art begreiflich fast nichts ausgerichtet, und man mufste die niederschlagende Ueberzeugung gewinnen, dafs das angewandte Hauptmittel der Sperre und Absonderung nicht nur seinen Zweck verfehlt, sondern den Zustand der Stadt offenbar verschlimmert hatte.

Unter bangen Erwartungen begann nun der unheilvolle September, und bedrohete die Stadt schon in den ersten Tagen mit dem äufsersten Verderben, während alle Ungunst des Himmels das Wüthen der Seuche vermehrte. Schon im Winter war die Witterung veränderlich gewesen. Unbeständiger Frost hatte mit Regen und Nebel abgewechselt, und ein unfreundliches Frühjahr wieder nur Nebel und Nässe gebracht. Mit Grund kann diesem schädlichsten aller äufseren Einflüsse ein wesentlicher Antheil an dem Wiederausbruche der Pest in dem feuchtesten und unzuträglichsten Stadttheile zugeschrieben werden, wie es denn auch keinen Zweifel leidet, dafs die Verpestung durch die grofsentheils heiteren Tage im Mai und Juni Ein-

September.

Witterung.

---

die Behauptung von Samoilowitz, der ihm freilich an Bildung weit nachsteht, er habe gar keine Pestkranken besucht, doch einiges für sich zu haben scheint.

halt geschah. Im Juli und August zogen beständig wieder graue Regen- und Nebelwolken über die Stadt, so dafs die Verbreitung der Seuche auch durch die Luftbeschaffenheit unaufhaltsam befördert wurde, abgesehen davon, dafs die Hinderung des Verkehrs in den ungepflasterten Nebengassen die Ausführung der Verordnungen immer beschwerlicher machte. Im September und October flofs aber der Regen Tag für Tag in Strömen, es weheten anhaltende feuchtwarme Südwinde, bei beständig niedrigem Barometerstande, und selbst der Nordwind vermochte nicht, wenn er sich zwischendurch einstellte, die Nebel zu verjagen, die sich weithin über das Land gelagert hatten. Brach die Sonne dann und wann durch, wie in den ersten Tagen des November, so erschien sie doch immer mit einem Hofe umgeben, das Abendroth zeigte sich in ungewöhnlicher Färbung, und erschienen die Wolken am Tage zuweilen dünn und weifs, so verdichteten sie sich doch immer wieder bei Sonnenuntergang, genug der Dunstkreis war mit Wasser überladen, und welche Folgen die anhaltende Feuchtigkeit dieses Jahres auch im übrigen Europa hervorbrachte, wird sich aus dieser Untersuchung weiterhin ergeben [1]).

Es starben im September täglich über 600 bis 1000 Einwohner, im Ganzen 21,401, und von diesen nur 1640 in den Krankenhäusern. Verheimlicht wurden sehr viele Todesfälle, denn jeder that, wenn kein Zwang ihn nöthigte, was ihm beliebte, und die bürgerliche Ordnung ging bei der Zunahme erwerbloser Armen ihrer Auflösung entgegen. Unsicherheit und Werthlosigkeit des Lebens haben jederzeit diese Folge, und den verzweifelnden rohen Haufen lockt die Ge-

1) Orräus, p. 45.

legenheit zu Uebelthaten. Dumpſe Gährung der Gemüther war schon längst bemerkt worden, doch war man noch immer den Ausbrüchen wilder Leidenschaft zuvorgekommen, endlich aber, den 16ten September, hörte man den Ruſ zum Auſruhr. Wilde Volkshauſen durchzogen die Straſsen, mit dem Vorsatz, die Aerzte und die Geistlichen, die vermeintlichen Anstiſter alles Unheils zu tödten. Wirklich wurde auch der Metropolit Ambrosius Kamensky [1]) ermordet, ein würdiger Mann, der immer zur Ordnung und Folgsamkeit auſgeſordert hatte, und viele Wohlthäter des Volkes gemiſshandelt. Auſruhr.

Die nächste Veranlassung gab ein geringfügiger Vorſall, der um so leichter die Leidenschaften entflammte, weil das Volk seinen Glauben verletzt wähnte. Es sollte durch das Marienbild an der warwarischen Pforte des Kreml [2]) ein Wunder an einem Gelähmten geschehen sein. Der Genesene, ein Kaufmann, erzählte von einem Traumgesicht, die Mutter Gottes habe sich wegen geringer Verehrung beklagt, und verheiſsen die Pest zu tilgen. Das Volk wallſahrtete sogleich nach der warwarischen Pforte, schmückte das Bild mit Blumen und Geschmeide, und brachte Geschenke. Endlose Umzüge wurden veranstaltet, und nach jedem wüthete die Pest ärger als zuvor. Man wollte die Todtenmahle und die unterbliebenen kirchlichen Gebräuche bei den Kranken wieder einführen; die Todten sollten durchaus wieder innerhalb der Stadt

---

1) Erzbischoff von Moskau und Kaluga. Schafonsky, §. 68. S. 95. — Markus, p. 127.

2) Es sind in Ruſsland nicht selten Marienbilder über Pforten ausgestellt, und kleine kapellenartige Räume, zur Verrichtung der Andacht in der Nähe. Das hier in Rede stehende ist ein wunderthätiges.

begraben werden, die Vernachlässigung heiliger Handlungen sei Gott offenbar mifsfällig, und menschliche Hülfe, um seiner Strafe zu entgehen, frevelhaft. Der Zorn des Himmels könne überhaupt nur durch Verachtung aller unnützen Rathschläge und feierlichen Gottesdienst wieder versöhnt werden.

Der Metropolit wollte am 15. September, dem Unwesen zu steuern, das Marienbild sammt dem Opferkasten in Verwahrung nehmen lassen. Allein die fünf abgeschickten Soldaten — mehr hatte ihm der General Jeropkin nicht bewilligt — wurden zurückgeschlagen, und Ambrosius als Ketzer verwünscht. Man zog die Sturmglocke: viel Volks strömte herbei, am meisten Fabrikarbeiter und Leibeigene aus vornehmen Häusern, die Aufrührer erhitzten sich unter einander mehr und mehr, sie suchten den Erzpriester Ambrosius, fanden ihn am andern Morgen im Donskischen Kloster, und erstachen ihn mit Messern. Hierauf stürmten sie nach dem Danilowschen Kloster am Südende der Stadt, mifshandelten den Wundarzt Samoilowitz [1]), der kürzlich erst von der Pest genesen war, befreiten die Eingeschlossenen aus der nah gelegenen Quarantaine am Serpuchowschen Thor, eilten zurück nach dem Kreml, um an der Plünderung des bischöfflichen Palastes Theil zu nehmen [2]), und während hier die ungebändigte Rohheit hauste, verbreitete sich Furcht und Schrecken durch die ganze Stadt. Die Entfernung vergröfserte die vernommenen Drohungen, und so begaben sich nicht nur die mei-

1) Dessen Mémoire p. 61.

2) Es wurden noch einige andere Häuser geplündert, wie das von Mertens, der sich nach dem Findelhause zurückgezogen hatte.

sten Aerzte, denen die Aufrührer den Tod geschworen [1]), sondern auch selbst viele Oberbeamte [2]) pflichtvergessen auf die Flucht. So verging der 16. September unter Plünderung und Toben des trunkenen zügellosen Haufens. Endlich Abends zog der General Jeropkin, der einzige pflichttreue und besonnene Führer, mit nur 150 Mann zu Pferde [3]) und zwei Kanonen den Aufrührern entgegen, liefs mit Kartätschen unter sie schiefsen, tödtete bei hartnäckiger Gegenwehr über 250, und nahm noch mehr gefangen. Das Gefecht dauerte bis Mitternacht, da erst verstummten die Sturmglocken, und die Ruhe war für den Augenblick hergestellt.

Am 17. September wurden einige Truppen von den Dörfern hereingezogen — von Anfang an stand nur ein schwaches Regiment in Moskau, dessen Reihen durch die Pest so gelichtet waren, dafs man schon im August eine Abtheilung Freiwilliger hatte errichten müssen — und überall ernste Vorkehrungen gegen erneuten Aufruhr getroffen. Allein es vergingen noch mehrere Tage, bis wieder ein erträglicher Zustand eintrat. Die Aerzte konnten die Pestkranken nicht versehen, denn man empfing sie noch mit verhaltener

---

1) Schafonsky, der schon früher einmal in Lebensgefahr gerathen war, der Oberchirurg Wiel, der Operateur Engel aus dem Landhospital, v. Asch, Erasmus, Lado, Pogoretzky u. a.

2) Der Generalgouverneur Graf Soltikow, der Untergouverneur Juschkow, der Oberpolizeimeister Bachmetew, der Artilleriegeneral Martinow u. a. Sie erhielten den Abschied.

3) Husaren und Carabiniers. — Welchen Werth die Kaiserin auf diese Heldenthat setzte, zeigen die grofsen Belohnungen (der St. Andreasorden) die ihm zu Theil wurden.

Wuth, und keine Maſsregel der ohnehin so unvollkommenen Pestordnung wurde mehr ausgeführt [1]).

Eine entsetzliche Zunahme der Sterblichkeit war die Folge dieser Ereignisse, von nun an aber gewahrte man nichts mehr, als die Zeichen der tiefsten Trauer und Verödung. Stumme Verzweiflung lag auf den Gesichtszügen aller Umherwandelnden, ganze Reihen von Häusern waren ausgestorben, und die Stadt schien in einen Kirchhof umgewandelt, dessen Stille nur durch das eintönige Geräusch der Leichenwagen unterbrochen wurde.

Orlow. Dahin war es gekommen, als in den letzten Tagen des September der Fürst **Orlow** eintraf, von der Kaiserin mit unbedingter Vollmacht versehen, zu thun, was noch irgend zur Rettung der Hauptstadt geschehen könnte. Er kam mit ansehnlicher Truppenmacht, begleitet von vielen Beamten [2]) und Officieren, denen die Ehre einer so gefahrvollen Sendung zu Theil geworden war, und unter ihnen war **Orräus**, der einsichtsvollste und eifrigste Pestarzt, den Ruſsland besaſs. Dieser war bald nach Vollführung seines Auftrages in Moskau nach St. Petersburg gereist, und nach geschehener Meldung des Vorgefallenen durch den Grafen **Soltikow**, fünf Tage nach seiner Ankunft vor die Kaiserin beschieden worden [3]). Er hatte vor dem Thron, im Beisein der Minister und Räthe, das Zeugniſs abgelegt, die herrschende Krankheit in Mos-

---

1) **Lerche**, der hierüber ausführlich berichtet, war Augenzeuge dieser Vorfälle. Er verweilte vom 15. Juli bis zu Ende der Pestseuche in Moskau. S. 457.

2) Den Senatoren **Melgunow**, **Wolkow** und **Wsewolodskoi**, den Generalen **Dawidow** und **Tscherbatschew**, und dem Staatsrath **Baskakow**.

3) **Orräus**, p. 28.

kau sei durchaus keine andere, als die Pest, und auf die Frage der Kaiserin, ob er die Folgen seines Ausspruches erwogen, und ob er wohl mit seinem Kopfe für die Wahrheit desselben einstehe, keinen Augenblick gezaudert, sein Leben zum Pfande einzusetzen [1]. Durch dies ruhmwürdige Benehmen, das die Kaiserin zu schätzen wufste, wurden sofort alle Umtriebe der Pestleugner gelähmt, und es erfolgten die grofsartigsten Anordnungen, die in kurzer Zeit zum Ziele führten.

Es machte in Moskau sogleich einen höchst günstigen Eindruck, dafs der Fürst Orlow tagtäglich die Strafsen durchritt, die Vorübergehenden anredete, die Niedergebeugten tröstete, und mit überzeugenden Worten den Unglauben an das Dasein der Pest zu beseitigen suchte, der von Anfang an so verderblich gewirkt hatte. Hierdurch wurde schon in den ersten Tagen das öffentliche Vertrauen wieder hergestellt, wozu nicht wenig die Verbreitung gedruckter Bekanntmachungen beitrug, die der Denkweise des Volkes entsprachen, und nach dem Gottesdienst von den Kanzeln verlesen wurden. An dem Dasein der Pest war nun kein Zweifel mehr, das Volk sah seinen Irrthum reuevoll ein, vermied die Berührung der Pestkranken, zeigte keinen Abscheu mehr vor den Krankenhäusern, und liefs die Verbrennungen unreiner Gegenstände ruhig geschehen. Die Erkrankungen wurden jetzt häufiger als sonst angemeldet, seltener verbarg man noch Verpestete, oder setzte sie aus, was noch vor kurzem selbst durch angedrohete Verbannung nach Sibirien

---

1) Orräus spricht von diesem Vorfall in seinem Werke nicht, hat ihn aber seinen noch lebenden Kindern erzählt, von denen ich ihn durch gütige Vermittelung des Wirkl. Staatsraths Herrn Dr. Mayer erfahren habe.

nicht hatte verhindert werden können, ja man bat sogar um ihre Aufnahme in die Anstalten.

Verordnungen.

Indessen war auf den guten Willen aller durchaus nicht zu rechnen. Es kam daher auf eine Verordnung an, die den unvermeidlichen Zwang mit Milde und aller noch möglichen Freiheit der Betheiligten auf eine einleuchtende Weise verband. Diese schwierigste aller Aufgaben wurde von dem niedergesetzten neuen Gesundheitsrathe [1]), dem der Fürst einen grofsen Wirkungskreis einräumte, mit vielem Scharfsinn gelöst, so dafs die gegebene Verordnung vielleicht als die beste anerkannt werden mufs, die in einer verpesteten Stadt bei so grofser Zerrüttung jemals erlassen worden ist. Jedem Pestkranken, welchen Standes er auch wäre, wurde die Erlaubnifs gegeben, ganz nach Belieben entweder zu Hause zu bleiben, oder sich in die Krankenhäuser bringen zu lassen. Mit Gewalt sollte durchaus niemand der Pflege der Seinigen entrissen werden. Wollte man aber den Kranken bei sich behalten, so sollte er, sobald die ersten bekannten Zeichen der Ansteckung sich äufserten, in einem besondern Zimmer aufser Berührung mit den Seinigen gesetzt, und das vorgeschriebene Heilverfahren angewandt werden. Der Bezirksarzt sollte ihn nach schleuniger Meldung sogleich besuchen, und die nöthigen Arzneien mitbringen, die in der kaiserlichen Apotheke für die Armen ohne Bezahlung verabfolgt wurden. Konnte den gegebenen

---

1) Er bestand unter dem Vorsitze des Senators Jeropkin aus dem Staatsrathe Baskakow, dem Probst Lewschinow, den Aerzten Orräus, Schafonsky und Jagelsky, den Wundärzten Grave und Samoilowitz, und dem Kaufmann Dolgow. Zur Ausführung der gefafsten Beschlüsse wurde eine andere, von dieser getrennte Behörde eingesetzt.

Vorschriften im Verlaufe der Krankheit genügt werden, so geschah durchaus kein weiterer Eingriff in den Willen des Kranken und seiner Angehörigen. War dies aber unmöglich, so dafs eine Weiterverbreitung der Pest zu befürchten stand, oder verheimlichte man sogar einen Kranken, so drohte dem Hausvater unausweichlich die Strafe, als Krankenwärter in ein Pesthaus geschickt zu werden. Ueberdies wurde den Angebern eine bedeutende Belohnung zugesagt. Die ganze Mafsregel erreichte ihren Zweck vollkommen, und die Krankheit wurde um so weniger durch blinde Hartnäckigkeit des Volkes verschlimmert, als man den Verpesteten, die sich freiwillig in die Anstalten aufnehmen liefsen, im Falle der Genesung ein nicht zu verschmähendes Geldgeschenk zusicherte [1]).

Eine fernere Sorge des Gesundheitsraths war es, bei dem grofsen Mangel an gebildeten Aerzten die zweckmäfsige Behandlung der Erkrankten zu sichern, und dem Volke hierzu die nöthige Anleitung zu geben, nachdem die ursprünglichen Vorschriften in dieser Beziehung nichts ausgerichtet hatten. Orräus folgte hierbei der uralten, in Jassy wiederum auffallend bestätigten Erfahrung, dafs bei den ersten Zeichen der Ansteckung Brechmittel, besonders bei verdorbenem oder überladenem Magen, und Schweifsmittel im Stande sind, die Pest entweder noch abzuwenden, oder sie bis zur Gefahrlosigkeit zu mildern. Arzneien dieser Art wurden also dem Volke durch gedruckte Zettel bekannt gemacht, und keine Art von eindringlicher Belehrung verabsäumt, die den gesunden Sinn des Volkes wecken und die Herrschaft schäd-

1) Den Unbeweibten 5 und den Verheiratheten 10 Rubel.

licher Vorurtheile beschränken konnte [1]). Aufserdem aber legte man den niederen Wundärzten durch strenge Verbote das verderbliche Aderlassen, dessen Schädlichkeit überall einleuchtete. Nur den Aerzten sollte es noch erlaubt sein, Aderlässe zu verordnen.

Verbot des Aderlassen.

Einem vertrauensvollen Aufrufe an die Aerzte, Wundärzte und Bader, den Dienst in den Krankenhäusern freiwillig zu übernehmen — ein alter kaiserlicher Palast, der späterhin abbrannte, und das Pokrowsche Kloster wurden in solche umgewandelt — entsprachen sogleich zahlreiche Anerbietungen [2]), und es war dafür gesorgt, dafs die gemachten Erfahrungen dem Gesundheitsrathe nicht verloren gingen. Den Andrang des Volkes zu den wunderthätigen Marienbildern, so wie jede Versammlung in den Kirchen und an öffentlichen Orten suchte man nie mit Gewalt, sondern nur durch sanfte Ermahnungen zu hindern, eine neue Waisenanstalt für die vielen umherirrenden Kinder, die ihre Aeltern durch die Pest verloren, wurde errichtet, auch verwandte man grofse Summen zu den Begräbnissen der Armen, die bei dem unerschwinglichen Preise der Särge und Leichenfuhren nicht ohne Verletzung tief eingepflanzter Gefühle hatten geschehen können. Zugleich wurden aber auch wirksame Haussuchungen angeordnet, um das Verheimlichen und

---

1) Dafs in Volkskrankheiten auf den gesunden Sinn des Volkes zuweilen eben so zu rechnen ist, als seine Vorurtheile zu fürchten sind, geht daraus hervor, dafs die Engländer ohne Zuthun der Aerzte, die nur Verkehrtes zu rathen wufsten, eine durchaus naturgemäfse Heilart des englischen Schweifses erfanden, die sich überall bewährte.

2) Von den Aerzten meldeten sich Pogoretzky und Melzer, von dem wir eine sehr mittelmäfsige Pestschrift besitzen.

Vergraben unreiner Gegenstände zu verhüten, herrenlose Hunde und Katzen liefs man tödten, und den Dieben drohte die Todesstrafe vor den Thüren der Häuser, wo man sie ergriffen. Die Bettler verpflegte man in dem St. Nikolauskloster in Ugrèsch, wo schon längst keine Krankenanstalt mehr bestand, damit sie nicht der ohnehin so bedrängten Stadt gefährlich würden; die ausgestorbenen Häuser verbrannte man mit allem was sie enthielten, wo dies irgend ohne Gefahr geschehen konnte, die übrigen aber räumte man aus, und verbrannte alle verdächtigen Sachen in Haufen, mit Ausnahme der Heiligenbilder, metallener Geräthe und wichtiger Papiere, die in den Kirchen bis zur allgemeinen Reinigung der Stadt bewahrt wurden.

Räucherungen.

Denkwürdig ist in dieser Pest die Wirkung harziger und gewürzhafter Räucherungen, die von dem Gesundheitsrathe vorgeschrieben, dem Volke durch den Erfolg eines auffallenden Versuches mehr als durch Befehle empfohlen wurden [1]). Man führte sieben verurtheilte Uebelthäter in ein ausgestorbenes Haus, das

---

1) Die Vorschriften waren:

1) Zum Räuchern der Häuser und sehr verunreinigter Gegenstände: (Pulvis fumalis antipestilentialis fortis.) ℞. Foliorum Juniperi, Rasurae Ligni Guajaci, Baccarum Juniperi, Furfurum Tritici āā ℔vj, Nitri crudi ℔iij, Sulphuris citrini ℔vj, Myrrhae ℔ij. M. f. s. a. pulvis fumalis.

2) Zum Räuchern weniger verdächtiger Gegenstände: (Pulvis fumalis antipestilentialis mitior.) ℞. Herbae Abrotani ℔vj, Foliorum Juniperi ℔iv, Baccarum Juniperi ℔iij, Nitri crudi ℔iv, Sulphuris citrini ℔ijß, Myrrhae ℔jß. M. f. s. a. pulvis fumalis.

3) Zur Vorbauung in bewohnten Häusern: (Pulvis fumalis antipestilentialis odoratus.) ℞. Calami aromatici ℔iij, Olibani ℔ij, Succini ℔j, Styracis, Florum Rosarum ana ℔ß, Myrrhae ℔j, Nitri crudi ℔j ℥viij, Sulphuris citrini ℥iv. M. f. s. a. pulvis fumalis.

Orräus, p. 136.

man vier Tage hindurch nur zweimal täglich durchräuchert hatte, liefs sie alle ihre Kleider ablegen, und andere von verstorbenen Pestkranken anziehen, die ebenfalls vier Tage geräuchert und sechs Tage gelüftet worden waren. Alle Welt war gespannt auf den Ausgang: Wider Erwarten blieben indessen die sieben Uebelthäter volle sechzehn Tage, die man zu dem Versuche bestimmt hatte, gesund, man gab ihnen die verheifsene Freiheit, und die Ueberzeugung von der Wirksamkeit der vorgeschriebenen Räucherpulver wurde so allgemein, dafs die Bestandtheile derselben alsbald in den Waarenlagern ausgingen, und man sie eiligst aus anderen Städten verschreiben mufste. In kurzem zeigte es sich, dafs die Pest in keinem Hause, das man vorschriftsmäfsig durchräuchert hatte, wieder ausbrach, und dafs die ferneren Sterbefälle hauptsächlich da vorkamen, wo man die Räucherungen noch nicht angewandt hatte, weshalb der Befehl erging, die Räucherpulver unter die Armen umsonst zu vertheilen. Zur Förderung der Sache wurden jetzt Beamte und Männer, die sich zu diesem Dienste freiwillig erboten, mit Dienern und Geräthschaften nach allen Seiten ausgesandt, um Häuser, Kirchen (man zählte deren 117) und andere öffentliche Gebäude zu durchräuchern, womit man den ganzen Winter hindurch fortfuhr.

Man konnte allerdings den Einwurf machen, dafs dieser Erfolg der von selbst eintretenden Abnahme der Pest zuzuschreiben sei, denn neigt erst eine Volkskrankheit zu ihrem Ende, so helfen, wie bei einer abnehmenden Krankheit im einzelnen Körper, selbst geringfügige Mittel, weil die Natur von selbst aufhört, in das Gesammtleben störend einzugreifen. Ein fliehender Feind ist leicht zu bekämpfen, ein abziehendes Gewitter nicht mehr zu fürchten. Allein der Versuch mit den sieben Uebelthätern war im October gemacht worden, der den Fortschritten der Pest nicht weniger günstig war, als der September. Noch zählte man in diesem Monate 17,561 Todesfälle, die Gewalt der Ansteckung war also bei der anhaltend nassen Witterung noch übergrofs, und dennoch bewährten sich die noch nicht allgemein gewordenen Räucherungen überall, so dafs ihnen ein beträchtlicher Antheil an der Verminderung der Sterblichkeit im November auf 5,235 um so gewisser zugestanden werden kann, da auch in diesem Monat die Feuchtigkeit und die Südwinde bei niedrigem Barometerstande anhielten, und die Ostwinde bei mäfsiger Kälte nur erst in der Mitte des December begannen, von welcher Zeit an sie bis zum 12. Januar bei geringem Frost, bewölktem Himmel und häufigem Schnee fast unausgesetzt weheten. Am 9. Januar trat zum ersten Mal wieder ein ungewöhnlich hoher Barometerstand ein, der drei Tage anhielt, es folgte, wie sonst immer, heftige Kälte, und die Natur schien zu ihrer gewohnten Weise zurückzukehren. October. November. December.

Nach der glücklichen Wendung der Angelegenheiten reiste der Fürst Orlow am 21. November aus Moskau ab, doch blieben alle Behörden in voller Thätigkeit, und begannen das grofse Geschäft der Reinigung der Hauptstadt am 12. December, während in diesem Monat nur noch 805 Todte beerdigt wurden. Im Januar 1772 konnte die Pest als erloschen betrachtet werden, nur hier und da tödtete sie noch Einzelne, und am 5. war kein Todesfall erfolgt, weder an der Pest, noch an anderen Krankheiten, die sich nun wieder hervorthaten wie früher, und die Sterblichkeit von 330 herbeiführten, die nach der grofsen Entvölkerung durch Tod und Auswanderung begreif- Ende.

lich geringer ausfallen mufste, als die gewöhnliche. Unterdessen hatten sich viele Flüchtige wieder eingefunden, und schon im December begannen die Strafsen wieder lebhaft zu werden [1]).

Reinigung.

Von dem genannten Tage an mufsten in allen Häusern, worin Pestkranke gelegen hatten, die Fenster, wenn es sein konnte auch die Thüren fortwährend offen erhalten, die Räucherungen vorschriftsmäfsig vorgenommen, und alle nur irgend verdächtigen Gegenstände gelüftet, durchräuchert oder verbrannt werden. Die Begräbnifsplätze bedeckte man, aus Besorgnifs, dafs die oberflächlich eingescharrten Leichen faule Ausdünstungen verbreiten möchten, durchweg mit einer ellenhohen Lage von Erde, und als im Februar häufiger gemeldet wurde, man fände hier und da auf den Böden und unter den Dielen versteckte Leichen, so versprach man für jede Anzeige dieser Art eine bedeutende Belohnung [2]), und unverzüglich wurden Beamte mit Todtengräbern, die man aus den Gefängnissen nahm, überall umhergeschickt, um die oberflächlichen Gräber in den Höfen und Gärten mit Erde zu

Versteckte Leichen.

überschütten, und die faulenden Körper, *deren man nicht weniger als tausend fand*, nach den Kirchhöfen aufserhalb der Stadt zu bringen. Es ist bemerkenswerth, dafs bei dieser anscheinend gefährlichen Verrichtung *kein Beamter oder Todtengräber an der Pest* oder auch nur an einem andern Uebel *erkrankte*. Viel thaten hierbei gewifs die Räucherungen, aber das Meiste offenbar die Vernichtung des Ansteckungsstoffes, die nach dem Erlöschen der Pestseuchen von der Natur im Grofsen herbeigeführt wird.

Menschenverlust.

Von 12,538 Häusern waren im Ganzen über 3000,

---

1) Lerche, p. 466. — 2) 20 Rubel.

also fast der vierte Theil völlig ausgestorben, und gegen 6000, also beinahe die Hälfte, überhaupt verpestet. Der Menschenverlust durch die Pest kann nicht genau berechnet werden, da weder über die frühere Einwohnerzahl sichere Angaben vorhanden, noch überhaupt Todtenlisten vor dem 1. April 1771 geführt worden sind. Da indessen nach späteren Erfahrungen die gewöhnliche Todtenzahl jährlich gegen 7000 betrug, und die Todesfälle an gewöhnlichen Krankheiten nach den vielen Auswanderungen im Jahr 1771 schwerlich mehr als 4000 betragen haben, eine Summe, die im folgenden Jahre nicht einmal erreicht wurde, überdies auch während der Seuche die übrigen Krankheiten fast ganz zurücktraten: so kann mit Grund angenommen werden, dafs von den vom 1. April bis zum 31. December 1771 verstorbenen 56,833 mindestens 52,000 von der Pest weggerafft worden sind, wobei nicht einmal über 1000 verheimlichte und frühere Todesfälle in Anschlag kommen. — Unter den Verstorbenen waren äufserst wenige aus den höheren Ständen und keiner der genannten Aerzte, von denen sich wohl die meisten mit Hingebung und Pflichttreue ihrer Kranken angenommen hatten. Nur vier Wundärzte mit etwa sechzehn Gehülfen, von den Priestern aber 150, waren Opfer ihres Berufes geworden. Die noch aufbewahrten Todtenlisten sind aus einleuchtenden Gründen nicht ganz zuverlässig, und können überhaupt nur als Bruchstücke eines wichtigen Ganzen betrachtet werden, doch mögen wir sie hier nicht vermissen, denn auch unvollkommen bleiben sie immer noch werthvoll. Es starben:

	1771.			1772.			1773.		1774.		1775.	
	In der Stadt.	In den Anstalten.	Zusammen.	In der Stadt.	In den Anstalten.	Zusammen.	Gestorben.	Geboren	Gestorben.	Geboren.	Gestorben.	Geboren.
Im Januar . .	„	„	„	209	121	330	466	373	494	386	593	220
- Februar .	„	„	„	271	78	352	468	385	473	331	598	271
- März . . .	„	„	„	304	30	334	589	462	599	277	811	313
- April . . .	665	79	744	374	„	„	611	427	596	263	869	281
- Mai	795	56	851	285	„	Geboren	675	350	608	271	699	235
- Juni . . .	994	105	1,099	247	„	wurden:	834	344	709	259	828	266
- Juli	1,410	298	1,708	276	„	85 [1])	945	309	810	351	905	235
- August . .	6,423	845	7,268	354	„	219	804	309	796	297	1,251	281 [2])
- September	19,761	1,640	21,101	238	„	231	525	274	635	201	„	„
- October .	14,935	2,626	17,561	268	„	363	403	292	550	262	„	„
- November	3,466	1,769	5,235	284	„	342	415	235	580	280	„	„
- December	319	486	805	350	„	240	458	229	677	212	„	„
Summa	48,767	7,904	56,672	3,692	229	1,510	7,185	3,989	7,527	3,395	6,559	2,108

1) Erst von dieser Zeit an finden sich Geburtslisten; sie sind aber gewiſs sehr unzuverlässig, so daſs wohl schon hieraus die auffallenden Abweichungen von sonst bekannten Verhältnissen erklärt werden können.

2) Die Verzeichnisse sind nicht weiter geführt, weil um diese Zeit der Gesundheitsrath aufgelöst wurde.

6. In

6. In der Umgegend von Moskau.

Nicht viel geringer war die Todtenzahl in den umliegenden Bezirken [1]), wo der Ausbruch der Pest in den meisten Dörfern und Städten bei beständigem Verkehr mit der Hauptstadt auf keine Weise verhindert werden konnte. Die gewöhnliche Sperre wurde zwar mit Umsicht und Strenge angeordnet, allein nur, um St. Petersburg und das übrige Land zu schützen, das Gebiet von Moskau mufste man schon von Anfang an aufgeben, weil die tägliche Zufuhr von Lebensmitteln aus der Umgegend, und die Anlockung der Landleute, ihre Bedürfnisse an Kleidung und Hausgeräth in der verpesteten Stadt wohlfeil einzukaufen, alle Mafsregeln der Vorsicht vereitelten. Einige Dörfer, unter denen besonders Puschkin genannt wird, wurden fast ganz entvölkert, während die Gutsbesitzer sich durch strenge Verschliefsung ihrer Höfe zu schützen wufsten. Fast überall konnte man nachweisen, dafs die Pest durch Reisende oder Rückkehrende aus Moskau verbreitet worden war; indessen litten die Städte Borowsk, Kaluga und Tula nicht bedeutend, indem man zeitig den gegebenen Vorschriften Folge leistete. Nur in Jaroslawl, einer volkreichen Stadt an der Wolga, dreifsig Meilen nordöstlich von Moskau, griff das Sterben bedenklicher um sich, weshalb es nöthig wurde, eine eigene Pestbehörde unter dem General Kreschetnikow und dem Arzte Hallidaus dorthin zu senden [2]).

Puschkin.

Borowsk. Kaluga. Tula.

Jaroslawl.

---

1) Genau berechnen konnten sie nicht einmal die Augenzeugen. Lerche giebt sie, wahrscheinlich zu gering, auf 30,000 an (S. 459.), Orräus schätzt sie der Zahl der in Moskau Verstorbenen gleich. p. 49.

2) Ebendas. p. 45.

Maſsregeln. Das ganze Pestgebiet auſser Moskau theilte man, unter Oberleitung des Senators **Melgunow** in zwölf Bezirke, und versah diese mit den nöthigen Beamten und Wundärzten, welche die Vorschriften des Gesundheitsrathes in Moskau mit demselben Erfolge wie in dieser Stadt in Ausführung brachten, so daſs die Pest während des Winters überall erlosch, und zur endlichen Reinigung der Städte und Dörfer geschritten werden konnte. Die Quarantainezeit an der Schutzlinie wurde nun allmählich vermindert, doch löste die Kaiserin den Gesundheitsrath in Moskau erst vier Jahre später, im September 1775 auf, weil bei dem fortdauernden Kriege mit den Türken neue Pestausbrüche zu befürchten waren. Wirklich zeigte sich die Pest auch noch zuweilen unter den Truppen in der Moldau, der **Wallachei**, der **Krim** [1]) und **Bessarabien**, so wie im Jahr 1773 in einigen Gegenden der **Ukraine**, im Lande der **Saporogen**, der Festung **Rostow** am azówischen Meere, Taganrog und unweit der Gränze in den persischen Orten **Kislar** und **Mosdok** [2]). Nirgends konnte sie aber festen Fuſs fassen, und wurde überall leicht wieder beseitigt, nachdem die Natur schon zu Anfang des Jahres 1772 aufgehört hatte, ihr durch allgemeine Einflüsse die Wege zu bahnen.

7. Wechselfieber.

Bemerkbare Folgen in der Gestaltung der gewöhnlichen Krankheiten hinterlieſs die Pest in Ruſsland an

1) Sie wurde 1771 von **Dolgoruki** erobert.

2) Orräus, p. 50.

keinem Orte, indessen war der Sieg über die Türken mit einem Verlust von 200,000 Menschen, welche diese Krankheit weggerafft hatte, theuer genug erkauft. Die Tausende, welche auf dem türkischen Gebiet durch die Pestseuche umkamen, hat niemand gezählt, und noch viel weniger kann man von der Gröfse der Sterblichkeit durch Wechselfieber, Ruhr und Faulfieber, welche vor und nach der Pest ihre Herrschaft geltend machten, Rechenschaft geben. Die einheimischen Wechselfieber fand Orräus im Jahr 1772 in der Moldau verbreitet, während noch die Pest hier und da vorkam, und die zurückkehrenden Russen liefsen an ihren vergelbten Gesichtszügen deutlich erkennen, wie sie von diesem furchtbaren Uebel zerrüttet waren. Von dem Verlaufe und der Bösartigkeit der moldanischen und krimischen Fieber — so nannte man sie allgemein — giebt der genannte Beobachter einige Nachricht. Oft begannen sie mit vieler Heftigkeit als anhaltende, gingen aber bald in Wechselfieber verschiedener und immer höchst unordentlicher Verlaufsweise über, tägliche, dreitägige, halbdreitägige und viertägige, oder sie begannen als Wechselfieber, und änderten sich mit steigender Gefahr in anhaltende um. Zuweilen traten sie als nachlassende auf, mit eben so ungeregelten Anfällen, und wie sie auch irgend verliefen, immer zeigten sie ihre Bösartigkeit durch gewaltige, oft todtbringende Zufälle. Viele Kranke starben im zweiten oder dritten Anfall, während des Frostes, an Schlafsucht, anderen wurde ein wüthender Kopfschmerz gefährlich, oder brennende innere Hitze und unerträgliche Kolikschmerzen, ein Merkmal des mit diesen Fiebern wesentlich verbundenen Unterleibsleidens. An stürmischem Gallenerbrechen litten nicht

Moldauische Fieber.

wenige, und hinzutretender Flecken- oder Nesselausschlag [1]) blieb ohne heilsame Wirkung.

Moskau 1774. 75. In den Jahren 1774 und 1775 herrschten die moldauischen Fieber in Moskau unter den zurückgekehrten Truppen, mit einer solchen Heftigkeit, dafs sie sich selbst bis zur Ansteckungskraft steigerten, denn es wurde bemerkt, dafs, wenn sie in einem Hause ausgebrochen waren, allmählich mehrere oder selbst alle Hausgenossen an ihnen erkrankten, während es doch unerhört war, dafs sie durch einheimische Einflüsse im mittleren Rufsland hervorgerufen wurden [2]).

Man hielt die moldauischen Fieber in Moskau für Folgen der Pest. Das waren sie gewifs nicht, wenn man sie von der überstandenen Pestseuche in dieser Hauptstadt herleiten wollte, denn in einem Zeitraume von zwei Jahren war zwischen dieser und ihrem Ausbruch nichts der Art geschehen worden. Beide Krankheiten sind überhaupt dem russischen Boden fremdartig, und sterben mithin ab, sobald ihre dorthin verpflanzten Epidemieen vollständig beendigt sind. Eben so gewifs aber, als der Ursprung der moldauischen Fieber in Moskau aus der dortigen Pest geleugnet werden mufs, können diese als Formen der Rückbildung der Pest in der Moldau betrachtet werden, selbst wenn sie sich, durch Zurückkehrende nach Moskau gebracht, nicht durch erwiesene Ansteckung fortgepflanzt hätten, welche bei der Untersuchung ihrer Verwandtschaft mit der Pest nicht wesentlich in Betracht kommt.

Verwandtschaft der Wechselfieber. Die moldauischen Wechselfieber sind in dem östlichen Gebiete der Donau wie in den benach-

1) Exanthemata purpuracea, urticaria. Orräus, p. 65.
2) Ebendas. p. 50

barten Steppenländern und der Krim von jeher einheimisch, und stehen hier in derselben Beziehung zur Pest wie die einheimischen Fieber im Nildelta, dem Hauptmutterlande der Drüsenpest. Ueberhaupt sind die Wechselfieber in allen Welttheilen mit den Krankheiten höherer Ausbildung, welche diese hervorbringen, entschieden verwandt: in den Pestländern mit der Pest, in Amerika mit dem gelben Fieber, in Mitteleuropa mit dem Typhus, in Ostindien mit den anhaltenden Fiebern verschiedener Beschaffenheit und allen fieberhaften Leberübeln. In ihnen spricht sich die erste Wirkung der, allen diesen Krankheiten gemeinsamen miasmatischen Grundursache aus, und auf einem höheren Standpunkte der Beobachtung, welcher die Lebenserscheinungen in ihrem Zusammenhange erkennen läfst, dürfen die künstlichen Sonderungen der Lehrgebäude nicht hindern, sie als ein wesentliches Glied einer Gruppe krankhafter Lebensformen zu betrachten, welche in ihrer weitesten Begränzung die leisesten anhaltenden oder aussetzenden Fieberbewegungen, dann die bösartigen Wechselfieber, die Ruhr, den Typhus, und in ihrer Mitte die äufsersten Schrecknisse der morgenländischen Pest und des gelben Fiebers umfafst. Sie sind nur eine vermittelnde Form eines und desselben Grundleidens, aus welchem alle jene anscheinend so verschiedenen Krankheiten in mannigfachen Graden ihrer Ausbildung und mit unendlich verschiedenen örtlichen Leiden sich verbindend, hervorgehen. In einzelnen Seuchen erscheinen sie vor, während und nach den gröfseren Krankheiten ihrer Verwandtschaft so deutlich, dafs selbst ihre Uebergänge in diese Krankheiten, und die Umwandlungen derselben in sie zurück, mit eben der Bestimmtheit nachzuweisen sind,

mit anderen Krankheiten.

wie dies in Mitteleuropa vom Typhus, der Ruhr und vielen anderen fieberhaften Krankheiten bekannt ist.

Auf der abyssinischen Insel Masuah, so wie auf beiden Küsten des rothen Meeres von Suez bis Babelmandeb sind überall Wechselfieber einheimisch. Sind sie einfach, so unterscheiden sie sich in nichts von den europäischen; bei geringer Veranlassung werden sie aber leicht bösartig, und gehen gewöhnlich in die tropische Ruhr über, welche sich ihrerseits eben so in Wechselfieber endigt. Der Uebergang in Wechselfieber ist in diesen Ländern überhaupt allen fieberhaften Krankheiten ohne Ausnahme gewöhnlich. Dem Wechselfieber zunächst steht als eine Krankheit höherer Ausbildung ein äufserst gefährliches Brenn-

Nedad. fieber, welches die Einwohner Nedad nennen. Es tödtet in drei Tagen; währt es bis zum fünften, so hat der Kranke Hoffnung zu genesen. Man behandelt es, der grofsen Hitze wegen, die es verursacht, mit kalten Uebergiefsungen und reichlichem Getränk, aber die Perurinde wirkt noch viel sicherer, und giebt der Vermuthung Raum, dafs es seinem Wesen nach ein bösartiges Wechselfieber sei [1]).

Der Nedad entspricht, wie es scheint, dem von Seidlitz in Bulgarien beobachteten Brennfieber [2]), und ist ohne Zweifel dieselbe Krankheit, die im Nil-

Dem el Muja. delta unter dem Namen Dem el Muja als die tödtlichste Form des bösartigen Wechselfiebers noch mehr als die Pest gefürchtet wird. Der Dem el Muja herrscht im Nildelta gleichzeitig mit der ausbrechenden Pest, befällt seine Opfer unvermuthet mit Fieberwuth oder heftigem Kopfweh, und tödtet entweder sogleich durch

1) Bruce, L. V. c. 1. Tom. III. p. 33. seq.

2) Medicinisch-praktische Abhandlungen, Bd. I. S. 93. f.

Schlagflufs, oder nach ein- oder zweimaligem Nachlafs desto sicherer im zweiten oder dritten Anfall. Durch eben dieses Nachlassen oder Aussetzen giebt der Dem el Muja [1]) seine Wechselfiebernatur zu erkennen, welche durch die entschiedene Wirksamkeit der Perurinde aufser allen Zweifel gesetzt wird [2]).

Wo irgend einheimische Wechselfieber an dem Grundleiden des Typhus gröfseren Antheil nehmen, da sind sie auch im Stande, auf ihrer Höhe Ansteckungskraft zu entwickeln [3]), wie dies in Rufsland beobachtet worden ist. Sie sind dann in der That nur aussetzende Typhusfieber, welche mit dem anhaltenden Typhus in den wesentlichen Merkmalen übereinstimmen, schon von den älteren Aerzten aus diesem Gesichtspunkte beurtheilt, pestartige Wechselfieber (Febres pestilentes intermittentes) genannt, und von ihnen mit der fieberlosen Drüsenpest scharfsinnig verglichen worden sind [4]), nach der durchaus naturgemäfsen Ansicht, dafs bei pathologischen Erörterungen dieser Krankheiten mehr das wesentliche Grundleiden, welches man nach den Lehrbegriffen der früheren Zeit Fäulnifs (Putredo) nannte, als die äufseren Formunterscheidungen in Betracht kommen. Ansteckung.

Die einheimischen Wechselfieber in den östlichen Donauländern werden von den Einwohnern, so lange sie bei zuträglicher Jahreszeit und Witterung gutartig bleiben, durch Mäfsigkeit und Vorsicht unschädlich

1) Wörtlich Blut des Wassers oder wässeriges Blut, eine humoral-pathologische Benennung, die zu den Erscheinungen der Krankheit in keiner näheren Beziehung steht.

2) Prosper Alpin. L. I. c. 14. p. 53. — Pugnet, Essay sur le Dem el Mouia, p. 223.

3) Audouard.

4) Diversus, C. X. p. 55.

gemacht [1]), doch verrathen sie sogleich ihre Tücke, wenn feindliche Einflüsse sie anhaltend begünstigen. Am meisten steigern sie sich durch feuchte Wärme, wenn Morgen- und Abendnebel giftige Dünste am Boden zurückhalten, durch fehlerhafte Lebensordnung und Aufenthalt in dunstigen Wohnungen. Sie erweitern dann ihr Gebiet im erkrankten Körper: das Blut, der lebendige Urquell aller organischen Bildung, wird täglich mehr mit Auswurfstoffen überladen, ein tiefes Leber- und Milzleiden prägt sich in den entstellten Gesichtszügen aus, und die Nervenkraft ermattet bis zur Lähmung. Dann verlängern sich die Anfälle, die Wechselfieber werden anhaltende, in denen kein Nachlafs mehr dem lebensmüden Kranken Ruhe vergönnt, und tausendfältige tödtliche Zufälle vollenden die Zerstörung [2]).

Bis hierher folgen die moldauischen Fieber dem Gange gewöhnlicher Wechselfieber, wie sie zu Volkskrankheiten entwickelt, unter heifsen und gemäfsigten

1) „Sie vermeiden alle anstrengenden Bewegungen, besonders zur Zeit der Mittagshitze, sitzen dann im Schatten ihrer Weinlauben oder Hausflure, trinken am Tage Sorbet, Limonade, etwas Kaffee, und geniefsen erst Abends bei Sonnenuntergang ein frugales vegetabilisches Mahl. Mit beginnendem Frühlinge zieht ein Theil der Bewohner gröfserer Städte hinaus in die Weinberge, und lebt den ganzen Sommer im Freien, fast isolirt von der übrigen Welt. Ehe diese Gartenbewohner im Herbst ihr städtisches Haus wieder beziehen, lassen sie es lüften, reinigen, von neuem weifs übertünchen. Ereignen sich unter den in der Stadt gebliebenen Familien Fälle der wohlbekannten Krankheit, so hat die Erfahrung sie schon belehrt, ihre Heftigkeit durch den Aufenthalt auf dem Lande zu mäfsigen; sie ziehen auf's Land, sich freiwillig gleichsam in Quarantaine setzend. Durch Beobachtung dieser Mafsregel kann das von ihnen so genannte Frühlingsfieber nie bedeutend um sich greifen." — Seidlitz, a. a. O. S. 78.

2) Vergl. Orräus, p. 65.

Himmelstrichen vorkommen. Allein es ist ein großser Unterschied zwischen gewöhnlichen und endemischen oder miasmatischen Wechselfiebern, derselbe wie zwischen einmaliger Trunkenheit und ausgebildetem Säuferwahnsinn, oder vorübergehendem Speichelfluſs durch Quecksilber und vollkommener Quecksilberkrankheit in den Bergwerken von Idria. Bei jenen geht die Ursach des Erkrankens über kurz oder lang vorüber, bei diesen wird der Körper durch das Gift der Malaria ohne Unterlaſs und in steigendem Verhältniſs zerrüttet. Es liegt also am Tage, daſs die moldauischen Fieber die wesentlichen Wirkungen der Wechselfieber nach einem gröſsern Maſsstabe hervorbringen, und in andere Formen des Uebelseins leichter übergehen werden, zu denen sie vermöge dieser Wirkungen in Verwandtschaft treten.

Haben sie sich erst, was nach ihrem heftigern Auftreten sehr bald geschieht, zum anhaltenden Verlaufe herangebildet, so bleibt ihnen nur noch ein Schritt zum Faulfieber, dessen Erscheinungen sich selbst schon entwickeln, wenn noch der aussetzende Verlauf deutlich ist. Immer häufiger entarten sie dann in diese Typhusform mit venöser Zersetzung des Blutes, immer häufiger finden sich dann Fleckfieberkranke, die selbst ohne vorgängiges Wechselfieber erkrankt sind, und welcher Art auch andere zwischendurch vorkommende Fieber sein mögen, unter allen Umständen zeigen sie eine Neigung, sich in dieses Leiden umzubilden, welches in dem innersten Getriebe der Verrichtungen durch allgemeine Einflüsse vorbereitet, als das Ziel der herrschenden Volkskrankheit erscheint. Uebergänge.

Als die Russen im Jahr 1829 mit auserwählter Mannschaft den Balkan überschritten hatten, fühlten fast alle eine nie empfundene Mattigkeit in den Gliedern, bald stellten sich Wechselfieber ein, und neben diesen höchst bösartige Brennfieber ohne örtliches Leiden und ohne irgend bemerkbare Zeichen von Zersetzung [1]). Sobald aber, was gewöhnlich geschah, die kleinen Stechfliegen die Kranken belästigten, so brachten sie einen sonderbaren Fleckenausschlag hervor, indem nach jedem Stich binnen wenigen Minuten ein blutrother kreisrunder Fleck von einigen Linien im Durchmesser entstand. Kranke, die bewufstlos sich der Fliegen nicht erwehren konnten, wurden an den blofsen Stellen ganz buntscheckig, niemals sah man aber zu dieser Zeit die Petechien sich ohne Fliegenstiche entwickeln. Blaue, blutrünstige Striemen zeigten sich an allen Stellen, wo man die unbeholfenen Kranken kräftig angefafst hatte, und bei fieberlosen Kranken kam schon damals der kalte Brand der Zehe, so wie Durchfall und Ruhr häufig vor.

Faulfieber.

Diese Beobachtung giebt eine deutliche Vorstellung von dem epidemischen Grundleiden, das sich in der grofsen Mehrzahl der Menschen bei herrschenden Wechselfiebern im östlichen Donaugebiet entwickelt, und macht den leichten Uebergang dieser Fieber in Faulfieber, mit oder ohne Fleckenausschlag anschaulich. Haben aber die Faulfieber eine kürzere oder längere Zeit angedauert, so bleibt es nicht blofs bei den gewöhnlichen Erscheinungen des Petechialtyphus in allen ihren Abstufungen, sondern

---

1) Es trat sogleich mit brennender Haut, rothem Gesicht, glänzenden Augen und heftigem Kopfweh auf; nach wenigen Stunden stellten sich Delirien ein, das Athmen wurde beschleunigt, stöhnend; die Zunge trocken, gespitzt, braun; die Ausleerungen waren sehr übelriechend, und gingen oft und unwillkührlich ab, und die Kranken starben bewufstlos am fünften oder sechsten Tage. Seidlitz, a. a. O. S. 93. 94.

es finden sich allmählich auch Carbunkeln und Pestbeulen ein: das Fleckfieber macht seinen Uebergang in die vollkommene orientalische Drüsenpest, ja es bedarf nicht einmal immer der Uebergangsform des Fleckfiebers, sondern selbst unmittelbar aus dem Wechselfieber, oder wohl auch ohne dies aus dem allgemein verbreiteten Grundleiden, welches auf krankhafter Blutbereitung, oder in venöser Zersetzung des Blutes beruht, kann diese furchtbarste aller Volkskrankheiten selbstständig und ohne Dazwischenkunft einer Ansteckung sich hervorbilden. Pest.

Dies ist das Ergebnifs einer neueren höchst gediegenen Untersuchung [1]) in denselben Länderstrichen, welche von Orräus 1770 bereist worden sind, und wenn irgend gleiche Verhältnisse auf gleiche organische Vorgänge, gleiche Ursachen auf gleiche Wirkungen zurückschliefsen lassen, so kann mit grofser Wahrscheinlichkeit angenommen werden, dafs sich die Pest des russischen Kriegsheeres im Jahr 1770, ganz so wie die des Jahres 1828 zum grofsen Theile ohne türkische Ansteckung selbstständig aus Wechselfiebern und Fleckfiebern entwickelt hat. Dafs in jenen Ländern während der folgenden Jahre wieder eine Rückbildung der Pest in das einfache Fleckfieber, so wie in die einheimischen Wechselfieber geschehen, ist nach der allgemeinen Erfahrung nicht zu bezweifeln, und es sprechen dafür aufser den haltbarsten wissenschaftlichen Gründen auch offenbare Thatsachen [2]). Diese moldauischen Fieber waren es also, die von den Truppen nach Moskau gebracht, sich

1) Seidlitz, Beitrag zur Geschichte des Feldzuges in der Türkei in den Jahren 1828 und 29 in medicinischer Hinsicht. A. a. O. S. 44.

2) Orräus, p. 65.

dort noch eine Zeit lang hielten, nach 1775 aber nicht weiter, als vielleicht noch in vereinzelten Rückfällen vorgekommen sind.

Nischni Nowgorod.

Noch unverkennbarer ist der Zusammenhang, in dem eine Erkrankung an bösartigen Wechselfiebern in Nischni Nowgorod mit der Pestseuche stand. Diese brachen im Herbst 1771 anfänglich nur unter den zurückkehrenden Truppen aus, verbreiteten sich aber unter die dortigen Einwohner, rafften eine große Anzahl derselben weg, und arteten nicht wieder in ernstere Formen aus [1]). Ueberhaupt litt das russische Kriegsheer seit dem genannten Jahre, und schon während der Pestseuche, nicht wenig an diesen Rückbildungsformen der Pest, und es ist mehr als wahrscheinlich, daſs die Fieber, die in der Türkei der erloschenen Pest gewöhnlich auf dem Fuſse nachfolgen, und von den Türken zuweilen noch weit mehr, als diese gefürchtet werden, keine andere als dieselbe Bedeutung haben, d. h. der letzten Entwickelungsstufe oder dem Zeitraum der Abnahme der Volkskrankheit angehören, die mit Wechsel- und Faulfiebern beginnend, sich auf ihrer Höhe als vollkommene Drüsenpest entfaltet [2]).

In einer gegebenen Pestseuche die Pestfälle von selbstständiger Entwickelung von denen zu unterscheiden, die von fernwirkender Ansteckung herrühren, ist auch für den unbefangensten Beobachter sehr schwierig, nicht sowohl wegen vorgefaſster Meinungen, welche sich in eine solche Untersuchung einmischen, sondern wegen der dunkelen Verhältnisse der Ansteckung

1) Orräus, p. 65. — Ein Wundarzt Pell berichtete hierüber an den Gesundheitsrath in Moskau.

2) Ebendas.

selbst. Es ist gewifs, wo eine Selbstentwickelung der Pest aus epidemischen Grundleiden und hinzutretenden bösartigen Fiebern erfolgt, — eine solche kann nach den neueren Beobachtungen von Seidlitz und französischer Aerzte in Aegypten nicht mehr bezweifelt werden — da geschieht die Steigerung des Uebels bis zu den Eigenschaften entschiedener Pest allmählich, d. h. die Volkskrankheit, von deren Begriff wir das epidemische Grundleiden sammt den Entwickelungsformen des Wechselfiebers und Fleckfiebers nicht ausschliefsen, verläuft langsam bis zur Entstehung der ersten Pestfälle mit Drüsengeschwülsten und Carbunkeln. Diese sind auch gewöhnlich noch gutartig, kommen unter der Menge der Kranken anfangs immer nur vereinzelt vor, und täuschen den Arzt um so leichter, weil Zufälle dieser Art auch zuweilen in einfachen Fleckfiebern erscheinen. Die blofse Ansteckung entscheidet hier nichts, denn auch das Fleckfieber ist ansteckend, und selbst die Wechselfieber können auf Fieberlose übergehen, wenn sie mit dem Grundleiden bereits behaftet, in eingeschlossenen Räumen bei den Kranken verweilen, ja es bringt oft die entschiedenste Pestansteckung nur ein Fleckfieber hervor, dem die Merkmale der Pest durchaus abzugehen scheinen. Ist es nun aber zu den ersten Pestfällen in irgend einer unreinen Hütte gekommen, so ändern sich alsbald die Verhältnisse: Rund umher machen die herrschenden Krankheiten wie das epidemische Grundübel das Volk für das ausgebrütete Gift empfänglich, rund umher hat sich eine Atmosphäre von erkranktem Leben gebildet, und wie bei einem Waldbrande jeder aufliegende Halm von der ersten Brandstelle aus das dürre Gras entzündet, so verbreitet nun die Pestansteckung die Seuche unaufhaltsam nach allen Seiten, während hier und dort noch neue selbstentwickelte Pestfälle hinzukommen. Vergebens wird dann irgend ein Pestfunke aus Constantinopel allein angeschuldigt, wie eine Saat aus Drachenzähnen wuchert das Uebel aller Orten aus dem Boden hervor, und kann ohne die Hülfe der Natur, welche die Volkskrankheiten durch ihre bestimmten Zeiträume sicher zu Ende führt, nicht mehr gebändigt werden.

Es liegt am Tage, dafs jede aus der Ferne gebrachte Pestansteckung unter den angedeuteten Umständen um so eher eine wirkliche Pestseuche erregen werde, je mehr das epidemische Grundübel der Pest entspricht, je näher die Verwandtschaft ist, in welche die herrschenden Krankheiten zu dieser getreten sind. Im östlichen Donaugebiet ist die Möglichkeit einer solchen Ansteckung immer vorhanden, und allerdings wird die Erkenntnifs des Ursprunges einer Pestseuche durch diese Möglichkeit nicht wenig erschwert, da bei der immerwährenden Verbindung der in Rede stehenden Länder mit der südlichen Türkei nichts leichter ist, als irgend einen Pestzunder von dorther anzuschuldigen, wenn man über die dargestellten Verhältnisse hinwegsehen, und die Quelle aller Pestansteckung immer nur bei den Türken suchen will. Wer hätte auch während der Kriegsjahre, die uns beschäftigen, die Mittheilung von Pestfunken von Seiten der Türken irgend in Abrede stellen wollen? Allein schon damals hätte jene Schwierigkeit überwunden, das Epidemische der Pestseuchen überhaupt erkannt, und das östliche Donaugebiet vielleicht als ein Mutterland der Pest bezeichnet werden können, wenn man irgend fähig gewesen wäre, die Pestseuchen weniger für Wirkungen einer irgendwoher entsprungenen Ansteckung, als für jedesmal neue Erzeugnisse eigenthümlicher Einflüsse und Umstände anzusehen, welche eine durch alle ihre Zeiträume verlaufende Volkskrankheit hervorbringen. Diese letztere Ansicht hatte schon längst die Weihe der Wissenschaft erhalten, und die besten Beobachter hatten ihr das Wort geredet, wie namentlich Sydenham, der, wenn auch überzeugt, daſs die Pest im nördlichen Europa nie durch einheimische Einflüsse entstehe, sondern hier immer nur durch Ansteckung hervorgerufen werde, dennoch die Verhältnisse, unter welchen dies geschieht, mit geistvoller Klarheit dargestellt, den Verlauf der Epidemie wie einen Lebensprozeſs richtig aufgefaſst, und in diesem das vorbereitende miasmatische Element, welches das epidemische Grundübel hervorruft, von der hinzukommenden Ansteckung deutlich unterschieden hat.

Theorie der Ansteckung.

Von dieser lebendigen Betrachtung, welche zu einer wirklichen Naturforschung der Volkskrankheiten auffordert, war man indessen im achtzehnten Jahrhundert allmählich abgekommen, aus Gründen, welche sich im Verlauf unserer Untersuchungen entwickeln werden, und der Sinn der Aerzte hatte sich der unpathologischen Behauptung Felix Plater's zugewandt, welcher gemäſs die Pest niemals von neuem entsteht, sondern sich allein durch einen immer vorhandenen Ansteckungsstoff fortpflanzt, der auſser seinen von jeher bekannten Eigenschaften auch noch die besitzt, sich durch die Luft verflüchtigt mitzutheilen, und seine Dauer zu verewigen, indem er, wie alle anderen Krankheitsgifte von Ursprung an dem Menschengeschlecht angeboren, und somit irgendwo in den Körpern, wenn diese auch anscheinend von der Pest ganz frei wären, oder in giftfangenden Gegenständen ihrer Umgebung verborgen sei [1]).

Die Plater'sche Ansicht wurde alsbald von Sennert [2]) und Diemerbroek bündig widerlegt, und es war bei dem Gewicht der Gründe, welche diese Gelehrten ihr entgegengestellt hatten, nicht weiter von ihr die Rede; als aber im achtzehnten Jahrhundert die symptomatische oder sogenannte nosologische Betrachtungsweise der Krankheiten, vereint mit einigen anderen geisttödtenden Einflüssen, die Aerzte daran gewöhnt hatte, nur an der Schale der Erscheinungen stehen zu bleiben, so erhielt sie von selbst wieder allgemeinere Gültigkeit, als sie je gehabt hatte, die Naturgeschichte der Volkskrankheiten zu ergründen hielt man für durchaus überflüssig, und nur die Weise ihrer Verbreitung, oder vielmehr nur die Frage, ob sie ansteckend wären oder nicht, kam fortan in Betracht. Es liegt nur allzu klar am Tage, welch unsägliches Unheil die Plater'sche Ansicht der ärztlichen Wissenschaft bis auf diesen Tag bereitet, und zu welch oberflächlichem Treiben sie ihre Bewahrer verführt hat.

8. Ergebnisse und Ansichten.

Unter diesen Umständen hätten auch selbst die geistvollsten Beobachtungen über die Pest keinen Anklang finden, und noch viel weniger Einfluſs auf die Wissenschaft gewinnen können. Das Meisterwerk von Orräus, in dem der klarste Natursinn waltet, erschien erst 1784, und blieb den meisten unbekannt; man begnügte sich mit den flachen Darstellungen des Wundarztes Samoilowitz, die in aller Hände kamen,

1) Praxeos T. II. c. 2. p. 75.

2) Pract. medic. L. IV. c. 2. p. 682.

men, oder allenfalls mit der Abhandlung von Mertens, der wenig oder nichts von der Pest gesehen hatte, und die schätzbarsten Erfahrungen von Chenot blieben unbenutzt in den Wiener Kanzleien.

Es ist hier am Orte, die Erfahrungen und Ansichten des erstgenannten Arztes ihrem wesentlichen Inhalte nach mitzutheilen, damit das ehrenwerthe Denkmal, welches er seinem Zeitalter gesetzt hat, wenn auch von diesem unbeachtet, jedem klar vor Augen trete. Orräus.

Die Verwandtschaft der Wechsel- und Fleckfieber mit der Pest hat dieser Beobachter nur bei der Rückbildung der Pestseuchen ins Auge gefafst, und alle hierher gehörigen Thatsachen treu und naturgemäfs dargestellt. Hierauf bezieht sich sein Ausspruch, dafs wo irgend die Pest in vereinzelten Fällen zum Vorschein kommt, bösartige, heftige und fast pestähnliche Fieber auszubrechen pflegen, welche sich durch Ansteckung nicht nur in der Nähe, sondern auch nach entfernten Orten hin verbreiten [1]). Die anhaltenden Fieber dieser Art wichen der diaphoretischen, und die Wechselfieber der gewöhnlichen Behandlung.

Die Entwickelung der Pestseuchen aus diesen Fiebern konnte er dagegen nicht anschaulich machen, weil bei seiner Ankunft in Jassy die Pest schon vollständig ausgebildet war, und sich ihm in dieser Beziehung weder hinreichende Thatsachen mehr darboten, noch die pathologischen Ansichten seines Zeitalters seinen Blick dieser Seite des Pesturspruugs zuwandten. Den Zeitraum der Pestseuchen, wo die Krankheit in ihrer ersten entschiedenen Ausbildung begriffen

1) Orräus, p. 65. 195.

ist, hat er indessen nach Beobachtungen in Chotzim und Jassy so treffend dargestellt, dafs seine Aussprüche darüber, die mit den Wahrnehmungen älterer Zeit, und namentlich mit denen seines Lehrers Schreiber buchstäblich übereinstimmen, für alle Zukunft vollgültig bleiben werden. „Bei ihrem Ausbruch also tritt die Pest gewöhnlich nicht mit allen ihr eigenthümlichen Merkmalen, sondern als ein Fleckfieber (Petechialtyphus) auf, welches sich von der gewöhnlichen Krankheit dieses Namens äufserlich nur dadurch unterscheidet, dafs zugleich bei einzelnen Kranken Bubonen und Carbunkeln vorkommen [1])". Die ersteren zeigen sich fast niemals, wie die syphilitischen, mit denen sie wohl zuweilen verwechselt worden sind, in der Vertiefung der Weichen selbst, sondern gewöhnlich einige Finger breit tiefer am Oberschenkel, abgesehen davon, dafs sie sich in allen äufseren lymphatischen Drüsen ausbilden können [2]).

„Während die Pest wüthet, verschwindet alles andere Epidemische, ja die Pest pflegt selbst zu anderen hitzigen Krankheiten unvermuthet und ohne alle nachweisbare Ansteckung hinzuzutreten [3])".

„Wenn die Pest herrschend geworden ist, kommen bei Nichtverpesteten sehr häufig geringere krankhafte Zufälle vor, am meisten Blutschwären, welche als unvollkommene Formen der Carbunkeln zu betrachten sind, Halsentzündungen, rheumatische Schmerzen, eine drückende Empfindung an Stellen, wo früher Ablagerungen, Wunden, Pestdrüsen gewesen sind, Harnbeschwerden, ungewöhnliche nächtliche Saamenergiefsungen, Nesselausschlag, Pusteln, die ein scharfes

---

1) Orräus, p. 53. — 2) Ebendas. p. 70.
3) Ebendas. p. 66.

Wasser enthalten, Verschlimmerungen der Hämorrhoidalkrankheit, Fufsschweifse, dunkel gefärbter Harn, der bei einigen reichlichen rothen Bodensatz wirft. Diese Zufälle hängen alsdann nicht von der Jahreszeit ab, sondern sie kommen und verschwinden mit der Pest [1])".

„Das Wiedererscheinen der Pocken und der Wechselfieber, vorzüglich der viertägigen, verkündigt das Erlöschen oder den Nachlafs der Pest [2])".

Alle diese Erscheinungen betrachtete Orräus als zu einem Ganzen, nämlich der Pestseuche gehörig, und erklärte sie aus einem mehr oder minder verdünnten Pestmiasma, welches sich an verpesteten Orten, gegen die Annahme anderer Beobachter, allerdings durch die Luft verbreite [3]), und die genannten gelinderen Zufälle sowohl, als auch im Anfange und am Ende der Pestseuchen Fleckfieber und Wechselfieber hervorrufe. Ueber den Ursprung desselben sprach er sich nicht entschieden aus — hier ist die oben angedeutete Lücke seiner Untersuchungen, die aus seinem Vorsatz erklärlich wird, nur das wirklich Geschehene darzustellen — indessen bekräftigte er durch seine naturgetreuen Beobachtungen die Thatsache einer aufsteigenden und abfallenden Entwickelung der Pestseuchen aus jenen Fiebern und in dieselben wieder zurück, ja er bewies sogar, dafs, wenn diese pestverwandten Fieber herrschend sind, heftige Gelegenheitsursachen die Pest ohne alle Ansteckung hervorrufen [4]), so dafs also auch, wenn Ursachen dieser Art wirksam gewesen wären, aus den Pestwechselfiebern in Moskau und Nischni Nowgorod seiner Ansicht nach

Pestmiasma.

1) Orräus, p. 66. — 2) Ebendas. p. 68.
3) Ebendas. p. 199. — 4) Ebendas. p. 196.

die Pest hätte entstehen können. Es entging ihm dabei durchaus nicht die große Aehnlichkeit und Verwandtschaft des Pestmiasma's mit einem gewöhnlichen Faulfiebermiasma [1]), indessen war kein Beispiel bekannt, dass in dem übrigen Europa eine wirkliche Drüsenpest aus diesem sich entwickelt hätte.

Pest und Petechialtyphus.

Den Petechialtyphus hatte Orräus im siebenjährigen Kriege unter den Russen wie unter den Landleuten in Schlesien und Preußen häufig genug, und in höchst mörderischen Formen beobachtet. Es fehlte ihm also keine Thatsache zur Vergleichung dieser Krankheit mit der Pest, auch bot sich ihm hierzu 1773 eine neue Gelegenheit in Moskau dar, als unter den Sträflingen des großen Stadtgefängnisses (Ostrog) ein heftiger Petechialtyphus aus örtlichen Ursachen ausgebrochen war [2]). Den Unterschied des Fleckenausschlages in der einen und der andern Krankheit glaubte er darin zu finden, daß die Petechien in der Pest früher, in größerer Menge und von größerem Umfange, auch wohl zusammenfließend ausbrechen, und in Ecchymosen, selbst wohl in trockene Carbunkeln übergehen, was bei dem Petechialtyphus nie beobachtet wird, bei dem dieser Ausschlag im Allgemeinen später erscheint [3]), und zwar so, daß die Bösartigkeit desselben mit dem früheren oder späteren Ausbruche der Petechien in geradem Verhältniß steht, wie die Erfahrung aller Zeiten darthut.

Bubonen im Petechialtyphus.

Bubonen sind ihm im Petechialtyphus niemals vorgekommen, selbst nicht in dem erwähnten Ge-

---

1) Videtur itaque miasmatis febrium petechialium vulgarium indoles pestilenti prope quidem accedere, ast hoc multo subtilius acrius et penetrantissimum esse, etc. p. 194.

2) Orräus, p. 196. — 3) Ebendas. p. 79.

fängnifsfieber in Moskau [1]), bei dem man anfänglich einen unerwiesenen Zusammenhang mit der überstandenen Pestseuche voraussetzte. Indessen sind sie in dieser Krankheit keine ganz ungewöhnliche Erscheinung. Aeltere Beispiele zu übergehen, wurden sie in der Faulfieberseuche im Eichsfeld 1771 von Arand in den bösartigsten Fällen beobachtet [2]); in der Frieselseuche von Louviers, 1770 — von beiden Erkrankungen wird weiter unten die Rede sein — sah man sie bei nicht wenigen Kranken, und man darf im Allgemeinen diejenige Verschlimmerung des Petechialtyphus für die Bedingung der Bubonenbildung halten, vermöge welcher er das weifse Blut sammt den lymphatischen Gefäfsen in den Bereich des Erkrankens zieht. Dies geschieht aber nur bei gröfserer Bösartigkeit des Uebels, und deshalb wird in Typhusseuchen immer nur von Bubonenbildung die Rede sein, wenn sie durch wachsendes Elend der Kranken, unreine Luft und die sonstigen bekannten Ursachen auf das Aeufserste gesteigert sind, wie dies z. B. bei dem Faulfieber in Irland im Jahre 1813 geschah, zu dem nicht nur Bubonen, sondern auch schwarze grofse Petechien mit Ecchymosen und fauliger Lungenentzündung hinzutraten [3]).

Diese Metamorphose bringt den Petechialtyphus der Pest um ein Bedeutendes näher, und es ist keinesweges eine gewagte Voraussetzung, dafs wenn in einer solchen Typhusseuche die Einflüsse eines südlichen Himmelsstriches, vornehmlich aber südliche Malaria wirksam werden könnten, sie sich zur orientali-

---

1) Es wurde durch die geeigneten Mafsregeln bald unterdrückt.

2) Arand, S. 6. — 3) Stoker, p. 20.

schen Pest unfehlbar ausbilden würde. Unter gewöhnlichen Umständen beurkunden freilich die Bubonen im Typhus nur eine Annäherung zur Pest, und verhalten sich zu den Bubonen in dieser Krankheit wie etwa die Hasenscharte zu den grofsen Spaltungen. Bringen wir hierbei noch die carbunculöse Natur der Pest in Anschlag, welche dem Petechialtyphus in der Regel abgeht, und sich wohl nur in seiner höchsten Ausbildung einfindet, und dafs die anthraxartigen Uebel an und für sich eine grofse Neigung haben, die lymphatischen Gefäfse zu ergreifen, und demgemäfs auch Bubonen zu erregen [1]), so werden sich die Gränzen der Pest und des Petechialtyphus so deutlich ergeben, als sie mit Worten nur irgend bezeichnet werden können, und die Annahme der Verwandtschaft beider Krankheiten, wie vielfältiger Uebergänge der einen in die andere wird keine leere Voraussetzung bleiben.

Hätte Orräus die Naturgeschichte der einheimischen Fieber im östlichen Donaugebiet besser erforscht gehabt, als es ihm mitten im Drange der Begebenheiten in Feldlagern, verödeten Städten und Krankenhäusern, und umgeben von Pestkranken möglich war, so würde er auch ohne allen Zweifel erkannt haben, dafs das Pestmiasma sich aus dem Wechselfieber- und Typhusmiasma durch allmähliche Uebergänge herausbildet, dafs in Pestländern das vereinzelte, aus blofser Ansteckung unerklärliche Vorkommen der Pest [2])

1) In einer denkwürdigen carbunculösen Epidemie, welche Langhans 1752 im Siementhale beobachtete, kamen unter anderen Zufällen auch Bubonen der Leistendrüsen vor. Es wird von dieser Epidemie weiter unten bei den Bräunen die Rede sein. S. Langhans, S. 87.

2) Quamquam pestis morbus summe epidemicus est, attamen sporadice hinc inde saepe erumpit, nec contagio tam perniciose tunc pollet. Orräus, p. 61.

aus diesem Verhältnisse hergeleitet werden mufs, dafs mithin der Anfang der Pestseuchen in den einheimischen Wechselfiebern zu suchen ist, und mithin die östlichen Donauländer höchst wahrscheinlich die Pest ohne fremde Ansteckung selbstständig hervorbringen. Diese Betrachtungsweise lag indessen nicht in dem Geiste des achtzehnten Jahrhunderts, und so konnten seine Beobachtungen begreiflich nur mit dem Zeitpunkte der vollständigen Entwickelung des Pestmiasma's beginnen.

Ansteckung.

Auf diesem Standpunkte betrachtet er das Pestmiasma beständig nur als einen verdünnten, verflüchtigten Pestansteckungsstoff, und ermittelt das Thatsächliche über die Wirkungen desselben in diesem wie im verdichteten Zustande mit beständiger Rücksicht auf die äufseren Bedingungen wie auf die verschiedene Empfänglichkeit und Beschaffenheit der Körper. Aller Orten sah er die Pest seuchenartig nur in dem erstickenden Dunst unreiner Hütten ausbrechen, und wo irgend die Ansteckung in die Häuser von Wohlhabenden eingedrungen war, da wurden ihr leicht und ohne grofse Veranstaltung Schranken gesetzt. So heilte Orräus im August 1771 mitten in St. Petersburg einen Pestkranken im Hause des ersten Senatssecretärs Kamarow mit einer schweifstreibenden Arznei, und verhüllte mit sicherer Hand ein Schreckbild, das in der Nähe des Thrones über ganz Rufsland hätte Verwirrung bringen können [1]).

Pest in St. Petersburg.

1) Orräus, p. 51. 52. — Dieser Pestkranke war ein Diener des genannten Beamten, der von einem Landgute zwischen Moskau und Twer gekommen war. Orräus ergriff in aller Stille die nöthigen Mafsregeln der Sicherung, und so erlosch die Krankheit mit dem einen Falle. Hätte der bescheidene Mann diesen Vorfall nicht in den dichtesten Schleier des Geheimnis-

Wasserdunst.

Offenbar wurde überall die Ansteckung durch Feuchtigkeit, und am meisten durch Wasserdunst begünstigt, ja es schien sogar, dafs die Pestempfänglichkeit bei verbreitetem Pestmiasma ohne unmittelbare Ansteckung durch diesen Einfluſs zum wirklichen Ausbruch der Krankheit gesteigert werden konnte. Die Bäder, die schon von den Alten in Pestzeiten gefürchtet wurden [1]), waren aller Orten entschieden nachtheilig; unter allen Menschen, die dem Wasserdunst ausgesetzt waren, wie besonders unter den Köchen, entstand eine grofse Niederlage. In Moskau, Kiew und anderen Städten starben die Schmiede, weil sie den Dampf des Löschwassers und der versengten Hufe einzuathmen genöthigt waren, fast ganz aus [2]), nicht zu gedenken, dafs die Feuchtigkeit des Dunstkreises die Pestseuchen überall begünstigte und verschlimmerte [3]). Im Uebrigen wiederholten sich die bewährten Erfahrungen aus älteren Pestzeiten. Cachektische, Krätzkranke, Greise und Säuglinge blieben am meisten frei, Gesunde und Fette erkrankten am häufigsten [4]). Die Bildung des vollkommenen Ansteckungsstoffes schien nur auf der Höhe der Krankheit zu erfolgen, man kannte kein Beispiel, dafs Erkrankte während des ersten Zeitraums [5]) angesteckt hätten. Im Uebrigen aber war es unzweifelhaft, dafs die Ansteckung, wenn auch gewöhnlich durch Berüh-

---

ses verhüllt, sondern durch eine Anzeige an die Behörden die Sache auf die gewöhnliche Bahn heilloser Streitigkeiten gebracht, so würde St. Petersburg dem Schicksale von Moskau gewifs nicht entgangen sein.

1) Cels. L. I. c. 10. — 2) Orräus, p. 57. 58.

3) Ebendas. p. 61. — 4) Ebendas. p. 59.

5) Periodus Infectionis. p. 131. VIII.

rung, doch auch durch das Einathmen der Luft um den Kranken erfolgte [1]).

Formen der Pest.

Die Formverschiedenheit der Pest und die Grade der Ansteckung stellte Orräus lichtvoller dar, als irgend einer von seinen Vorgängern. So beobachtete er 1) einen fieberlosen Zustand nach geschehener Ansteckung (Periodus infectionis) von unbestimmter Dauer, als Vorläufer anderer Formen, in dem die unzweideutigen Zeichen der Krankheit schon vorhanden sind; 2) eine langwierige Pest (Pestis lenta), die gewöhnlich auf einen längeren Zeitraum der Ansteckung folgend, geringere Erscheinungen darbietet, längere Zeit verläuft, und durch den Anschein eines geringeren bösartigen Fiebers täuscht, namentlich oft von einem Fleckfieber kaum zu unterscheiden ist; die hitzige Pest (Pestis acuta), die sich nach kurzem Zeitraume der Ansteckung wie ein gewöhnliches hitziges Fieber verhält; 4) die äufserst hitzige Pest (Pestis acutissima) mit sehr heftigen Zufällen und sehr schnellem ungeregelten Verlauf [2]).

Fieber.

Das Fieber zählte er keineswegës zu den wesentlichen Erscheinungen der Pest, und wiewohl man die fieberlose Form dieser Krankheit schon von jeher gekannt hatte, so vervollständigen doch seine Beobachtungen dadurch besonders die früheren, dafs er schnelle sowohl wie langsame Tödtung durch fieberlose Pest gesehen, und die Zeichen der Ansteckung vor dem Ausbruch der vollendeten Pestformen äufserst genau beschrieben hat. Es gehören hierher die plötzlichen Schmerzen in äufseren Theilen des Körpers, die schon in der Justinianischen Pest, und später bei den Muhamedanern den Aberglauben in eigen-

Zeichen der Ansteckung.

1) Orräus, XI. — 2) Ebendas. p. 73.

thümlichen Richtungen hervorgerufen haben [1]); Harnbrennen, Schläfrigkeit, Fettabsonderung in der Haut, als wäre sie mit Oel überstrichen [2]), eine Erscheinung, auf die Orräus besonderen Werth legt, träger Stuhlgang, veränderte Kothabsonderung [3]), Schwere des Körpers, Drüsenanschwellungen, Flecken, veränderter Geschmack, Mangel an Efslust, weifse und belegte Zunge mit Erection der Papillen, Kopfweh u. s. w. [4]).

„Die Stärke und Schärfe des Peststoffes ist keinesweges immer dieselbe, sondern es lassen sich davon sehr viele Abstufungen, von der äufsersten Giftigkeit bis zur kaum bemerkbaren Wirksamkeit unterscheiden [5])".

Der Peststoff wird, in den Körper aufgenommen, am meisten durch unmerkliche Ausdünstung, und im Zeitraum entschiedener Ansteckung nach uralter Erfahrung durch die schweifstreibende Heilart sicher und gefahrlos beseitigt [6]). Die veranlafsten

1) Geschichte der Heilkunde, Bd. II. S. 141.

2) Orräus, p. 154. XXXIII.

3) Der Koth war breiartig, schleimig, in geringerer Menge, und nicht so übelriechend wie von Gesunden.

4) Ebendas. p. 76. Eine lehrreiche Selbstbeobachtung in Betreff dieser Zufälle s. p. 145. V.

5) Ebendas. p. 189. 81.

6) Man empfahl bei Verdacht der Ansteckung Bewegung in freier Luft und den Gebrauch einfacher schweifstreibender Hausmittel im Bett, heifses Wasser mit Essig, oder Saft der Beeren von Vaccinium Oxycoccus, Chamillenaufgufs u. s. w. Unter den Arzneien gab Orräus dem Spiritus diatrion, der Mixtura simplex (Mixtura pyro-tartarica Ph. bor.) den Vorzug. Dies Mittel ist ein sehr zuverlässiges, mildes Diaphoreticum, und mit Unrecht aufser Gebrauch gekommen. p. 85. Es ist ein Erbstück aus dem sechzehnten Jahrhundert, und wird von

Schweifse sind klebrig, verbreiten einen sauren Geruch, und es ergiebt sich aus den im Grofsen angestellten Beobachtungen, dafs durch Beförderung der Hautausdünstung bei Gesunden, welche der Ansteckung ausgesetzt sind, nicht viel weniger zur Beschränkung der Pestseuchen geleistet werden kann, als durch die Sperre. Die Belehrung des Volkes in Moskau wurde auf diese Ansicht gegründet, welche sich überall glänzend bestätigte.

Die langwierige Pest dauert gegen vierzehn Tage, und ist die töddlichste von allen. Schweifstreibende Arzneien sind in ihr vergeblich und nachtheilig. Mittelsalze, besonders weinsteinsaures Kali, flüchtige Reizmittel und Schwefelsäure am meisten heilsam, zusammenziehende und stärkende Mittel sehr zweifelhaft, und die Eiterung der Bubonen und Carbunkeln unerläfslich [1]).

An der hitzigen Pest, welche sich von der langwierigen so unterscheidet, wie das Brennfieber (Febris ardens) vom Fleckfieber [2]) (Febris petechialis) sterben die Kranken vom dritten bis zum fünften Tage. Zu Anfang, selbst wenn das Fieber schon begonnen hat, wird sie am besten mit schweifstreibenden Arzneien, welche die unerläfsliche Eiterung der

---

einigen dem Winter von Andernach, von anderen dem Paracelsus zugeschrieben. Ohne Zweifel hat es in der Pest und im Petechialtyphus ausgezeichnete Dienste gethan, und war ganz allgemein in Gebrauch. Die Vorschriften dazu sind häufig so oder so geändert worden. Eine der älteren (1663) ist folgende: ℞. Spiritus theriacalis camphorati partes V, Spiritus Tartari correcti partes IV, Spiritus Vitrioli correcti partem I. Hi spiritus invicem misceantur, et stent per aliquot septimanas in digestione in vitro angusti orificii, vel in balneo, vel in hypocausto calido, postea transcolentur et usui reserventur. Gräling, p. 210.

1) Orräus, p. 100. — 2) Ebendas. p. 211.

Pestdrüsen befördern, behandelt, später sind Brechmittel, Salze, Schwefelsäure, zusammenziehende und stärkende Arzneien von entschiedenem Nutzen [1]).

Die vierte Pestform endlich dauert nur einige Stunden, oder höchstens über Tag und Nacht. Bei aller Verschiedenheit der Zufälle ist eine tödtliche Angst ihr beständiges Merkmal. Brechmittel zu Anfang können retten, nach ihnen waren reizende und schweifstreibende Arzneien von Nutzen [2]).

Aderlafs.

Aderlässe und stärkere Abführmittel schadeten in allen Pestformen unbedingt [3]).

Das Einsperren der Verdächtigen in Quarantaine-Häuser und der Kranken in Hospitäler war bei vorgerückter Pestseuche in Moskau eben so nachtheilig, wie von jeher unter ähnlichen Verhältnissen in anderen volkreichen Städten [4]).

Säurebildung.

Gegen die uralte, und selbst noch von Chenot behauptete Schulansicht, die Pest sei eine höchst faulige Krankheit, erhob Orräus gegründete Zweifel [5]). Er leugnete deshalb die von den meisten angenommene alkalische Verderbnifs der Säfte in der Pest, machte dagegen die Säurebildung in dieser Krankheit durch einige Thatsachen anschaulich [6]), und indem er in diese Betrachtungsweise tiefer einging, glaubte er die Säurebildung in den Fetttheilen des Körpers annehmen zu müssen, nicht ohne vorausgeschickten chemischen Beweis, dafs die ranzige Schärfe des thierischen Fettes, deren giftige Wirkungen ihm

---

1) Orräus, p. 113. — 2) Ebendas. p. 120.

3) Ebendas. p. 124. 224. — 4) Ebendas. p. 129.

5) Ebendas. p. 160.

6) Aufser den schon erwähnten, besonders durch die auffallend schnelle Oxydation metallener Gegenstände an seinem Körper, während er in Jassy viel mit Pestkranken verkehrte.

bekannt waren, von saurer Natur sei [1]). Es lag ihm hiernach ganz nahe, dem durch die Berührung übergehenden, und in gewisser Verdünnung der Luft mittheilbaren Peststoff dieselbe Beschaffenheit zuzuschreiben.

Für den eigentlichen Sitz der Bereitung des Peststoffes erklärte er denn noch, mit Ausschliefsung der hergebrachten Ansicht von der Vergiftung des Blutes, die Haut mit dem unterliegenden Fett im Zellgewebe, und verfehlte nicht, die grofse Pestempfänglichkeit der fetten Körper, so wie die entschiedene Unansteckbarkeit der Leukophlegmatischen, der Wassersüchtigen und Kachektischen, endlich auch der Kinder und Greise, in denen das Fett entweder gar nicht vorhanden, oder krankhaft verändert, oder noch in einem unvollkommenen Zustande ist, zu seinen Gunsten anzuführen [2]).

Die erste Wirkung des mitgetheilten Peststoffes schien sich ihm, nächst der Hinderung der Hautausdünstung [3]), auf welche Störung der Darmverrichtungen folgt [4]), in der Hemmung des Stoffwechsels im Fett auszusprechen, so dafs die Absonderung desselben aus den Schlagaderenden in die Zellen, und seine Wiederaufnahme in die Blutadern mehr oder minder aufgehoben sei, und durch dies Verhältnifs die Säurebildung Zeit gewinne, sich wie eine lebendige Gährung zu entwickeln [5]).

Diese Ansicht von der Säurebildung im Fett wollte Orräus durchaus nur als eine Vermuthung betrach-

---

1) Die Versuche wurden von dem Akademiker Georgi in St. Petersburg gemacht.

2) Orräus, p. 174. — 3) Ebendas., p. 186.

4) Ebendas. p. 199. — 5) Ebendas. p. 179.

tet wissen, und er blieb weit davon entfernt, sie für eine vollkommene, oder das Wesen der Krankheit erschöpfende zu halten, indem wahrscheinlich noch andere organische Umwandlungen Statt fänden. Indessen führte er sie höchst scharfsinnig durch, brachte sie mit Beobachtungen in wissenschaftlichen Zusammenhang, stellte sie durch strenge Widerlegung hergebrachter Annahmen über die früher versuchten Vermuthungen, und es ist nicht zu leugnen, dafs in ihr selbst die Ahnung späterer Erweiterungen der Wissenschaft deutlich hervortritt, welche als ein kostbares Merkmal des Werthes von Hypothesen über natürliche Vorgänge betrachtet werden kann [1]). Fragt man nach älteren Bestätigungen seiner Ansicht, so ist die entschiedene und fast abergläubische Vorliebe des Mittelalters zu den absorbirenden Erden in Pestzeiten mindestens auffallend, und man kann nicht behaupten, dafs sie geradehin auf nichts beruht haben sollte. Auf seinem Wege der Forschung war denn auch gewifs leichter zu einer Erkenntnifs der Natur des Peststoffs zu gelangen, als durch die grundlosen Träumereien der Schulen, welche ohne thatsächlichen Gehalt die Lehre von der Ansteckung in keinem Betracht weiter gefördert haben, als wir sie schon im sechzehnten Jahrhundert finden.

Rinderpest. Ueber die grofse Aehnlichkeit der Drüsenpest mit der Rinderpest, die er sowohl in ihrem Vaterlande, den Steppen des südöstlichen Europa, wie in entfernten Länderstrichen vielfältig beobachtet hatte, sprach er sich unumwunden wie ein Naturforscher aus,

1) Man vergleiche die neueren Verhandlungen über das Wurstgift, in dem die Fettsäurebildung zwar im Allgemeinen dargethan, aber durch alle Arten und Modificationen dieser chemischen Umwandlung noch keinesweges durchgeführt ist.

der die verwandten Lebenserscheinungen von einem höheren Standpunkte aus zu beurtheilen weifs, und so stehen denn seine Leistungen ohne Vergleich höher, als alle übrigen Versuche seiner Zeitgenossen über die Pest.

Chenot's geschichtliche Darstellung der Pestseuche in Siebenbürgen ist in ihrer Art so ausgezeichnet, wie alles was wir von diesem verdienstvollen Arzte besitzen, allein sie geht nicht tiefer in das Wesen der Krankheit ein, und ist nur von staatsärztlichem Werthe. Es ist gewifs, dafs die Rathschläge und Erfahrungen dieses Gelehrten von seinem berühmten Gönner van Swieten bei der Abfassung der trefflichen österreichischen Gesundheitsordnung von 1770 wenigstens zum Theil benutzt worden sind [1]). Chenot.

Mertens hält sich nur an der Oberfläche, und es sind seiner Abhandlung keine anderen, als längst bekannte Ergebnisse zu entnehmen. Mertens.

Der Freiherr Thomas v. Asch, der das russische Heer als oberster Feldarzt begleitete, und ohne Zweifel viele Pestkranke gesehen hat, giebt nur Einiges über die Behandlung der Pest [2]), das aber mit den Angaben von Orräus so ganz übereinstimmt, dafs man den eigentlichen Urheber auch ohne die Andeutung desselben in der Vorrede zu seinem gediegenen Werke [3]) leicht wiedererkennt. Das Aderlafs wird auch von diesem Arzte mit allem Rechte verworfen. v. Asch.

---

1) Gesundheitsordnung für alle k. k. Erbländer vom 7. Januar 1770. Th. II. Abgedruckt in J. D. John's Lexicon der k. k. Medicinalgesetze. Prag, 1790. 8. Bd. I. S. 386.

2) Baldinger's Magazin, St. VI. S. 473, und bei Samoilowitz, deutsche Uebersetzung, S. XVII. Beschreibung der Heilart der Pest zur Zeit der ersten Ansteckung in Jassy.

3) „Conscripsi quidem tempore pestis, tam Jassiae, quam

Dolst. Ein deutscher Arzt, Dolst, der ebenfalls Augenzeuge der türkischen Feldzüge war, hat den Uebergang der moldauischen Wechselfieber in die Pest, so wie das Hinzutreten derselben zu Faulfiebern deutlich erkannt [1]), und überhaupt klar gesehen, aber seine Beobachtungen zu wenig ausgearbeitet. Seine Eintheilung der Pest in vier Grade stimmt im Allgemeinen mit den Angaben anderer überein, wenn er aber in gelinden Pestfällen vom Aderlaſs Nutzen gesehen haben wollte, so widerspricht dies vielfältigen Erfahrungen über die Unzulässigkeit der Blutentziehungen während der ganzen Pestzeit.

Klint. Klint, dem bei einem ausgedehnten Wirkungskreise eine groſse Erfahrung zu Gebote stand [2]), brachte die Pestlehre nicht eben weiter, als sie ohne ihn schon war, indessen äuſserte er sich sehr entschieden, und aus guten Gründen über den ägyptischen Ursprung der Pest, der in eben dieser Zeit so wenig erkannt wurde, das selbst Reisende wie Holland, der im Jahr 1777 den Baron v. Tott nach den levantischen Handelsstädten begleitete, und Mallet de la Brossière

---

Moscuae, jussu superiorum, et ob necessitatem urgentem, schediasmata brevia, quae partim sub meo proprio, sed idiomate solum russico, partim vero, sub alius cuiusdam (nimis forte honorifice de opellis iam imperfectis, nec plenariae publicationi destinatis sentientis) nomine, in nonnullis diariis et libellis divulgata fuerunt".

1) P. 9. seiner Schrift.

2) Er hatte im Kremenzukschen Gouvernement in Elisabethpol und in Njéschin, das in 5 Monaten gegen 10,000 Einwohner verloren haben soll, Tausende von Pestkranken gesehen. (S. 201.) Baldinger's Neues Magazin. Band II. S. 193. — Samoilowitz S. XXIV., der deutschen Uebersetzung.

siére hierüber die verworrensten Ansichten aussprechen [1]).

Schafonsky, ein Arzt von grofsem Verdienst und gediegener Bildung, ist für die Geschichte der Pest in Moskau sehr wichtig, und seine Darstellung des chaotischen Zustandes dieser Hauptstadt, die ausführlichste, die wir besitzen [2]), für alle Zeiten den Staatsärzten werthvoll, da es überdies ihre Pflicht ist, sich von der traurigen Wirkung halber Maſsregeln an verpesteten volkreichen Orten, von der Verderblichkeit vorgefaſster Meinungen, von der Nutzlosigkeit des Hospitalzwanges, der Unmöglichkeit einer allgemeinen Häusersperre, und von der Unerläſslichkeit eines mehr als kleinlichen Studiums der Volkskrankheiten durch grofse Erfahrungen deutlichere Vorstellungen zu erwerben. — Lerche, der die Belagerung von Bender gesehen, und mit dem Blick eines längst bewährten Forschers die Pestseuchen in Kiew und Moskau selbstthätig beobachtet hatte, vervollständigt seine Angaben, ohne in die Naturgeschichte der Krankheit tiefer einzudringen.

Schafonsky.

Lerche.

Der Wundarzt Samoilowitz endlich, der sich auf dem Kriegsschauplatze wie in Moskau muthvoll hervorgethan hatte, entbehrte zu sehr des ärztlichen Scharfblicks und gelehrter Bildung, um Europa, wie er es wollte, über die Pest in Moskau belehren zu können. Volles Vertrauen verdienen seine Erzählungen nicht, indem sie von glaubwürdigen Berichten hier

Samoilowitz.

1) Hist. de la Soc. R. de médecine. Ann. 1777. 78. p. 303.

2) Das Werk ist russisch geschrieben, und in Deutschland schwerlich aufzufinden. Auszüge und Uebersetzungen der wichtigsten Abschnitte verdanke ich der Güte des Wirkl. Staatsraths Herrn Dr. C. Mayer.

und da abweichen. Seine Behandlung von Pestkranken durch Reiben mit Eis, nach dem Vorgange eines Wundarztes Margraff, der einen Fleckfieberkranken damit hergestellt hatte [1]), mag hier und da durch Erweckung der Hautthätigkeit genutzt haben, wie er denn drei gute Beobachtungen dieser Art mittheilt [2]), seine Empfehlung der Pestimpfung aber, die von dem Gesundheitsrath gebührend verworfen wurde, und sich auf die falsche Annahme [3]) gründete, dafs in einer Pestseuche die Krankheit nicht zweimal denselben Menschen befiele, gehört zu den ganz abenteuerlichen Vorschlägen, die sich so oder so in grofsen Volkskrankheiten jederzeit geltend machen wollen.

Der Einflufs der russischen Pestseuche auf die Lehre von den Volkskrankheiten überhaupt war für den Augenblick unerheblich, und man blieb um so mehr bei den hergebrachten einseitigen Ansichten, da auch die werthvollen Beobachtungen des Engländers Russel über die Pest in Syrien (1758 bis 1762) erst viel später bekannt wurden. Indessen trat Joseph

Ferro. Ferro, ein verdienter Arzt in Wien, noch vor Orräus (1782) mit einer sehr durchdachten Abhandlung über die Pest gegen die vorherrschende, ursprünglich Platersche Ansicht auf, und bewies mit einem ziemlichen Aufwand geschichtlicher Thatsachen das epidemische Wesen aller Pestseuchen, indem er ihren natürlichen Verlauf klar auseinandersetzte, über ihre vorbereitenden Ursachen sich mit vieler Kenntnifs aus-

---

1) Der Bericht darüber in deutscher Sprache steht bei Schafonsky. Der Stabsarzt Grave hat darüber ein nichtssagendes Gutachten gegeben. Ebendas.

2) Pomphaft wollte er dies Mittel Remedium antipestilentiale Catharinae II. genannt wissen. S. XV. d. d. Uebers.

3) Vergl. Orräus, p. 60. VI. — Pugnet, p. 214.

sprach, und den Ansteckungsstoff, auf den seine Gegner mit hartnäckiger Einseitigkeit allein Rücksicht nahmen, für einen vervollständigenden Zusatz zur unvollendeten Wirkung der allgemeinen Pestursachen erklärte. Er siegte allerdings über den unwissenden Glauben an die beständige Fortdauer des Peststoffes, indem er dessen jedesmalige Wiedererzeugung in den einzelnen Pestseuchen anschaulich machte, und hatte überdies eine deutliche Ahnung von den Uebergangsformen der Pest; seine Annahme einer Selbsterzeugung dieser Krankheit dehnte er indessen unrichtig über ganz Europa aus, und war mit den Bedingungen dieses Vorganges in den Pestländern des Orients unbekannt.

II.

Zustand von Aegypten.

Haben sich nun aus der bisherigen Untersuchung Gründe ergeben, welche uns nöthigen, das östliche Donaugebiet für ein Mutterland der Pest zu halten, so mufs bei dieser Annahme noch in Erwägung kommen, dafs allem Anschein nach nur ungewöhnliche Verhältnisse im Stande sind, diese Krankheit dort aus den einheimischen Fiebern durch die gezeigten Uebergänge zu entwickeln. Verhältnisse dieser Art liegen in dem Ungemach des Krieges, im Frieden weifs der Selbsterhaltungstrieb der Einwohner der pestartigen Umwandlung der Wechselfieber zuvorzukommen.

Ob jemals in älteren Zeiten auch in anderen Länderstrichen von Europa die Pest durch eine ähnliche Verkettung von Ursachen zu Stande gekommen sei, ist eine historische Frage von äufserster Schwierigkeit, die ihre Erledigung an einem andern Orte finden mufs, die indessen geradehin zu verneinen, die Vergleichung des gegenwärtigen Zustandes der Völker mit ihrem früheren, einigen Anstand nehmen läfst. Die Gesetzlosigkeit unterscheidet sich nicht so von einem friedlichen Rechtszustande, die Wildheit nicht so von der Gesittung, wie die Lebensweise der Völker des Mittelalters in Wohnung, Kleidung und Nahrung von der Lebensweise der neueren Völker, und wenn es leicht ist, in jenem Zeitalter mörderischer Volkskrankheiten Einflüsse, ja ganze Vereine von Einflüssen nachzuweisen, welche den gegenwärtigen Ursachen der Pest in ihren Mutterländern gleich stehen, so werden schon dadurch absprechende Urtheile in das Gebiet der vorgefafsten Meinungen zurückgewiesen.

So viel steht indessen fest, bei dem Zustande von Europa, wie er sich in den letzten Jahrhunderten gestaltet hat, kann die Pest in keinem Lande dieses Welttheils, einige Gegenden des türkischen Gebietes vielleicht ausgenommen, selbstständig sich entwickeln; sie ist immer eine fremde, von aufsen hereingebrachte Krankheit, wenn sie auch irgendwo, unter einer grofsen Bevölkerung ausbrechend, alle Eigenschaften einer wirklichen Volkskrankheit anzunehmen pflegt, und die Bedingungen einer solchen voraussetzt. Eben so ausgemacht ist es aber, dafs Aegypten für das Mutterland der Pest, selbst unter den gewöhnlichen Verhältnissen zu halten sei, und sich von hieraus die gefürchtete Krankheit durch Ansteckung nach allen Richtungen verbreiten könne. Die Untersuchungen hierüber sind durch europäische Aerzte, am meisten während des Feldzuges der Franzosen in Aegypten, zu einer solchen Vollständigkeit gediehen, dafs ihre Ergebnisse in der Hauptsache keinen Zweifel mehr zulassen, und nur noch eine genauere Beobachtung der einheimischen Fieber in ihrem Verhältnifs zur Pest, vornehmlich in ihren Uebergängen in dieselbe übrig bleibt, welche Aufgabe einige Aerzte neuerer Schulen, von denen ihre Lösung zu erwarten war, noch viel zu wenig verstanden haben, um über den Zusammenhang so wichtiger Lebenserscheinungen erwünschten Aufschlufs geben zu können.

Man unterscheidet in Aegypten vier Jahreszeiten, deren regelmäfsige Aufeinanderfolge mit der periodischen Entwickelung einheimischer Krankheiten in der genauesten Verbindung steht. Die erste ist die nasse (Saison humide) oder die der Nilüberschwemmungen, welche in den ersten Tagen des Juli beginnen, und gewöhnlich bis zur Herbstnachtgleiche fortdauern. Steht der Nil am höchsten, so bietet die ganze Ebene nur einen Wasserspiegel dar, aus dem Städte und Dörfer wie Inseln hervorragen. Im September und October verläuft das Wasser, und der befruchtete Boden wird besäet. Westwinde wehen während dieser ganzen Zeit, starker Thau fällt Abends und Morgens, häufige Nebel lagern sich über das Delta, und bei öfterem Regen herrscht eine durchdringende kühle Feuchtigkeit vor. Vorwaltende Krankheiten sind Augenentzündungen, Katarrhe, Frieselfieber und Durchfälle [1]). Jahreszeiten.

1) Vergl. Pugnet, p. 200.

Die zweite Jahreszeit ist die fruchtbare (Saison fécondante), der ägyptische Frühling, vom November bis zu Ende des Februar, bis wohin die Feldfrüchte reifen. Fast beständige Ostwinde erhalten eine angenehme, zuträgliche Wärme, welche der europäischen Juniwärme gleichkommt, und mit empfindlicher feuchter Nachtkühle abwechselt. Die Vögel brüten, das üppigste Grün überzieht die Ebene, und die Pflanzenwelt steht in ihrer Pracht. Diese Jahreszeit ist die zuträglichste, keine Krankheit kann ihre Herrschaft geltend machen.

Die dritte Jahreszeit ist die ungesunde (Saison morbide), vom ersten März bis zum letzten Mai. Ein heftiger heifser Südwind, der Chamsin, weht mit kurzen Unterbrechungen funfzig Tage lang, drei bis vier Stunden hinter einander, die Hitze steigt oft bis 40° R., und wechselt bei allgemeiner Dürre und Trokkenheit, in der die Natur erstirbt, nicht selten um 20 bis selbst 30°. Ein feiner, mit Salpeter und Salmiak vermengter Staub erhebt sich in Wolken, aus Seen und Lachen steigen faule Dünste empor, und werden vom Süden herangeweht, Städte und Dörfer sind vom Geruch der Fäulnifs durchzogen. In dieser Zeit verschlimmern sich alle Krankheiten, und neue entstehen, Wunden heilen schwer und werden leicht brandig, Wechselfieber und hitzige Krankheiten brechen aus, unter denen die Franzosen selbst das gelbe Fieber gesehen haben, und die Pest entsteht im Nildelta.

Im Juni bis zu den neuen Anschwellungen des Nil (Saison étésienne) verschwinden diese Krankheiten wieder. Anhaltende Nordwinde, die die Wolken des Mittelmeers dem abyssinischen Hochlande zuführen, reinigen die Luft, und kühlen sie ab, sie beginnen mit Sonnenaufgang und nehmen zu bis Sonnenuntergang, die Tage sind heifs, die Nächte kühl, ohne Feuchtigkeit; eine zuträgliche Hautausdünstung hält die Krankheiten ab, Wunden heilen leicht, und alle Wesen athmen Erquickung nach dem Aufhören des ausdörrenden Südwinds [1]).

Dieser Wechsel besteht, seitdem der Nil sich vom abyssinischen Gebirge in die Ebene herabstürzt, ohne Veränderung. In ihm aber kann die Ursach der Pest nicht allein liegen, weil diese erst im sechsten Jahrhundert seuchenartig aufgetreten ist, und frühere pestartige Volkskrankheiten, von denen die Geschichte Meldung thut, einer ganz andern Pestform angehören, die schon im vierten Jahrhundert verschwunden ist. So müssen denn, um die Pest hervorzubringen, andere Einflüsse zur Natur des Landes hinzugekommen sein, und diese sind in der Lebensweise wie in den politischen Verhältnissen der Aegyptier zu finden, wie sie sich in dreizehn Jahrhunderten gestaltet haben. Das heutige Aegypten ist nicht mehr das schöne Land der Pharaonen und der Ptolemäer, das seiner Zuträglichkeit und der Gesundheit seiner Bewohner wegen berühmt war. Von habsüchtigen und grausamen Barbaren wird es beherrscht. Sklaverei und thierische Trägheit, welche den Elementen unterliegen, sind an die Stelle einsichtigen Kunstfleifses und ausdauernder Betriebsamkeit getreten, welche einst die Natur zu beherrschen wufsten. Mitten in lachenden Fluren und zwischen den Wunderwerken des Alterthums werden ärmliche Städte und Dörfer von einem herabgewürdigten Geschlechte bewohnt, dem seine Zwingherren kaum die Befriedigung seiner ersten Bedürfnisse ver-

Ursachen der Pest.

1) Larrey, p. 419.

gönnen. Hunger und Blöfse sind das Erbtheil der ägyptischen Fellahs, thierische Trägheit ihre Erholung von übermäfsigem Frohndienst. Ihre engen Hütten, welche sie mit ihren Hausthieren, den Gefährten ihres Elends theilen, sind von erstickendem Dunste durchzogen, und in der Nähe verbreiten faulende Körper, die von Geiern und Hunden nicht schnell genug aufgezehrt werden, eine entsetzliche Mephitis. Die Leichen werden nicht mehr wie im alten Aegypten aufser den Bereich der Ueberschwemmung gebracht, ganz nah an den Städten und Dörfern scharrt man sie oberflächlich ein, ja selbst in Cairo und Alexandrien, das über Cisternen erbaut ist, begräbt man sie zum Theil in den Kellern, und keine Veranstaltungen werden getroffen, um der Luftverderbnifs, dem feindlichsten Einflufs, der in heifsen Himmelsstrichen das Menschenleben bedroht, irgendwie zuvorzukommen [1]).

---

1) Man vergleiche besonders die werthvollen, aber einseitigen Verhandlungen Pariset's und seiner Begleiter Dumont, D'Arcet, Lagasqule und Guillou, die in den Jahren 1828 und 1829 auf Kosten der französischen Regierung den Orient bereisten, um den Ursprung der Pest zu erforschen. Pariset findet ihn fast allein in der durch Unterlassung des Einbalsamirens begünstigten Malaria, hat aber den Gang der Krankheiten in Aegypten und ihre Uebergangsformen nicht im Zusammenhange beobachtet. Folgende Abhandlungen sind wichtig: 1) Pariset, quelques vues sur les Embaumemens des anciens. Revue méd. 1826. Vol. II. p. 409. — 2) Pariset, sur la véritable origine de la peste. Ebendas. 1828. I. 247. — 3) Pariset, Rapport sur les travaux de la Commission médicale d'Égypte. Ebendas. 1829. III. 201. — 4) Pariset, sur les travaux de la Commission médicale d'Égypte. Ebendas. 1829. IV. 198. — 5) Burdin ainé, sur les Expériences de la Commission médicale d'Égypte, présidée par Pariset, et Reponse de Pariset à cet article. Ebendas. 1830. I. 76. — 6) Pariset, Discours sur son voyage en Égypte. Ebendas. 1831. III. 323. — 7) Lagasqule, Recherches sur l'origine de la peste et les moyens

Es kommt hier nicht darauf an, dies Bild in allen seinen Zügen zu vollenden — neuere Untersuchungen haben den Schleier der Täuschungen davon weggezogen — allein unbezweifelt ist es, dafs nirgends in der Nähe von Europa der menschliche Körper einer nachtheiligern Luftverderbnifs, und unter ungünstigeren Umständen ausgesetzt ist, als in Aegypten. Die unvermeidlichen Folgen sind Wechselfieber und Brennfieber aller Art, die während der ungesunden Jahreszeit ausbrechen, und von älteren wie neueren Beobachtern als die häufigsten Krankheiten in Aegypten beschrieben werden. Die Wechselfieber steigern sich leicht zur Bösartigkeit des Dem el Muja, und werden eben so leicht ansteckend, wie die Pestwechselfieber im östlichen Donaugebiet. Ein solches Wechselfieber ist der Chap-Chap von Sennar, der sich zuweilen über das ganze Land verbreitet, und in einen vollkommenen Typhus übergeht, von dem er ohnehin nur eine aussetzende Form darstellt [1]). Unmittelbare Uebergänge des dreitägigen Wechselfiebers in die Pest haben die französischen Aerzte in Damiette gesehen, und durch das oft beobachtete Hinzutreten von Pestdrüsen zu Wechselfiebern nicht nur die den Neueren unverständliche Annahme einer aussetzenden Pest bei den älteren Aerzten bestätigt, sondern auch thatsächlich bewiesen, dafs unter einem, Pestländern eigenthümlichen Verein von Einflüssen, Wechselfieber und Pest die Wirkungen einer und derselben Ursache sind, welche Ursprungsverwandtschaft noch überdies durch eine

Pest und Wechselfieber.

---

d'en prévenir le développement. Ebendas. 1834. I. 39. 171. 338., und Pariset's neuere Pestschrift.

1) Pariset, p. 79. 221.

wichtige Beobachtung Pugnet's außer Zweifel gesetzt wird, der in Cairo bei einem französischen Soldaten drei Monate hindurch Pest und dreitägiges Wechselfieber abwechseln sah. Jene erschien zuerst, und verlief gutartig, ohne daß eine entstandene Drüse zur Eiterung kam; unmittelbar darauf trat das Wechselfieber ein, hörte von selbst auf, als die Zeichen der wieder ausgebrochenen Pest erschienen, und als auch diese wieder durch die Eiterung einer neuen Pestdrüse beendigt war, folgte ein neues Wechselfieber, das auf die gewöhnliche Weise mit Perurinde beseitigt wurde [1]).

Beobachtungen dieser werthvollen Art, auf welche die Aerzte durch ganz entsprechende Fälle aus älteren Pestseuchen vorbereitet sein konnten [2]), würden ohne Zweifel der Wissenschaft in Fülle zu Statten kommen, wenn nicht die meisten Pestseuchen in Aegypten für sie verloren gingen. Denn auf die dortigen europäischen Aerzte ist kaum zu rechnen; die meisten sind in die höhere Heilkunde nicht eingeweiht, und Reisende bringen oft vorgefaßte Meinungen mit, die sie bestätigen wollen, oder sind es Naturforscher, die von ärztlichen Dingen allgemeine Kenntniß haben, so vermeiden sie die Krankheiten, und haben für Aufgaben keinen Eifer, deren Lösung neben tiefer

---

1) Pugnet, p. 214.

2) Es gehören hierher unter anderen zwei höchst schätzbare Beobachtungen aus der vielbearbeiteten Pestseuche von Marseille, die eine von Verny, der einen Knaben an der Pest in der Form eines bösartigen Wechselfiebers sterben sah, die andere von Chicoyneau, der eine vollkommene, wie ein dreitägiges Wechselfieber verlaufende Pest bei einem jungen Mädchen mit Chinarinde heilte. Traité de la peste, p. 321. 323. — Vergl. die Beobachtungen von Dulat p. 9. seiner Schrift, und oben S. 58.

Einsicht, Ausdauer, langen Aufenthalt und Muth erfordert.

Verlauf der Pestseuchen.

Die Pest beginnt in Aegypten gewöhnlich schon während der nassen Jahreszeit im Februar, etwas früher oder später. In der ungesunden Jahreszeit, während die Südwinde wehen, nimmt sie zu, und verbreitet sich, wenn sie irgend nachdrücklicher herrscht, seuchenartig [1]). Die schon einmal an der Pest gelitten haben, empfinden dann an der Stelle der ehemaligen Bubonen Schmerzen mit Anschwellung [2]), und nur erst mit dem Beginn der Nordwinde im Juni endet diese Zeit der Spannung und des Erkrankens [3]). Zuweilen dauern jedoch die Pestseuchen unter ungewöhnlichen Umständen bis in die nasse Jahreszeit und länger fort [4]), aber die trockene Hitze der Südwinde ist es, die ihre Keime in der Luftverderbnifs faulender Lachen und Cisternen, und dem Modergeruch der Gräber ausbrütet. Die Volkskrankheiten in Aegypten bilden überhaupt eine in sich verschlungene, ununterbrochene Kette, deren einzelne Glieder den vier Jahreszeiten angehören [5]), und wie in anderen Himmelsstrichen, so sind auch hier die regelmäfsig wiederkehrenden Einflüsse einer solchen Steigerung und Verminderung fähig, dafs die von ihnen abhängigen Krankheiten entweder übermäfsig vorherrschen, oder nur in ganz geringen, nur dem scharfsichtigen Beobachter bemerkbaren Erscheinungen hervortreten. Hiervon macht die Pest keine Ausnahme, von der man sagt,

1) Larrey, p. 127. — 2) Ebendas. p. 129.

3) „Elle prélude par les plus sinistres maladies" sind Pariset's Worte (Revue médicale, 1831. Vol. III. p. 333.), er hat aber diese Krankheiten leider nicht genauer bezeichnet, worauf alles ankam.

4) Pariset, p. 174. — 5) Pugnet, p. 100.

dafs sie nicht verhanden sei, wenn sie nur in vereinzelten Fällen vorkommt, wie dies auch selbst in der ungesunden Jahreszeit eine Reihe von Jahren hindurch geschehen kann.

Dies alles nun zum Verständnifs des Ganzen vorausgeschickt, entsteht die wichtige Frage: Wie verhielt sich Aegypten in den Jahren 1769 bis 1771? Litt seine Bevölkerung an der Pest, und wenn diese herrschend war, ist ein Zusammenhang zwischen ihr und den Seuchen im Osten Europa's nachzuweisen?

Reisende, welche das Land in dieser Zeit durchwanderten, berichten von keiner Pest, ja es wird selbst im Jahr 1777 von einem glaubwürdigen Arzte [1]) ausdrücklich versichert, zehn Jahre vorher habe man dort keine Pest gesehen, oder was dem gleichbedeutend ist, sie sei nur vereinzelt erschienen; in Oberägypten war sie selbst vierzig Jahre lang nicht vorgekommen, in welchem Zeitraume (d. h. von 1737 bis 1777) sie sich in Unterägypten sieben bis acht Mal gezeigt haben soll [2]).

Diese Nachrichten, an deren Wahrheit nicht zu zweifeln ist, insofern hier nur von wirklichen Pestseuchen die Rede sein kann, denn vereinzelt kommt die Pest alljährlich in Aegypten vor, erhalten dadurch noch Bestätigung, dafs der Mamelucken-Bey Ali, der Aegypten der Pforte entrissen hatte, in den Jahren 1769 bis 1772 in der Blüthe seiner Macht stand, und kriegerische Unternehmungen machte, die, wenn die Pest geherrscht hätte, ohne allen Zweifel unmöglich gewesen wären. Gerade im Jahr 1769 schickte er

1) Dem Dr. Hollande, der den Baron Tott auf seiner Reise nach den levantischen Handelsstädten begleitete. Hist. de la Soc. de médecine. 1777. 78. p. 304.

2) Ebendas. p. 305.

ein siegreiches Heer nach Said und nach Arabien, um Mekka zu erobern, und Schiffe nach Dschedda, um, wie der Venetianer Rosetti ihm gerathen, eine Handelsstrafse über diese Hafenstadt nach Ostindien zu eröffnen: 1770 im December eroberte er Gaza durch Mohammad Beg, und der vergebliche Zug dieses Führers nach Damascus im April, Mai und Juni, also gerade während der ungesundesten Jahreszeit, geschah mit einem Heere von 40,000 Mann [1]).

Hungersnoth.

Bemerkenswerth ist, dafs Aegypten in den Jahren 1770 und 71 von einer Hungersnoth heimgesucht wurde, und auch diese nicht einmal eine Pestseuche hervorrief. Man schrieb sie dem Kriegszustande, dem Alleinhandel und den Erpressungen Ali's zu [2]), allein das Land war in keiner Rücksicht übeler berathen, als jemals unter der Herrschaft der Türken, und so kleine Heere konnten wohl schwerlich die Getreidevorräthe aufzehren, die man durch Beschränkung des Baumwollenbaues möglichst zu ergänzen suchte [3]). Ueberdies war die Ausfuhr gehemmt, und alle Verbindung mit Constantinopel aufgehoben [4]), man kann

---

1) Volney, Tom. I. Chap. 8. p. 104. — Dieser Reisende, der die glaubwürdigsten Nachrichten über Ali ermittelt hat, berechnet das von ihm nach Syrien geschickte Heer auf 5000 Mamelucken, 1500 Barbaresken zu Fufs, und so viele Trofsbuben, Marketender und Kaufleute, dafs ungefähr die Zahl 40,000 voll wurde. Ali starb 1773.

2) Volney, a. a. O. p. 128.

3) Berlinische Nachrichten, 1770. 2. Aug. Nr. 92. p. 474.

4) Pugnet, p. 92. Anm. 2. Hiernach soll Constantinopel 1771 von der Pest frei gewesen sein, nicht aber Smyrna, das mit Aegypten in Verkehr gestanden. In Betreff von Constantinopel ist aber diese Nachricht unwahr, denn wenigstens im März wüthete hier die Pest seit dem vorigen Jahre ununterbrochen fort. Berlinische Nachrichten, 1771. 23. April, S. 234. Im Sommer 1770 aber sollen während der schlimmsten Zeit täg-

Ergebnisse. demnach mit gutem Grunde annehmen: 1) dafs die Pestseuchen im östlichen Europa in den Jahren 1769 bis 1771 nicht von Aegypten aus angeregt waren [1]), und 2) dafs die Hungersnoth in Aegypten nicht von örtlichen, sondern von allgemeinen Ursachen herrührte, deren Wirkung sich vom Ganges bis an den atlantischen Ocean fühlbar machte.

III.

Zustand von Ostindien.

1. Hungersnoth in Bengalen im Jahr 1770.

Welche Abweichungen der Jahreszeiten, welche Störungen der befruchtenden Einflüsse die Erndten in Aegypten vereitelt hatten, davon giebt kein Naturbeobachter Kunde, aber es ist gewifs, je regelmäfsiger in heifsen Länderstrichen die Jahreszeiten, um so gefährlicher sind ihre Abweichungen. Ein zu frühes Aufhören der Regenzeit, eine Dürre von einigen Wochen, bringt um so gröfseres Mifsgeschick über die Völker,

---

lich an 1000 Menschen daran gestorben sein (ebendas. 1770. 11. Sept. Nr. 109. S. 550., 6. Nov. Nr. 133. S. 656.) und man schätzte diese Sterblichkeit der von 1751 ganz gleich. Ebendas. 1770. 13. Oct. Nr. 123. S. 638.

1) Man hat hierbei zu erwägen, dafs wo irgend die Pest vereinzelt vorkommt, ihre Ansteckungskraft äufserst gering ist.

je mehr sie sich ohne Voraussicht auf den Reichthum der Natur verlassen, je mehr sie den Bedrückungen kurzsichtiger Habsucht ausgesetzt sind.

So geschah es in Ostindien während der Jahre, deren gewaltige Erscheinungen uns beschäftigen, und vornehmlich in Bengalen, dem fruchtbarsten Lande, welches die Sonne bescheint. Die Reiserndten im December 1768 und im August 1769 waren spärlich ausgefallen, und völliger Mifswachs trat zu Ende dieses Jahres ein, weil der Regen schon im September aufgehört, und im October die sengende Sonne die Pflanzenwelt ertödtet hatte. Die Regenschauer, die in der heifsesten Jahreszeit, zwischen dem Januar und Mai das Land erfrischen, und für die ersehnte erste Erndte Hoffnung geben konnten, auch sie blieben aus, und die Hitze stieg zu einer entsetzlichen Höhe [1]).

Man blieb nicht lange ungewifs über die Folgen dieses Mifsrathens, denn schon im November 1769 war der Hunger in den Hütten der Armen einheimisch geworden, die Reichen verschlossen ihre Kornböden, und im April war kaum noch zum zehnfachen Preise Reis herbeizuschaffen, weil die Nachbarländer, von derselben Noth betroffen, von ihren Vorräthen nichts entbehren konnten. Den meisten Eingebornen blieb im buchstäblichen Sinne nur noch die Wahl zwischen Selbstmord und qualvollem Hungertode, es war als sollte dieses unglückliche Volk bis auf den letzten der Vernichtung preisgegeben werden. Nur noch der Schmerz des Hungers belebte seine Todeszuckungen, und überwältigte durchweg die heiligsten Gefühle. In Calcutta verhandelten Aeltern ihre Kinder für etwas Reis, um sich und ihnen das Leben zu Calcutta.

1) 32° R. Stavorinus a. a. O.

retten [1]), in Chinsura sah man Mütter ihre Kinder in den Ganges werfen, und sich selbst ihnen nachstürzen [2]). Die Ufer dieses Flusses und die Strafsen waren mit Sterbenden und Leichen bedeckt, deren man allein in Calcutta wöchentlich gegen 10- bis 11,000 zählte [3]). Täglich liefs die ostindische Compagnie von hundert Arbeitern die Verhungerten, die sie nicht hatte erhalten wollen, in den Ganges werfen, wo sie von der Ebbe und Fluth wie Flöfse auf und ab getrieben, die Luft verpesteten, und bald auch die Fische ungeniefsbar machten. Hunde, Schakals und Geier kamen von allen Seiten herbei, und zerfleischten ungehindert die Todten wie die Sterbenden, die sich ihrer nicht erwehren konnten, so dafs die englischen Leichenbestatter nur noch zerrissene Körper vorfanden.

Selbst die Europäer geriethen in Noth, und es blieb ihnen fast nur noch das Fleisch von abgezehrten Schaafen zu ihrer Nahrung übrig, denn die meisten übrigen Thiere waren ungeniefsbar, weil sie sich von todten Körpern sättigten. Die Hindus aber sah man der Befleckung durch verbotene Fleischkost den qualvollsten Tod vorziehen; nur im Sterben wurden hier und da Einzelne von Hunger zum Wahnsinn getrieben — man fand sie nagend an den Leichen ihrer abgeschiedenen Mitbrüder.

Die Zahl der Verhungerten in Bengalen überstieg alles Mafs bekannter Ereignisse. Man schätzt sie gewifs nicht zu hoch — auf drei Millionen, d. h. ein Drittheil der ganzen Bevölkerung, doch umfafst sie bei weitem noch nicht den Menschenverlust in ganz In-

1) Berlinische Nachrichten 1771. 5. Januar. S. 10.
2) Stavorinus, Abschn. 5.
3) Berlinische Nachrichten.

Indien. Man weiſs, daſs in dem Bezirk von Orissa in Midnapoor die Hälfte der Einwohner vor Hunger und Krankheit verschmachtete, daſs die Küste von Coromandel, das östliche Vorderindien und selbst die Hochlande von ähnlicher, wenn auch geringerer Noth heimgesucht wurden [1]), und so ist die Vermuthung erlaubt, daſs über ganz Südasien der Todeshauch der Elemente im Jahr 1770 geweht hat.

Grausamer als die Elemente, deren Unbill sich durch einige Voraussicht hätte abwehren lassen, denn es waren ja nur einige Monate, in denen der Hunger wüthete, zeigte sich die Habsucht der englischen Kaufleute. Sie hatten den Eingebornen den Vertrieb des Reises verboten, und den Alleinhandel mit diesem Hauptnahrungsmittel des Volkes sich selbst vorbehalten. Klüglich hatten sie schon im vorigen Jahre alle nur irgend verkäuflichen Vorräthe von Reis an sich gebracht, und als die Noth allgemein wurde, bestimmten sie die Preise mit unmenschlicher Härte. Vergebens brachten einige indische Groſse [2]) die Klagen der Ihrigen über dies empörende Verfahren an die oberste Behörde der Compagnie: die Beamten lachten so ohnmächtiger Beschwerden, und überrechneten die unermeſslichen Schätze, die ihr frevelhafter Handel ihnen einbrachte. Ein geringer Schreiber, dessen Einnahme nicht tausend Rupien überstieg, gewann 60,000 Pfund, und so nach Verhältniſs die übrigen [3]). Man freute sich eines so glänzenden Abschlusses — niemals waren Schiffe mit besserer Botschaft nach Lon-

1) Edinburgh Encyclopaedia, Art. India.

2) Unter anderen der Nabob von Muxadavad, der sich sehr menschenfreundlich zeigte, und seine Vorräthe unter die Armen vertheilen lieſs. Annual Register.

3) Ebendas.

don gesegelt. Hier aber hielt die Compagnie am 6. April 1771 eine reiche Vertheilung [1]), und mit den günstigsten Nachrichten über die Blüthe des ostindischen Handels suchte man dunkele Gerüchte zu widerlegen, es wären in Bengalen einige tausend Menschen Hungers gestorben [2]).

9. Jahreszeiten.

Die Länderstriche Indiens, welche durch natürliche Gränzen von einander geschieden sind, kommen in ihren Jahreszeiten nicht überein, die Regenzeit, auf die es hauptsächlich ankommt, hängt von ihrer Lage ab. In Bengalen beginnen die Regen in der Mitte des Juni, bleiben anhaltend, so lange die Sonne senkrecht steht, und hören in der Mitte des October auf. Dann folgt die kalte Jahreszeit, die mit kalten, klaren Nächten, starkem Thau und häufigem Nebel bis in die Mitte des Februar dauert, und die heifse Zeit, welche die zweite Hälfte des Februar, den März, April, Mai und die erste Hälfte des Juni einnimmt, beschliefst diese ganz beständigen Abwechselungen.

---

1) Von 12½ Procent. Berlin. Nachrichten, 1771. 23. April. S. 234. Diese Dividende war für die damalige Zeit sehr bedeutend, allein das Meiste hatten die Kaufleute und Beamten auf eigene Rechnung gewonnen.

2) Fünf Berichte über diese Begebenheit, von einem Holländer, einem Deutschen, und einigen Engländern stimmen durchaus überein; die letzten wollen ihre Landsleute nicht in Schutz nehmen. 1) Stavorinus, Abschn. 5. S. 58. — 2) Brief aus Calcutta vom 30. Nov. 1770. Berlinische Nachrichten, 1771. 8. Aug. St. 95. S. 466. — 3) Annual Register 1771. p. 295. Brief eines Beamten der ostindischen Compagnie. Diese drei Berichte sind von Augenzeugen, und die beiden folgenden offenbar nach den besten Quellen gearbeitet: 4) Art. Bengal, 5) Art. India, in Brewster's Edinburgh Encyclopaedia: Vol. III. P. III. IV. Edinb. 1811. 4. p. 454. Vol. XII. P. I. p. 82.

Die heiſse Jahreszeit ist indessen nicht anhaltend trocken, sondern es fällt zuweilen, durch das regelmäſsige Streichen der Winde vorbereitet, erfrischender Regen, dessen Ausbleiben unter Umständen wie die erwähnten, gefährlich werden kann. Die Tageshitze wird in der ersten Hälfte des März durch anhaltende Südwinde abgekühlt, welche die Wolken vom Meere, und Morgennebel, die ab und zu das Land bedecken, nordwärts treiben. Dann entstehen um die Mitte und gegen das Ende dieses Monats heftige Nordweststürme, denen trübe Morgen und starke Windstöſse vorausgehen. Sie wehen nach vorausgegangener Windstille bei Sonnenuntergang dicke Gewitterwolken heran, die sich in Strömen von Platzregen entladen, und wenn sie sich gelegt haben, wird der Himmel wieder heiter, und es fällt nächtlich wieder starker Thau. Die mittlere Wärme ist im März 21° R., der Barometerstand 29. 86. — Auch im April sind die Südwinde vorherrschend, und die ganz erträgliche Hitze, die einen mittleren Grad von 23° R. erreicht, bei einem Barometerstande von 29. 75, wird zwischendurch von Gewitterregen abgekühlt. Nur erst zu Ende dieses Monats werden die Nächte schwül, und Nebel fehlen gänzlich, wie auch im Mai, der die unzuträglichste Schwüle im ganzen Jahre bringt. Die mittlere Wärme ist 24° R., der Barometerstand 29. 60. Keine Nachtkühle tritt ein, und nur erst zu Sonnenaufgang erhebt sich ein gelinder Südwind, der mit Sonnenuntergang wieder aufhört. Nordweststürme mit Gewitterregen bringen indessen einige Erfrischung, und zuweilen tritt zwischen dem 15. und 25. Mai ein mehrtägiger starker Regen ein, doch dauert die trokkene Schwüle gewöhnlich bis zur zweiten Woche des Juni, wo der Wind sich nach Osten umsetzt, und (zwischen dem 4. und 18.) die grofse viermonatliche Regenzeit beginnt.

Der Regen bleibt nicht leicht über achtundvierzig Stunden anhaltend, und wird von heiteren Tagen und schönen Nächten unterbrochen; oftmals tritt Süd- und Westwind ein, und immer bringt der vorherrschende Ostwind neue Entladungen der Wolken. Die mittlere Wärme ist während dieser ganzen Jahreszeit nur 22° R., bei einem Barometerstande von 29. 45. und die Luft mit Feuchtigkeit überladen, wie denn die Wassermenge, mit der das Land in der Regenzeit überströmt wird, über 70 Zoll beträgt.

Im October wird der Wind unbeständig, und häufige Gewitter ohne Regen verkünden den Anfang der kalten Jahreszeit. Die Tage sind noch schwül, aber die Morgen und Abende werden kalt; es fällt starker Nachtthau, der Wind dreht sich nach West-Nordwest, und treibt die Wolken wieder seewärts. Die Luft wird trocken, doch bringen zuweilen noch Südostwinde starken Gewitterregen. — Im November herrscht der Nordwind vor, die Luft ist rein, die Nächte kalt, mit starkem Thau, und die mittlere Wärme 19° R. bei einem Barometerstande von 29. 98. — Im December erheben sich zu Nacht dicke Nebel, die in Wolken geballt bei Tage aufsteigen, doch geschieht dies gewöhnlich nur drei- oder viermal, und zuweilen vergeht der ganze Monat ohne diese Erscheinung. Nord- und Westwinde bleiben anhaltend bei einer mittleren Wärme von 17° R. und einem Barometerstand von 30. 01, und werden nie stürmisch. — So bleibt denn die Witterung auch im Januar, nur werden die Nebel häufiger und verziehen sich später, während die mittlere Wärme bei einem Barometerstand von 29. 99 um einen Grad fällt. — In der zweiten

Woche des Februar werden die Tage wieder warm, der Wind dreht sich nach Süden und Osten, doch bleiben bis zum Anfang der heifsen Jahreszeit, bei einer mittleren Wärme von 19½° R. und einem Barometerstand von 30. 3 die Nächte noch kalt und die Morgen nebelig [1]).

8. Einheimische Krankheiten.

a. Das Jungall-Fieber.

Im Verlaufe dieser Jahreszeiten wird die Gesundheit der Einwohner auf vielfache Weise gefährdet, doch giebt die Luftverderbnifs durch Ueberschwemmung und Fäulnifs die häufigste Veranlassung zu Krankheiten. Alle Flüsse treten in der Regenzeit über, und die Fluth treibt im Ganges, der überdies die Leichen der ganzen Bevölkerung aufnimmt, das Seewasser mehr als fünfundzwanzig deutsche Meilen landeinwärts über weite Ebenen. Schon während der grofsen Regen, mehr aber noch in der kalten und in der heifsen Jahreszeit, erheben sich von stehenden Lachen, von den niedrigen Flufsufern, von den Reisfeldern und den Marschwiesen schädliche Dünste, und war irgend der Regen nicht hinreichend, so verpestet die Verwesung unzähliger thierischer Körper das Land weit und breit, und Volkskrankheiten kommen unvermeidlich zum Ausbruch.

Von diesen Krankheiten steht das einheimische Marsch- oder Jungall-Fieber [2]) oben an. Es ist seinem Wesen nach ein Wechselfieber, das Jungall-Fieber.

1) Annesley, T. I. p. 101. — Lind, p. 10. — Holwell, p. 8.

2) Jungall oder Jungle heifst in der Landessprache eine mit hohem Gras bewachsene und zum Reisbau geeignete Marschwiese. Lind, p. 10.

mannigfaltiger Uebergänge fähig, und am meisten verbreitet, in jedem Betracht das Grundübel der meisten hitzigen Krankheiten in Ostindien ausmacht, wie es sich denn in seiner Ursprungsverwandtschaft mit diesen von dem einheimischen Wechselfieber anderer heifser Himmelsstriche durchaus nicht unterscheidet. Es bricht plötzlich mit Schwäche und Niedergeschlagenheit aus. Zum Froste gesellt sich Schwindel mit Uebelkeit, Galle wird in Menge entleert, und auch in gelinderen Fällen geben heftige Kopf- und Kreuzschmerzen, selbst auch Irrereden, dem geübten Blick die Bösartigkeit des verborgenen Feindes zu erkennen. Ein allgemeiner Schweifs endet, wie sonst gewöhnlich, den ersten Anfall, doch folgt diesem nur ein Nachlafs, kein vollständiges Aussetzen, denn Kopf- und Kreuzschmerzen bleiben heftig, nur der Puls wird ruhiger. Der zweite Anfall bringt einen geringeren Fieberfrost, aber stärkeres Kopfweh und mit Gallenerbrechen auch gallige Stühle. Dann wird eine weifse Flüssigkeit, wie Kalkwasser oder geronnene Milch nach oben und unten ausgeleert; während der Hitze reden die Kranken immer immer mehr irre, die Zunge belegt sich, und Zahnfleisch und Lippen bedecken sich mit einer schwarzen Borke, der Athem wird übelriechend, und der zweite, schon ungleich kürzere Nachlafs erleichtert weniger. Im dritten Anfall werden die Ausleerungen durch Erbrechen und Stuhlgang übelriechend, und über die trockene, braun belegte Zunge kommt kaum noch ein vernehmlicher Laut. Die Fieberwuth geht jetzt gewöhnlich in stilles Irrereden über, und in diesem Zustande sterben die meisten Kranken. Bei anderen wird das Gesicht hippokratisch, und sie sterben in der Rückenlage mit kaum fühlbarem Puls und unwillkührlichen, aashaften Ausleerungen. Der Harn setzt in diesem Fieber keinen Bodensatz, sondern wird nur von Anfang allmählich dunkeler; selten oder nie erscheinen Petechien. Aeufserst bösartig hat man diese Marschfieber im September, dem vierten Regenmonat beobachtet, im Beginn der kalten Jahreszeit wandelten sie sich in reine Wechselfieber um, und entschieden anhaltende Fieber geringerer Art, die ohne bemerkbare Veränderung Wochen lang fortgedauert hatten, machten denselben Uebergang. Zutretende Leberentzündung war den meisten Kranken tödtlich, wie denn überhaupt entzündliche Unterleibsübel sich mit allen Fiebern dieses Himmelsstrichs leicht verbinden und ihre Gefährlichkeit steigern, am meisten schleichende Leber- und Darmentzündung [1]).

Die Wechselfieber nehmen die Regenzeit und die kalten Monate, die anhaltenden Fieber die heifse und den Anfang der nassen Jahreszeit ein. Jene werden im höheren Lande leicht entzündlich, in den Niederungen entarten sie zu jeder Bösartigkeit, und nehmen um so mehr das Wesen des Typhus an, je wirksamer die Luftverderbnifs ist. Gutartig und einfach erscheinen sie bei der günstigsten Witterung, unregelmäfsig werden sie am leichtesten durch schleichendes Leberleiden.

Die anhaltenden Fieber sind entweder mild und einfach, oder entzündlich mit verschiedenen örtlichen Leiden, oder es sind Gallenfieber, die am meisten in den niedrigen Gegenden und nach der Regenzeit vorkommen, oder sie sind typhös, ein Erzeugnifs der heifsesten unzuträglichsten Jahreszeit. Sie entarten häufig zu heftigen Brennfiebern ohne allen Nachlafs, und mit allen diesen Fieberformen kommt

Anhaltende Fieber.

1) Lind, a. a. O.

gleichzeitig die Ruhr, für sich oder in mörderischer Verbindung vor. Im Grofsen sieht man den Uebergang der Wechselfieber in anhaltende zu Anfang der heifsen Jahreszeit, so wie den Uebergang der anhaltenden in Wechselfieber in der nassen und kalten Jahreszeit, in denen sich der Einflufs der Luftverderbnifs am höchsten steigert [1]).

Es wird hiernach anschaulich, mit welchen naturgemäfsen Annahmen der Mangel an bestimmten Nachrichten über die Hungersnoth in Bengalen zu ersetzen sei. Dafs in ihrem Verlaufe Volkskrankheiten gewüthet haben, ist gewifs, und die Vermuthung eben so gegründet, dafs in Folge der Dürre und Fäulnifs nicht nur bösartige Marschfieber, sondern auch Typhus mit Leberleiden, und zwischendurch die Ruhr in ihren bösartigsten Verbindungen vorherrschend gewesen sind.

Nach den Beobachtungen guter Aerzte [2]) aus den Jahren 1762 und 1768 leidet es keinen Zweifel, dafs die indischen Marschfieber damaliger Zeit sich nicht weniger, als in anderen heifsen und gemäfsigten Himmelsstrichen durch Ansteckung verbreitet haben [3]), man kann demnach voraussetzen, dafs dies im Jahr 1770 noch um so mehr geschehen sei, weil stärkere Ursachen die Krankheit nothwendig steigerten. Diese Art von Verbreitung wird von einem hochverdienten und scharfsichtigen Beobachter des neunzehnten Jahrhunderts allen in Ostindien einheimischen Fiebern entschieden abgesprochen [4]). Die Entscheidung ist in

---

1) Annesley, T. II. p. 425—438.

2) Lind's und Badenoch's. — 3) Lind, p. 36.

4) Annesley, Vol. II. p. 422. „We have never remarked any appearance of fever from a specific or contagious source in India; and although believing in the

Dingen dieser Art besonders schwer, wenn Krankheiten, die offenbar aus einheimischen Einflüssen entstehen, in ihrem Verlaufe einen Ansteckungsstoff entwickeln, denn für beide Ansichten sind alsdann Thatsachen mit leichter Mühe aufzufinden, welche so lange von beschränktem Werthe bleiben, als man noch keinen höheren Standpunkt in der Betrachtung der Volkskrankheiten einnimmt. Es ist indessen wahrscheinlich, dafs beide Beobachter, Lind und Annesley, die Wahrheit berichtet haben, denn aus ihren beiderseitigen Darstellungen des Marschfiebers (die obige ist nach Lind und Badenoch [1]) entworfen), giebt sich ein erheblicher Unterschied von sonst und jetzt zu erkennen, und eben dieser Unterschied scheint den allgemeinen Beobachtungen über die Veränderungen des Krankheitsgenius seit jener Zeit in jeder Rücksicht zu entsprechen.

6. Die Cholera.

Sind wir hiernach einigermafsen berechtigt, eine absteigende Entwickelung der indischen Marschfieber und der ihnen verwandten Krankheiten seit jener

---

influence of infection as respects the continued adynamic fever of temperate climates, we have, during an experience extending through a quarter of a century, never observed fever to proceed from contagion in this part of the world. The fevers, therefore, of India, and we believe in warm climates generally, are the effects of exhalations from the soil and vicissitudes of season, the former especially, upon predisposed constitutions; and the types and forms, which these fevers assume, are entirely dependent upon the activity of their causes, in relation to the condition of their subjects, and various collateral circumstances occurring about the time of their invasion."

1) Medical Observations and Inquiries. Vol. IV. Art. 12. — Badenoch's Beobachtungen sind, wie die gediegenen Erfahrungen Holwell's von Lind benutzt worden.

Zeit anzunehmen, so zeigt sich dagegen eine aufsteigende in einer andern indischen Volkskrankheit, wir meinen der Brechruhr. Diese Krankheit, die seit 1817 der Schrecken der Welt geworden, ist seit Menschengedenken in Ostindien einheimisch. In sanscritanischen Schriften ist sie ganz deutlich beschrieben, von europäischen Aerzten aber erwähnt sie zuerst der

Bontius 1629. Holländer Bontius im Jahr 1629 [1]). Späterhin ist sie wahrscheinlich sehr oft vorgekommen, wenn auch zusammenhängende Nachrichten darüber fehlen; indessen berechtigt nichts zu der Vermuthung, dafs die Erkrankungen an diesem Uebel in Indien, wenn sie auch von den Einflüssen des dortigen Himmelsstriches mehr begünstigt, und mithin häufiger waren, sich in irgend einer Rücksicht von den in Europa beobachteten unterschieden haben, die schon von den altgriechischen und von den Aerzten späterer Zeit klar und lebendig beschrieben worden sind. Die Krankheit hat jederzeit durch ihre mörderischen Zufälle und ihren äufserst raschen Verlauf Schrecken erregt, ist aber vor 1817 niemals zu einer erheblichen Verbreitung gekommen, und als Volkskrankheit immer wenig entwickelt geblieben.

Palinconda 1769. 70. Eine solche Brechruhr herrschte in den Hungerjahren 1769 und 1770 um Palinconda im Amborethal auf der Küste Coromandel. Unsere Kenntnifs von dieser Erkrankung beschränkt sich auf eine kurze handschriftliche Nachricht darüber im Archiv des Gesundheitsrathes von Madras [2]); in Bengalen, das von Hungersnoth und Krankheiten am meisten heim-

1) C. VI. p. 69. bei Prosper Alpin. Bontius schrieb 1629.

2) Scot, p. III. p. 239.

geaucht wurde, zeigte sich die Brechruhr nirgends, und schon diese einfache Thatsache beweist hinreichend, dafs sie in ihrer epidemischen Entwickelung hinter den fieberhaften Krankheiten weit zurückgeblieben war. Eine umfassende Untersuchung dieses wichtigen Gegenstandes mufs einem späteren Abschnitte dieses Werkes aufbehalten bleiben, doch mag es erlaubt sein, schon hier anzudeuten, dafs die indische Brechruhr keine Ausnahme macht von dem Gesetze der aufsteigenden und absteigenden Entwickelung der Krankheiten, welches alle Uebel umfafst, die im Laufe der Jahrhunderte sich als Weltseuchen oder sonst durch gröfsere Verbreitung geltend gemacht haben, und einst noch geltend machen werden. Die Pest des Alterthums, deren Ursprung durchaus dunkel ist, verschwand gegen das vierte Jahrhundert. Die Drüsenpest war in milderen Formen und in Seuchen von beschränktem Gebiet entschieden schon früher vorhanden gewesen, als sie im sechsten Jahrhundert unter dem Kaiser Justinian als Weltseuche hervortrat, sie erreichte im schwarzen Tod des vierzehnten Jahrhunderts ihre höchste Ausbildung, und hat seitdem ihre Wuth im Ganzen herabgestimmt. Das Fleckfieber, ein Abkömmling der Drüsenpest, erhob sich im funfzehnten, herrschte in höchster Entwickelung im sechzehnten und siebzehnten Jahrhundert, und ist in der neueren Zeit fast verschollen. Die Lustseuche war vor dem Ausgang des funfzehnten Jahrhunderts in milder Form fast allen Völkern der alten und neuen Welt bekannt, erst 1495 steigerte sie sich zu nie gesehener Bösartigkeit, und ist in der neuesten Zeit zu ihrer ursprünglichen Natur fast ganz zurückgekehrt. Aehnliches zeigt die Geschichte vom Aussatz, wie von jeder bedeutenden Krankheit, und eben so wie bei allen diesen Uebeln, denen sich die weiter unten abgehandelten anschliefsen [1]), bewirkten ungewöhnliche Einflüsse auch bei der Brechruhr die Steigerung einer längst vorhandenen Krankheit. Erst 1817 wurde sie zur Weltseuche erhoben, und schwerlich möchte die Zeit ihrer Rückbildung zu einer geringeren Witterungskrankheit, als welche sie ehedem auch in Ostindien auftrat, nahe bevorstehen.

c. Die Pocken.

Ungleich verderblicher, als die einheimischen Fieber und die Brechruhr traten zu gleicher Zeit in Bengalen die Pocken auf. Sie brachen in der heifsen Jahreszeit aus, als die Hitze im Schatten zwei Grad über die Blutwärme gestiegen war, und keine Nachtkühle die verschmachtenden Kranken mehr erfrischte. Freilich mögen sie wohl, gegen die Hungersnoth gehalten, das geringere Uebel gewesen sein, und vielen Eingeborenen die Qualen eines ohnehin unvermeidlichen Todes abgekürzt haben, indessen bedarf es wohl kaum der Versicherung eines Augenzeugen, dafs die Verheerungen durch sie beispiellos gewesen seien [2]), denn der unseeligste Verein aller Einflüsse begünstigte ihr schrankenloses Wüthen. Nie sah man eine grauenvollere Niederlage: der schwarze Tod raubte Europa den vierten Theil seiner Bevölkerung in zwei Jahren — hier wurden drei Millionen Menschen auf einem kleinen Raume innerhalb weniger Monate vernichtet!

---

1) Die Brandbräune, das Scharlachfieber, die Kriebelkrankheit u. a.

2) Stavorinus, S. 59.

Es wird sich aus der ferneren Darstellung der Thatsachen ergeben, dafs die Pocken während dieser Zeit nicht nur in Südasien, sondern auch im Norden dieses Welttheils, in Europa und in Amerika seuchenartig hervortraten. Vergebens würde man versuchen, ihr diesmaliges Aufkommen von der Witterung herzuleiten, denn es müfsten hier ganz entgegengesetzte Einflüsse unter einen Gesichtspunkt vereint werden. In Ostindien waren es die sengenden Sonnenstrahlen, in Europa die kalten Nebel, welche ihre Verbreitung beförderten, d. h. dem Hebel der Ansteckung durch gesteigerte Empfänglichkeit ungewöhnliche Kraft verliehen. Schon diese Krankheit allein, dieser abgesonderte Bestandtheil der Weltseuche, welche wir untersuchen, führt mithin zu der Annahme einer Triebfeder in den Erscheinungen des organischen Lebens, die, so unerkennbar sie den Sinnen sein mag, doch offenbar über den Einflüssen der Witterung steht, und mit sicherer Wirkung in dem Gesammtleben der Völker verborgene Regungen anfacht, die als Vorbereitungen zu allgemeinem Erkranken, und durch untergeordnete Ursachen auf dieses oder jenes Gebiet der Lebenssphäre hingewiesen, endlich als erkennbare Seuchen hervortreten, gleichwie der verborgene Magnet die Eisenspäne in Bewegung setzt, und sie mögen kalt oder warm, trocken oder angefeuchtet sein, sie endlich zu regelmäfsigen Gestaltungen zusammenordnet. Allgemeine Pockenseuche.

Die Verhältnisse der Pocken in Ostindien sind der gründlichsten Untersuchung werth, welche, abgesehen von vereinzelten Andeutungen, bisher noch unterblieben ist. Sie kehren in diesem Lande in siebenjährigen Zeiträumen, und zwar immer in der heifsen Jahreszeit wieder. Dann werden sie höchst bösartig, die zusammenfliefsende Form waltet vor, und wenige kommen mit dem Leben davon, die durch gewöhnliche Ansteckung an ihnen erkrankt sind. Der Tod erfolgt in einer solchen Pockenseuche schon im zweiten Zeitraum, ja selbst schon am ersten Tage des Ausbruchs, die Kunst der Aerzte ist unwirksam, und die Furcht der Europäer vor dieser Krankheit so grofs, dafs sie ihr durch die Flucht auf ihre Landsitze und strenge Abscheidung zu entgehen suchen [1]). Hört die Seuche, wie es gewöhnlich geschieht, nicht früher auf, so setzt ihr spätestens die Regenzeit ein Ziel, und die Krankheit kehrt zu ihrem früheren Verhalten zurück, so dafs sie zwar immer vorhanden bleibt, aber nur vereinzelt und in ganz milder Form vorkommt.

Thierpocken. Einem aufmerksamen Beobachter ist es aufgefallen, dafs die Pocken, wenn sie seuchenartig herrschen, auf das zahme Geflügel übergehen, namentlich die Truthühner, die Hühner und die Papageien, welche in grofser Anzahl von ihnen weggerafft werden [2]). Bei der Wichtigkeit dieser Wahrnehmung haben wir nur zu bedauern, dafs von ihm keine genaueren Angaben mitgetheilt werden, als dafs die Pocken aller dieser Vögel durch dieselben Zeiträume verlaufen, wie beim Menschen, dafs er einen Papagei, der vor dem Erscheinen des Ausschlages zwei Tage lang stark fieberte, am siebenten Tage nach dem Ausbruch sterben sah, und dafs bei diesem Thiere nicht nur die Haut mit theilweise zusammenfliefsenden, sondern auch die Speiseröhre mit dem ganzen Darmkanal mit sehr vielen Pocken besetzt gefunden wurde. Wie unvollkommen diese Beobachtungen auch sein mögen, so dürfen sie doch bei dem noch undurchdringlichen Dunkel, welches über die Verwandtschaft aller Thierpok-

1) Holwell, p. 4. — 2) Ebendas. p. 25.

ken mit den Menschenpocken verbreitet ist, um so weniger übergangen werden, als die Braminen die uralte Lehre festhalten, dafs die Thiere nicht weniger als die Menschen für die Pockenkrankheit empfänglich seien. Dieser Ueberlieferung kann eine tiefere Bedeutung nicht abgesprochen werden, wenn man erwägt, dafs auch in Europa, das offenbar nicht der Mutterboden der Pocken ist, Uebergänge von dieser auf Thiere, und zwar selbst unter Verhältnissen, welche den bei indischen Pockenseuchen obwaltenden nicht gleichzuachten sind, als höchst wahrscheinlich angenommen werden müssen, und aus der Erkenntnifs der Verwandtschaft der Menschenpocken mit einer Thierpocke das heilsamste Schutzmittel gegen jene hervorgegangen ist.

Im Uebrigen verrathen die von den indischen Priesterärzten bewahrten Kenntnisse über die Pocken durchweg vielen Natursinn, und in ihrer Behandlung der Krankheit liegt, abgesehen von allem religiösen Beiwerk, ein besserer Kern von ärztlicher Forschung, als die europäische Heilkunde jemals aufzuweisen vermochte, die Lehren von Sydenham vielleicht ausgenommen, die nur von wenigen verstanden, und von noch wenigeren befolgt wurden.

Indische Impfung.

Die Impfung, welche die europäischen Aerzte erst im achtzehnten Jahrhundert durch die Türken kennen gelernt, und nach vielem nutzlosen Streit nicht einmal allgemein angenommen haben, wird von den Braminen seit einer langen Reihe von Jahrhunderten ausgeübt. Ihr Verfahren ist durchaus naturgemäfs, und durch die Behandlung der Geimpften wissen sie die Gefahren der künstlich erregten Krankheit so sicher zu umgehen, dafs nur in den allerseltensten Fällen, kaum hier und da ein Einzelner daran stirbt, und das

Uebel, vor dem in den grofsen Seuchen die ganze ungeimpfte Bevölkerung zittert, in ihrer Hand so geringfügig wird, wie gegenwärtig in Europa die Kuhpocken. Alljährlich werden sie von ihren Oberen in Benares, Bindubund, Eleabas und anderen Städten in hinreichender Anzahl nach allen Seiten ausgesandt, um überall die Impfung mit dem ersten Eintritt der heifsen Jahreszeit zu verrichten. In den letzten Wochen der kalten Jahreszeit kommen sie an den Orten ihrer Bestimmung an, in Bengalen vor der Mitte des Februar, und benutzen die noch übrigen Tage zur Erforschung des Standes der Krankheit und allen den Beobachtungen, die auf ihren Beruf Bezug haben.

Die Vorbereitung zur Impfung besteht in vierwöchentlicher Enthaltung von Milch, Büffelbutter (Ghee), und bei den Muhamedanern wie bei den Abkömmlingen der Portugiesen auch von Fischen, welche Lebensordnung von allen, die sich dem Verfahren unterwerfen wollen, sehr streng und schon vor der Ankunft der Braminen beobachtet wird. Glauben diese nun, dafs die rechte Zeit gekommen sei, so gehen sie von Haus zu Haus, und impfen vor den Thüren, nicht ohne sich vorher überzeugt zu haben, ob die allgemein bekannten Vorschriften von den Impflingen befolgt worden sind, denn ist dies nicht geschehen, so verweigern sie die Impfung unbedingt.

Die Wahl der Impfstelle überlassen sie den Aeltern, doch ziehen sie, wenn es sein kann, bei den Knaben die Aufsenseite des Vorderarms, und bei den Mädchen den äufsern Theil des Oberarms vor. Sie reiben die gewählte Stelle trocken mit einem Tuche, acht oder zehn Minuten lang, und machen dann funfzehn oder sechzehn halbzöllige, kaum blutende Hautritze mit einem feinen Messer, legen ein baumwolle-

nes,

nes, mit vorjährigem Impfstoff getränktes Bäuschchen darauf, das sie mit einigen Tropfen Gangeswasser benetzen, und bis zum Gebrauch in zusammengefaltetem Callico bewahrt haben, befestigen es mit einem einfachen Verbande, und lassen es, wenn sie diesen nach sechs Stunden abgenommen haben, bis zum Abfallen liegen. Niemals impfen sie mit frischer, oder mit Lymphe von nicht geimpften Pocken, wenn diese auch noch so mild verlaufen sein sollten [1]), und wie sie denn selbst in geringfügigen Dingen höchst gewissenhaft zu Werke gehen, so gelingt es ihnen auch, theils durch ihr Ansehn, theils durch den Glauben an die Göttin Patragali, welche den Pocken vorsteht, ihre Kranken zur genauesten Befolgung aller gegebenen Vorschriften zu verpflichten. Noch vier Wochen nach der Impfung lassen sie diese Lebensordnung fortsetzen, am nächsten Morgen aber verordnen sie den Impflingen, sich mit vier großen Gefäßen kalten Wassers den ganzen Körper übergießen zu lassen, und dies jeden Morgen und Abend zu wiederholen, bis das Fieber eintritt, welches gewöhnlich am sechsten Tage erscheint, während des dreitägigen Fieberzeitraums die Uebergießungen auszusetzen, und nach geschehenem Ausbruch der Pocken damit fortzufahren, bis zum Abfallen der Schorfe. Außerdem gebieten sie ihnen, alle Pocken, sobald sie ihre Farbe verändern, d. h. anfangen zu eitern, mit einem spitzen Dorn zu öffnen, und dies nach jeder neuen Anfüllung zu wiederholen, was bei gutartigen, einzeln stehenden Pocken ein- bis zweimal, bei zusammenflie- Behandlung.

1) Der Unbekanntschaft mit dieser Regel ist vielleicht ein Theil von den Unfällen bei der Impfung in Europa zuzuschreiben.

fsenden aber sieben- bis achtmal nöthig ist [1]). In bedenklichen Fällen leisten sie den Kranken diese wesentliche Hülfe selbst, mit großer Geduld und Geschicklichkeit, indem sie nur die erhabenste Stelle der Pocke mit dem Dorn anstechen, den Eiter sanft ausdrücken, und das Eindringen der Luft sorgfältig verhüten.

Das Zimmer zu hüten wird den Geimpften streng untersagt, sie müssen sich vielmehr der freien Luft zu jeder Tageszeit aussetzen, und höchstens erlaubt man ihnen, wenn das Fieber heftig ist, auf einer Matte vor der Thür zu ruhen. Doch geschieht dies nur äufserst selten, denn gewöhnlich ist das Fieber so gering, dafs die Kranken kein Verlangen haben, sich niederzulegen, wie sie denn überhaupt bei dem Genufs von Pisang, Wassermelonen, Reis, und reichlichem Trinken von kaltem Wasser, mit oder ohne Zuckerrohr, weifser Mohnmilch oder dünnem Reisschleim fast gar keine Beschwerde erleiden, und selbst das Eiterungsfieber, wenn nur die Pocken sorgsam entleert worden sind, entweder gar nicht zu Stande kommt, oder sehr mild ausfällt. Bisweilen zeigt sich nach der Impfung, die kaum jemals fehlschlägt, nur ein örtlicher Pockenausbruch, den man für vollkommen genügend hält, gewöhnlich kommen aber gegen funfzig bis zweihundert Pocken zum Vorschein. — Dieselbe Behandlung lassen die Braminen den nicht geimpften Pockenkranken angedeihen, und mit gro-

---

1) Dies Verfahren ist schon von Helvetius zu Anfang des achtzehnten Jahrhunderts, und später von Tissot vorgeschrieben, allein niemals in Europa so zweckmäfsig und so sorgsam ausgeführt worden, wie in Indien. Der Gebrauch der Scheere ist wegen des Zutritts der Luft durchaus zu verwerfen Tissot, Avis, p. 151. — Helvetius, Recueil, p. 103.

ſeem Erfolge, wenn die Bösartigkeit des Uebels nicht überwiegt, indessen leistet menschliche Hülfe bei großen Pockenseuchen, unter denen die von 1770 vielleicht eine der schlimmsten war, begreiflich nur sehr wenig [1]).

Das angegebene Verfahren der Braminen ist von nicht zu berechnendem Alter, und der Dienst der Pokkengöttin (Guti ka Takurani) Patragali schon im Attharva Veda vorgeschrieben, einem der ältesten heiligen Bücher, das nach dem Urtheil englischer Sanscritforscher vor etwa 2300, und wie die Braminen glauben, vor 3,300 Jahren verfaſst worden ist [2]). So wenig noch die indische Zeitrechnung auf sichere Grundlagen zurückgeführt worden ist, so steht doch unleugbar fest, daſs die heiligen Bücher der Hindus spätestens aus der Zeit des Anfangs der christlichen Zeitrechnung herrühren. Aus dieser Annahme würde mithin hervorgehen, daſs die Pocken, die in ihnen selbst schon einer eigenen Gottheit zugewiesen worden, schon eine Reihe von Jahrhunderten vor dem Jahre ihres Ausbruchs in Arabien, 572, in Ostindien vorhanden gewesen sind, und die scharfsinnige Vermuthung Freind's begründet ist, den Arabern müſsten sie von Osten her zugebracht worden sein. Den Forschern des Sanscrit bleibt hier noch das Meiste aufzuhellen übrig, und es ist, wenn ihre Untersuchungen erst bis zur Ermittelung der Thatsachen gediehen sein werden, auf eine reiche Erndte wichtiger Ergebnisse über die indischen Krankheiten mit Zuversicht zu hoffen. Für jetzt scheint es keinem Zweifel mehr zu unterliegen, daſs die Pocken schon vor der christ-

1) Man sehe die ganze Abhandlung von Holwell.

2) Moore, p. 31.

lichen Zeitrechnung in Südasien ihren Ursprung gefunden haben, und vom Ende des sechsten Jahrhunderts an durch die Araber den übrigen Völkern mitgetheilt worden sind [1]).

IV.

Boden und Witterung.

Die Gleichzeitigkeit aller bisher dargestellten Erscheinungen giebt die Wirkungen eines allgemeinen Einflusses zu erkennen, der die Völker vom entferntesten Osten bis jenseits des Oceans unter das Joch der Entbehrung und Krankheit beugte. Eine Weltseuche war es, die in unermeſslichen Gebieten die Sterblichen niederstreckte, gleichzeitig in der glühenden Hitze der tropischen Himmelsstriche, wie in den Nebeln des kalten Nordens ihre Macht befestigte, an Ausdehnung von ihren gewaltigsten Vorgängerinnen unübertroffen, aber verschieden von ihnen in der Art ihrer Angriffe auf das Leben. Denn sie lieſs nicht, wie die meisten von diesen, nur eine Krankheit raschern oder langsamern Schrittes die Länder durchziehen, schleichend schmiegte sie sich der Natur aller Himmelsstriche an, jede Ortsbeschaffenheit machte sie sich zu eigen, und bemächtigte sich der einheimischen Krankheiten, um an ihnen durch Steigerung gewohn

1) Geschichte der Heilkunde, Bd. II. S. 151.

ter und bekannter Leiden das Dasein einer alles Leben ergreifenden Regung zu offenbaren.

Die Grundursache dieser vielarmigen Weltseuche zu einer klaren Anschauung zu bringen, möchte menschlichem Forschen wenig gelingen, denn in der Erscheinung dessen, was innerhalb unseres beschränkten Gesichtskreises liegt, ist allzuviel äufserlich Entgegengesetztes zu vereinigen, als dafs unsere Kenntnifs von Himmel und Erde auch nur entfernt ausreichen könnte, um die Einheit einer ursprünglichen Triebfeder anschaulich zu machen, indessen sehen wir doch ganz deutlich, der Haushalt der Natur erlitt in den Jahren 1769 bis 1772 eine heftige Erschütterung, die bis in die letzten Verzweigungen des organischen Lebens fühlbar wurde. Die Merkmale dieser Erschütterung sind an mannigfachen Vorgängen deutlich nachzuweisen, wenngleich alle Untersuchung sich hier nur auf Aeufseres und auf Bruchstücke beschränken kann.

1769 zeigten sich **Nordlichter** häufiger als gewöhnlich. Das erste am 5. Januar, das in Europa und Nordamerika gesehen wurde [1]) ein zweites am 25ten, ein drittes am 27. September, ein viertes am 24. October, das man in ganz Europa sah [2]), und ein fünftes am 25. October [3]). Ein sehr glänzendes, das bis in den Scheitelpunkt reichte, sah man am 18. Januar 1770 in ganz Europa [4]); die Abweichung der Magnetnadel vor seinem Erscheinen und während seiner Dauer war sehr bedeutend [5]), es sind also erhebliche Schwan- Nordlichter.

1) Titius. — Transactions, p. 104. — 2) Discurso etc.

3) Titius.

4) Silberschlag, der eine Abbildung davon gegeben hat. — Berlinische Nachrichten, 1770. 20. Januar. Nr. 9. S. 43.

5) Nach einer Beobachtung 16 Grad nach Westen. Eine andere Magnetnadel deklinirte nach N.W. und N.O. und stellte

kungen des Erdmagnetismus vorauszusetzen, die sich ohne Zweifel sehr oft wiederholt haben, da ungeachtet der fast beständigen Bewölkung des Himmels von einem aufmerksamen Beobachter in demselben Jahre noch 17, und im folgenden 23 Nordscheine gezählt worden sind. Derselbe Beobachter bemerkte eine allmähliche Abnahme in der Stärke der Lichterscheinungen, die bei den nicht wenigen Nordscheinen des Jahres 1772 noch auffallender wurde, und den allgemeinen Veränderungen der Witterung im Ganzen entsprach [1]).

Erdbeben und vulkanische Ausbrüche.

Erdbeben an ungewöhnlichen Orten, und vulkanische Ausbrüche kommen diese drei Jahre hindurch häufiger vor, als sonst. Am 14. August 1769 bemerkte man eine Ederschütterung im südlichen Deutschland [2]); eine andere in Mähren in den ersten Tagen des Februar 1770 [3]), eine sehr heftige in Bern, den 20. März 1770, die wahrscheinlich gleichzeitig war mit einem Ausbruch des Vesuv in demselben Monat [4]). Ein Erdbeben in Köln am Rhein

sich wieder in N. — In Tyrnau in Ungarn stand sie vor dem Nordlicht 14° 50′, und 1 Uhr Nachts 14° 55′. Ebendas. 1770. 6. Februar. Nr. 16. S. 78.

1) Beguelin, Observations météorologiques faites à Berlin. Mémoires de l'Académie de Berlin, 1770. p. 75, 1771. p. 74, 1772. p. 163, 1773. p. 63. — Die Nordscheine von 1770 sind von Beguelin beobachtet worden: den 17., 18. Januar, den 1., 12., 15., 18., 25. Februar, den 14., 18., 23., 26., 27. März, den 13., 14., 17., 19., 20. April, den 27. Mai und 9. September. — Titius hat 1770 nur fünf Nordscheine gesehen, den 18. Januar, 12. Februar, 28., 31. August und 17. September, und eben so viele im Jahre 1771.

2) Gesner, Bd. IV. S. 67.

3) Berlin. Nachrichten, 1770. 15. Febr. Nr. 20. S. 100.

4) Ebendas. 17. April Nr. 46. S. 242 — 19. April Nr. 47. S. 247.

am 9ten Juni 1770 fällt auf den Tag zusammen mit einem sehr heftigen in St. Domingo. In Port au Prince stürzten in Zeit von drei Minuten alle Häuser zusammen, und viele Menschen wurden unter den Trümmern begraben. Das Meer wogte über das ebene Land, und in weitem Umkreise öffneten sich Spalten in der Erde, aus denen Rauch hervorströmte [1]). Während hier noch die vulkanischen Umwälzungen fortdauerten, wurde Constantinopel den 17. August 1770 von einem Erdbeben erschüttert [2]). Auf dem Erzgebirge und gleichzeitig in Westphalen gewahrte man Erdstöfse im Herbst 1770 [3]), zu Ende dieses Jahres erneute der Vesuv seine Ausbrüche [4]), und bald darauf bemerkte man in Livorno den 6. Januar 1771, in der Gegend von Gleiwitz in Schlesien den 26. Januar, und in Sora im Königreich Neapel mehr oder minder heftige Erschütterungen, denen im April und Mai neue Erdbeben in St. Domingo folgten. Ausbrüche des Hekla werden von den Jahren 1771 und 1772 berichtet, und wiederholte Erdbeben in Italien und Neu-England vom Jahr 1771 [5]). — Alle diese Erscheinungen, die gewifs noch in gröfserer Anzahl zusammengestellt werden könnten, wenn man mit gröfserer Aufmerksamkeit beobachtet hätte, setzen einen ungewöhnlichen vulkanischen Aufruhr aufser Zweifel.

1) Ebendas. 1770. 19. Juni Nr. 73. S. 377., 23. August Nr. 101. S. 516., 25. Aug. Nr. 102. S. 522.

2) Ebendas. 2. Oct. Nr. 118. S. 612.

3) Ebendas. 1. Nov. Nr. 131. S. 678., 29. Nov. Nr. 143. S. 738.

4) Ebendas. 1771. 8. Jan. Nr. 4. S. 15.

5) Ebendas. 2. Febr. Nr. 15. S. 66., 21. Febr. Nr. 23. S. 106., 2. März Nr. 27. S. 126., 20. Juni Nr. 74. S. 358.

Gewitter. Abweichende Verhältnisse der Electricität geben aus der geringen Anzahl der Gewitter in den Jahren 1769 und 1770 hervor. In Wittenberg sah man deren im Jahr 1768 siebzehn, 1769 elf, 1770 zehn und 1771 einundzwanzig [1]). Besonders ausgezeichnet in dieser Beziehung war überdies das Jahr 1770, indem einige Gewitter zu ungewöhnlichen Zeiten und in grofser Ausdehnung vorkamen. So namentlich ein sehr starkes am 16. Januar, das sich vom Erzgebirge (Chemnitz) bis nach Pommern (Anclam) erstreckte [2]); ein zweites in Anclam am 18ten Februar [3]), ein drittes in Hamburg den 1. März [4]), ein viertes, das sich über die Mark Brandenburg und Pommern (Potsdam, Pasewalk) ausdehnte, am 17. December [5]), und ein fünftes mit heftigem Sturm und Ueberfluthen des Meeres in Neapel am 22sten December [6]).

Regen. In welchem Zusammenhange Naturerscheinungen dieser Art mit den Einflüssen stehen, welche zum Pflanzen- und Thierleben in eine nähere Beziehung treten, ist wissenschaftlich durchaus nicht ermittelt, am meisten kommt es aber bei dem Verhalten alles organischen Lebens auf das Mafs der Wärme und Feuchtigkeit an. Hierin besonders wichen die drei Jahre, auf die es uns ankommt, so von der gewöhnlichen Ordnung ab, dafs man sie füglich mit den fünf Nothjahren von 1529 bis 1533 vergleichen kann [7]). Die

1) Titius.
2) Berlinische Nachrichten, 1770. 1. Febr. Nr. 14. S. 67.
3) Ebendas. 3. März Nr. 27. S. 143.
4) Ebendas. 13. März Nr. 31. S. 161.
5) Ebendas. 20. 22. Dec. Nr. 152. 153. S. 781. 789.
6) Ebendas. 1771. 31. Jan. Nr. 14. S. 82.
7) Der englische Schweifs, S. 89.

Sommer waren kalt, die Winter ohne starken Frost, trübe, feuchte Witterung die vorherrschende, und der Regen ergoſs sich in so gewaltigen Strömen über Europa, daſs ohne Ausnahme in allen Fluſsgebieten die unerhörtesten Ueberschwemmungen erfolgten. 1768 zählte man 177, 1769, 201. 1770, 208. 1771, 175. 1772, 166 Regentage [1]). 1770 brachte mithin die ergiebigsten Wasserfluthen, und wo diese keinen Abfluſs in die überschwemmten Stromthäler fanden, da durchdrangen sie den Boden überall in solchem Uebermaſse daſs auf Feldern, die seit Menschengedenken trocken gelegen hatten, groſse Teiche sich ansammelten, und an unzähligen Stellen nie gesehene Quellen hervorrieselten [2]). Es ist zu bedauern, daſs bei der Ungenauigkeit der damaligen Beobachtungen die Regenmenge nicht nach Zollen angegeben werden kann, indessen ist die vorherrschende Witterung durch die mitgetheilten Thatsachen, so wie durch auffallend niedrigen Barometerstand und anhaltende Westwinde, welche diesem durchweg entsprechen, hinreichend bezeichnet [3]).

Es darf nicht unbemerkt bleiben, daſs gerade um die Zeit der gröſsten Dürre in Südasien Europa am meisten überfluthet wurde, so daſs also die Hochgebirge von Asien die Wetterscheide bildeten — ein denkwürdiger Unterschied vom Cholerajahre 1816, das seine Regengüsse zugleich über die nördliche und die südliche Halbkugel ausschüttete. Bäche wurden reiſsende Ströme, und die Niederungen in den groſsen Stromgebieten der Wolga, der Weichsel, der Oder, der Elbe, der Weser, des Rheins, der Rhone, der

Ueberschwemmungen.

1) Titius. Vergl. Gronau.

2) Keſsler, S. 8., und viele andere. — 3) Titius.

Seine, der Donau u. s. w. gewährten lange Zeit hindurch den Anblick von Seen, aus denen nur die Kirchthürme, die Gipfel der Bäume und die Dächer hervorragten, auch blieb es nicht bei den gewöhnlichen Frühjahrsüberschwemmungen, sondern im Sommer und Herbst 1770 traten mehrere Flüsse zum zweiten und dritten Male aus, wie namentlich die Donau im Mai, der Rhein und Neckar im Juli, der Rhein und Main im December [1]). Im Jahr 1771 fiel zwar weniger Schnee und Regen, allein der Boden war von Wasser so durchdrungen, dafs auch kleinere Regengüsse sogleich Anschwellungen der Flüsse verursachten, und die regelmäfsigen Ueberschwemmungen ungewöhnlich lange dauerten. Die Elbe erreichte in der Nacht vom 27. zum 28. März 1771 eine so unerhörte Höhe, dafs sie in der Altmark die Dämme überströmte, und trat erst nach vollen sechs Wochen wieder in ihre Ufer zurück. Frankreich litt in diesem Jahre durch Ueberschwemmungen am meisten, und von allen Seiten kamen die traurigsten Berichte über den Nothstand der Einwohner durch Wasserfluthen, welche hier zu wiederholen um so weniger darauf ankommt, da das ganze nördliche und Mitteleuropa von demselben Uebel betroffen wurde. Alle Zeitungen, alle Reisebeschreibungen sind voll von Angaben hierüber, und man müfste um einige Vollständigkeit in dieser Darstellung zu erreichen, alle Bäche und Flüsse von Mitteleuropa vom Ural bis an das atlantische Meer aufzählen. Man denke sich in den Jahren 1770 und 1771 alle Niederungen und die meisten Felder dem Anbau entzo-

1) Berlinische Nachrichten 1770. 9. Juni Nr. 69. S. 358., 31. Juli Nr. 91. S. 469., 1771. 8. Jan. Nr. 4. S. 15. — Diese Zeitung enthält aufser diesen eine grofse Menge einzelner Angaben von Ueberschwemmungen.

gen, auf den noch brauchbaren den gewöhnlichen Betrieb der Landwirthschaft durch Verzögerung der Aussaat verkümmert, und die Tage fast beständig von grauen Wolkenzügen verdüstert — 1769 zählte man im mittleren Elbthal 9, 1770 nur 5, und 1771 zehn ganz heitern Tage — so wird man sich den Anblick noch einigermaßsen versinnlichen können, den die fruchtbarsten Länder Europa's in jenen drei Jahren gewährt haben mögen.

Besonders nachtheilig war in der zweiten Hälfte des März 1770 ein bedeutender Schneefall vom 19ten bis zum 22sten bei anhaltend starkem Froste, bis zu 9° R. [1]), wie denn überhaupt in diesem stürmischen Jahre immer starre Kälte eintrat, wenn die Natur am meisten der Sonnenwärme bedurfte, so daſs selbst am 30. Mai das Quecksilber nicht höher stieg, als 4° [2]), und mitten im Sommer, den 12. Juli, auf dem Hundsrück ein starker Schneefall erfolgte [3]).

Nicht von allen Hauptströmen, auf die es hier am meisten ankommt, hat man den Wasserstand genau beobachtet, indessen geben folgende Uebersichten der mittleren Wasserstände des Rheins und der Elbe eine anschauliche Vorstellung von der Wassermenge der genannten Jahre [4]).

1) Berlinische Nachrichten, 1770. 3. April Nr. 40. S. 211.

2) Titius.

3) Berlinische Nachrichten, 1770. 16. Aug. Nr. 98. S. 501.

4) Berghaus, Bd. II. — Man vergleiche mit den obigen Angaben noch die sehr vollständigen Wetterbeobachtungen von Beguelin in Berlin in den Mémoires de l'Académie de Berlin, 1770. p. 75., 1771. p. 74., 1772. p. 163., 1773. p. 63., so wie du Hamel's Observations météorologiques faites au chateau de Denainvilliers proche Pithiviers en Gâtinois, in den Jahren 1770—73, in den Memoires de l'Académie de Paris, 1771—73., und die Beobachtungen von drei Cometen von 1769, 70 und 71, ebendas. 1770. p. 67., 1771. p. 41., 255., 423.

Wasserstände des Rheins am Pegel bei Emmerich.

Jahre	Januar.	Februar.	März.	April.	Mai.	Juni.	Juli.	August.	September.	October.	November.	December	Ganzes Jahr.
1770	16' 0,1"	16' 2,6"	14' 2,1"	15' 2,7"	14' 9,2"	11' 9,6"	16' 10,3"	15' 9,0"	13' 11,3"	10' 0,5"	13' 6,0"	18' 8,0"	15' 0,2"
1771	16 3,9	15 7,9	13 0,8	10 0,7	10 2,8	12 8,7	15 1,7	18 9,1	13 1,7	10 8,2	10 1,5	11 8,8	12 10,8
1772	12 11,4	15 5,0	15 4,1	15 2,8	12 2,9	11 5,5	10 1,8	9 11,0	9 8,1	8 3,6	7 5,2	7 10,4	11 3,4
1773	12 1,4	12 1,1	10 1,2	6 10,8	6 8,9	9 5,4	13 3,4	10 6,1	9 7,4	6 1,1	9 2,6	11 0,8	10 1,2
1774	15 2,3	18 2,1	16 4,9	11 1,4	10 11,2	9 5,0	10 11,9	8 11,4	9 3,3	10 4,4	11 0,0	9 4,2	11 8,8
1775	10 1,1	17 4,3	13 5,8	11 6,0	10 4,5	11 0,0	16 7,5	13 11,4	11 4,7	7 11,8	11 2,2	8 3,1	12 1,1

Wasserstände der Elbe am Pegel bei Magdeburg.

Jahre	Januar.	Februar.	März.	April.	Mai.	Juni.	Juli.	August.	September.	October.	November.	December	Ganzes Jahr.
1766	7' 2,42"	8' 9,32"	10' 11,18"	9' 7,52"	8' 2,22"	6' 7,52"	9' 1,43"	8' 3,52"	6' 6,42"	5' 7,42"	5' 2,93"	4' 6,02"	7' 6,82"
1767	5 6,57	10 3,52	10 6,00	9 0,02	8 6,10	7 3,32	5 11,46	5 11,18	6 1,62	9 9,12	9 3,35	11 11,52	8 4,31
1768	9 8,27	10 0,22	11 5,42	9 6,82	9 2,92	6 4,10	6 7,44	6 6,92	6 11,82	6 11,14	6 11,77	7 3,82	8 2,47
1769	8 3,89	8 3,60	9 10,14	10 8,32	7 10,52	9 9,18	12 1,27	11 0,18	10 2,14	11 9,02	12 2,37	13 6,42	10 5,58
1770	13 3,32	12 11,27	12 6,27	14 8,14	13 1,72	8 10,52	10 7,27	10 0,68	12 9,42	10 2,85	11 1,62	14 0,02	12 0,77
1771	12 7,92	13 6,57	14 8,61	14 4,17	14 2,85	15 3,18	15 1,52	10 7,98	11 6,43	9 9,12	8 7,45	10 5,95	12 7,00
1772	10 8,16	12 1,87	13 5,10	11 8,86	10 2,64	9 10,04	8 1,93	7 5,52	6 9,56	6 2,57	5 9,65	8 6,25	9 1,76
1773	7 11,65	11 2,60	10 2,18	9 2,37	9 6,86	8 3,41	7 8,51	8 4,86	7 3,68	6 6,85	6 5,87	8 0,38	8 1,93
1774	9 4,06	12 1,37	13 10,43	9 10,04	9 9,67	10 6,92	9 3,23	6 5,29	7 0,00	8 7,62	8 4,33	10 8,32	9 7,72
1775	10 2,61	12 11,76	11 7,20	9 3,61	8 11,18	8 3,64	8 9,67	6 2,80	6 4,09	6 8,78	8 10,08	10 2,61	9 0,50

Die nächste Folge dieser Naturereignisse war ein gänzliches Mifsrathen der Feldfrüchte im Jahr 1770. Aus wuchernden Unkraut ragten da, wo sonst die üppigsten Erndten prangten, nur einzelne Kornähren hervor, und Brandkorn erzeugte sich überall in grofser Menge. Der Getreidemangel steigerte sich bald zu den Schrecken einer wahren Hungersnoth, namentlich in der Altmark, dem Eichsfelde, ganz Böhmen und Mähren, Hannover, den Rheinlanden und Frankreich, und alle Uebel, welche sich einem solchen Nothstande hinzugesellen, brachen überall so drohend herein, dafs ohne die Wohlthaten eines geregelten Zustandes und die väterliche Fürsorge der Regierungen die grauenvollsten Auftritte älterer Zeit sich erneut haben würden [1]). Dafs in Böhmen, Mähren, Hessen und dem Eichsfelde Menschen in nicht geringer Anzahl den Hungertod gefunden haben, leidet durchaus keinen Zweifel [2]), und bei der Beschaffenheit anderer Länderstriche, deren Bewohner derselben Noth unterlagen, läfst sich eher vermuthen, dafs man Berichte über die äufserste Höhe des Unheils zurückgehalten, als dafs die Natur zu ihren Gunsten eine Ausnahme gemacht habe. Dem Kornwucher war nirgends zu steuern, und häufiger Aufruhr, in den die rohe Verzweiflung auf dem Lande wie selbst in grofsen Städten ausartete, zeigte ganz deutlich, was zu befürchten gewesen wäre, wenn die gute Erndte von 1771 den Leiden der Völker keine Gränzen gesetzt hätte. Mifswachs.

---

1) Es geschah überall in Deutschland viel Gutes, besonders ausgezeichnet waren aber die wohlthätigen Anordnungen der Kaiserin Maria Theresia und des Kaisers Joseph, die grofse Getreidezufuhren aus Ungarn nach Böhmen und Mähren schickten, um der dortigen Noth zu steuern.

2) Langsvert, Sagar, Weikard (Vermischte Schriften Bd. I. S. 715.), Arand.

Hungersnoth. In einigen Ländern, namentlich in der Altmark und auf dem Eichsfelde trocknete man 1771 unreife Aehren am Ofen, um mit den mehllosen Körnern das Leben zu fristen, wie dies sonst wohl in Hungerjahren geschehen war [1]). Kleie war in vielen Gegenden eine kostbare Speise, Queckenwurzeln wurden häufig unter das Getreide gemischt [2]), Wicken zu Brot verbacken, und die Aermsten suchten selbst mit gekochtem Gras und Disteln, oder mit dem Fleisch von gefallenen Thieren [3]) die Qualen des Hungers zu lindern. In München speiste man die Armen mit Brot aus uraltem zusammengeballtem Mehl, das man auf Vorrathsböden aufgefunden. Man sagte, es wäre noch aus der Schwedenzeit von 1631. Buchen- und Erlenrinde wurde in der Gegend von Augsburg unter das Mehl gemischt [4]), und die Verunreinigung des Korns mit Trespe (Bromus secalinus) war so gewöhnlich, dafs man hier und da selbst die Landwirthe beschuldigte, sie hätten die Saamen dieses Grases geflissentlich dem Roggen beigemischt, und dasselbe sogar angebaut, um reichlich damit versehen zu sein [5]). — Nicht weniger als das Getreide, mifsriethen die Gartengewächse und das Obst, so dafs Gesunde und Kranke zuträglichen Genüssen entsagen mufsten, und nirgends sich einiger Ersatz gewohnter Nahrung darbot.

---

1) Z. B. 1529. S. des Verf. englischen Schweifs. — Schobelt, S. 43.

2) Dies Mittel wurde in Zeitungen häufig angepriesen.

3) Arand. Langavert, p. 11.

4) Annual Register, 1771. p. 85*.

5) Schobelt S. 43.

V.

Erscheinungen in der Thierwelt.

1. Insectenwanderungen.

Im Thierreich bezeugten einige Erscheinungen die geschehenen Erschütterungen, und waren sie weder so bedeutend noch so anhaltend wie bei gröfseren Vorgängen älterer Zeit, so liegt der Grund davon allein in der kurzen Dauer der störenden Ereignisse, denn schon nach einigen Jahren nahm die Natur wieder ihren gewöhnlichen Gang an, und alle erlittenen Uebel wurden ausgeglichen. Hierher gehören zuvörderst ungewöhnliche Wucherungen in der Insectenwelt. Sie sind in den meisten Weltseuchen beobachtet worden, vornehmlich in denen, die in Südasien ihren Ursprung genommen haben, und sie werden in der Regel von Einflüssen hervorgerufen, welche mit der gestörten Ordnung in der gesammten organischen Natur verbunden sind. Die Heuschreckenschwärme kommen unter ihnen am häufigsten vor. Je weiter sie nach Westen gelangten, um so mächtiger waren die gleichzeitigen Naturereignisse, und die Urkunden älterer Zeit berichten von aufserordentlicher Gröfse dieser Erscheinung, wie namentlich in der gröfsten aller Weltseuchen in der Mitte des vierzehnten Jahrhunderts, und noch später bei anderen Veranlassungen [1]).

1) Kaye sah 1512 eine Heuschreckenwolke in Pahra, de-

Heuschrecken-schwärme.

Auch im Jahr 1771 verließen die Wanderheuschrecken die Steppen von Mittelasien, doch gelangten sie nur bis Wolhynien, und verwüsteten die Felder in nicht allzugroßem Umfang [1]).

Libellen-schwärme.

In Calcutta gewahrte man noch während der Hungerzeit, im August 1770 eine schwarze Insectenwolke, die bald höher bald niedriger, die Sonne drei Tage lang verdunkelte. Am dritten Tage senkte sie sich so tief, daſs man das Schwirren der geflügelten Fremdlinge deutlich vernehmen konnte, und wiewohl es nicht gelang, einiger von ihnen habhaft zu werden, so unterschied man doch auf eine Entfernung von 30 Fuſs an ihren langen rothen Körpern, ihren groſsen Flügeln und dicken Köpfen, daſs sie zum Geschlecht der Libellen gehören muſsten. Wenn es regnete, hielten sie sich wohl eine Viertelstunde an derselben Stelle, und stiegen dann wechselweise auf und nieder, bis sie nach einem starken Nordwestwind sich endlich ganz verzogen [2]).

Bremsen-schwärme.

Ein Jahr früher wurden die Türken im Lager von Chanteppé von groſsen Bremsenschwärmen nicht wenig belästigt, die ihnen auf dem Zuge nach Bender nachfolgten [3]). Es erhellt nicht, ob diese Erscheinung eine ungewöhnliche war, indessen mag sie hier wenigstens angeführt werden.

Raupenfraſs.

Um dieselbe Zeit wurden einige Landstriche von Nordamerika von einem Raupenfraſs belästigt. Unzähl-

ren Vorüberziehen volle zwei Stunden währte. Engl. Schweiſs S. 174.

1) Berlinische Nachrichten, 1771. 9. Juli Nr. 82. S. 395.

2) Annual Register, 1771. Appendix to the Chronicle, p. 207.

3) Resmi Achmed, S. 112.

zählbare Heere einer schwarzen Raupe, die in geregelten Zügen wanderten, und die gezogenen Schutzgräben im buchstäblichen Sinne anfüllten, verwüsteten die Kornfelder und Wiesen in einer Ausdehnung von 300 englischen Geviertmeilen, und verschwanden wieder in den letzten Tagen des Juni. Die Naturforscher haben versäumt, dieses Thier genauer zu untersuchen, das im Jahre 1791 die Felder in noch weit gröfserem Umfange verheert hat [1]).

2. Viehseuchen.

Von den Krankheiten der Thiere, welche durch die Naturereignisse der Jahre 1769—1772 zum Theil hervorgerufen, zum Theil begünstigt wurden, verdient die Rinderpest eine besondere Erwähnung. Der Drüsenpest des Menschen in vielem Betracht ähnlich, des Ueberganges auf den menschlichen Körper jedoch durchaus unfähig, hat sie ihren Mutterboden in den Steppenländern des südöstlichen Europa, und verbreitet sich von da aus nur durch Ansteckung. Schon seit dem Seuchenjahre 1765 war sie die Ursache sehr empfindlicher Einbufse in Ungarn, Polen, Schlesien, Böhmen und den Niederlanden geworden; 1769 aber trat sie, während ihr Mutterland nicht eben erheblich von ihr heimgesucht wurde [2]), mit einer so beispiellosen Wuth in den Niederlanden auf, dafs der Wohlstand der Einwohner ernstlich bedroht wurde und die erlittenen Verluste alle bisherigen Unfälle dieser Art weit überstiegen. Bei der mangelhaften Kenntnifs der Krankheit konnte man ihre Verheerungen nicht in Schranken halten, und nur erst am Neujahrstage 1772

Rinderpest.

1) Webster, Vol. I. p. 259. 292.

2) Orräus, p. 239.

wurden öffentliche Dankgebete in allen Kirchen für die Befreiung von dieser Noth gehalten [1]). Indessen kehrte die Rinderpest in den folgenden Jahren hier wie in anderen Ländern des Südens und Nordens häufig wieder, bis ihr endlich die Natur selbst im Jahr 1780 ein Ziel setzte [2]).

Dafs wir von den Thierseuchen dieser Jahre nur geringe Kunde haben, liegt nur in der Unaufmerksamkeit der Aerzte auf Erscheinungen aufser ihrem Gesichtskreise. Ein vielfältiges, und doch vielleicht gleichartiges Erkranken der Thiere würde sonst nicht verborgen geblieben sein und wir hätten hier mehr als blofse Bruchstücke von Wahrnehmungen anzuführen.

Federviehsterben.

Ein Erkranken unter dem Federvieh bemerkte man 1769 in Fulda. Von welcher Art es gewesen, ist unbekannt geblieben, war aber wirklich dieses Federviehsterben ausgedehnter, so würde sich hier nur die schon den Alten bekannte Erscheinung wiederholen, dafs grofse Erkrankungen zuerst von Seuchen unter den Vögeln verkündigt werden, deren reizbare Werkzeuge des Athmens für nachtheilige Einflüsse aus der Luft am empfänglichsten sind.

Faule Lungenentzündung der Pferde.

Bald darauf brach dort eine faulige Lungenentzündung unter den Pferden aus, die durch Aderlässe verschlimmert, und wie bei den Menschen am meisten mit Abführmitteln geheilt wurde [3]).

---

1) Annual Register, 1772. p. 65. Auch andere Zeitungen enthalten viele einzelne Angaben hierüber.

2) Lorinser, Rinderpest, S. 24.

3) Weikard, vermischte medicinische Schriften, Bd. I. S. 716. (In diesem Aufsatz: Von dem sogenannten Faulfieber, welches im Anfange der siebenziger Jahre so allgemein herrschte — ist das Wesentliche einer ältern Abhandlung des Verfassers: Medicinisches Bedenken über das in Deutschland

Es darf hier eine Krankheit der Jagdhunde, die im Bezirk von Moskau der Pest auf dem Fuße nachfolgte, nicht unerwähnt bleiben. Die Thiere wurden kurzathmig, ließen die Zunge heraushängen und fraßen nicht; ihre Augen entzündeten sich und standen hervor, dann wurden sie matt und bedeckten sich mit einem weißlichen Ueberzug. Die Drüsen in den Weichen und Achseln, wie die am Halse schwollen an und verhielten sich wie die Pestbubonen. Denn wo sie entweder von selbst oder nach dem Gebrauch erweichender Mittel in Eiterung kamen, da genasen die Thiere bald, gewöhnlich auch mit eiterigem Schleimfluß aus der Nase, wo sie aber nicht eiterten, da erfolgte der Tod am dritten oder vierten Tage. Anstatt der Drüsengeschwulst entstand bei einigen Durchfall und Nervenlähmung. Sie konnten nicht auf den Füßen stehen, oder wenn sie sich aufrichteten, fielen sie sogleich wieder auf die Seite. Genasen sie, so blieben die Hinterbeine lange Zeit gelähmt, und sie starben an Abzehrung; nur ganz junge Thiere überwanden diesen Zustand. Die Krankheit war so ansteckend, daß wenn irgendwo ein Hund davon ergriffen wurde, die übrigen in der Nähe bald nachfolgten, ja sie wurde auch nach entfernten Orten vertragen, Menschen aber wurden niemals davon angesteckt. Nur die Jagdhunde erkrankten an diesem Uebel, alle anderen blieben davon verschont. Die Thierheilkunde weiß von keiner dieser ähnlichen Hundekrankheit, man kann daher um so weniger anstehen, sie für eine eigenthümliche zu halten, die mit dem Namen Peststaupe zu bezeichnen sein möchte, da ihr

Peststaupe der Jagdhunde.

---

und hiesigen Gegenden sich äußernde Faulfieber, Fulda, 1772. 8. enthalten.

Ursprung aus Pestansteckung höchst wahrscheinlich ist. Dieser Annahme tritt die Wahrnehmung nicht entgegen, dafs sie sich nicht auf Menschen fortpflanzte, denn Ansteckungsstoffe von Menschen entarten in Thieren, und umgekehrt. Auch in der Wallachei herrschte dieselbe Peststaupe unter den Hunden [1]), und nirgends fehlte es in verpesteten Orten an Veranlassung dazu, denn die Hunde zeigen so wenig Abscheu vor verpesteten Gegenständen, dafs man sie in Jassy sogar ausgeschnittene Carbunkeln und Bubonen gierig verschlingen sah [2]).

Verhalten der Thiere gegen das Pestmiasma.

Bei dieser Gelegenheit mufs das Verhalten einiger Thierklassen gegen das Pestmiasma erwähnt werden. Die Vögel sind dagegen äufserst empfindlich und pflegen Orte, wo die Pest wüthet, zu verlassen. Schon Diemerbroeck, der überhaupt sehr umfassend beobachtet hat, bemerkte, dafs sie sich von Nimwegen während der grofsen Pest im Jahre 1636 fast ganz weggezogen hatten [3]). Dasselbe haben viele andere Aerzte in früheren Zeiten gesehen, und neuere Wahrnehmungen, in die sich keine Vorurtheile gemischt, haben es bestätigt. In Moskau starben im Jahr 1771 die Stubenvögel in allen Häusern, in denen die Pest ausgebrochen war. Raben, Krähen, Dohlen und Elstern, die sonst in dieser Stadt in grofser Menge die Thürme und hohen Bäume beleben, wurden von Orräus nur einzeln vorüberfliegend hier und da wahrgenommen. Selbst Ratten und Mäuse sollen in den verpesteten Häusern verschwunden sein. In den Weinbergen von Jassy waren fast keine Insekten anzutreffen, als man dort Pestkranke gelagert hatte.

---

1) Orräus, p. 155. — 2) Ebendas. p. 161.
3) Cap. VI. p. 12.

nachdem einige Tage vorher kein entschiedener Mangel an diesen Thieren beobachtet worden war. Eben so verschwand eine kleine Art Ameisen, die früherhin sehr beschwerlich gewesen war, aus einer Apotheke in Moskau während des Pestjahres und stellte sich nach dem Aufhören der Seuche wieder ein [1]). Dafs die Ausdünstung von Fleckfieberkranken die lebenszähen Bettwanzen vertreibt, ist eine Bemerkung, welche sich bei der Verwandtschaft dieses Krankheitsstoffes mit dem Peststoff allen diesen Wahrnehmungen anschliefst, wenn aber einige ältere Aerzte, wie namentlich auch Diemerbroeck, von dem häufigen Vorkommen der Insekten in Pestzeiten sprechen, so haben sie entweder die vorausgehenden Erscheinungen mit den während der Pest eintretenden verwechselt, oder die örtlichen Gränzen der Wirkung des Peststoffes nicht festzuhalten gewufst, oder es giebt wirklich einige Insekten, wie etwa Fliegen und Mücken, welche von dem Peststoff nicht nachtheilig berührt werden, worüber noch fernere Untersuchungen anzustellen sind.

---

1) Orräus, p. 63.

VI.

Faulfieber in Mittel-Europa.

1. Wechselfieber.

Der wesentlichste Einfluſs, der in diesen Jahren auf das Leben der Menschen einwirkte, war ohne Zweifel die lange anhaltende Nässe. Ueberladung der Luft mit Wasser geht ohne nachtheilige Folgen vorüber, wenn sie von kurzer Dauer ist, d. h. wenn der Wasserdunst bei höherem Luftdruck sich bald in Wassergas auflöst; sie kann selbst, wenn Dürre vorausgegangen ist, die Leiber erfrischen, und erlittene Beeinträchtigungen wieder ausgleichen. Ist aber der Boden lange Zeit hindurch aufgeweicht, und schweben beständig Nebel in den niederen Luftschichten, was nur bei tiefem Barometerstand geschehen kann, so werden die Lungen und die Haut nothwendig in ihren Verrichtungen gestört, und schon dadurch, ganz abgesehen von anderen Eingriffen, welche nicht ausbleiben, wird der Ausbruch herrschender Krankheiten unausweichlich.

Wirkung anhaltender Nässe.

In den Lungen wird die Entkohlung des Blutes durch die Menge des eingeathmeten Wasserdunstes vermindert, und nehmen die Nebel, wie dies nicht fehlen kann, zersetzte organische Stoffe aus dem Boden auf, so geschieht in gröſseren Räumen, was die Luftverderbniſs (Malaria) in niedrigen Länderstrichen

Lungen.

bewirkt: das Blutleben erkrankt nicht nur durch Beschränkung des Athmens, sondern auch durch unmittelbare Berührung mit schädlichen Stoffen, und weil bei diesem Verhältnifs die Organe des venösen Blutes, d. h. vornehmlich das Pfortadersystem, mehr in Anspruch genommen werden, so wird sich ein solcher Zustand überall in den Verrichtungen der Leber, der Milz und der Därme offenbaren. Daher die Neigung zu gastrischem Erkranken in anhaltend nassen Jahren, daher der überall, und selbst im Winter vorherrschende gastrische Anstrich der Volkskrankheiten von 1770. Pfortadersystem.

Die Störung der Hautthätigkeit ist nicht minder erheblich. Eine Luft, die mit Wasser übersättigt ist, nimmt die Wassertheile, welche sich von der Oberfläche des Körpers verflüchtigen, viel schwerer auf, als eine trockene Luft. Es mufs also schon hierdurch eine Störung der Hautausdünstung entstehen, die sich denn auch in der leisesten Andeutung durch Unbehaglichkeit, in einfachen Verhältnissen durch Katarrhe und Flüsse, und bei irgend einiger Vorbereitung zu Unterleibsleiden, wie die dargestellte, durch Steigerung der krankhaften Zustände im Pfortadergebiet zu erkennen giebt. Die allgemeine Erfahrung hierüber liegt am Tage. Haut.

Haben wir aber, wie in pathologischen Untersuchungen zwar vieles mit einem Blicke gesehen, aber nicht alles auf einmal dargestellt werden kann, vornehmlich nur auf das Blutleben Rücksicht genommen, so kommen die Nervenverrichtungen nicht weniger in Anschlag. Bei einem Zustande wie der beschriebene, leidet jederzeit der organische Theil der sympathischen Nerven, und seine Störungen tragen nicht nur zum gastrischen Zustande durch Veränderung der Absonderungen wesentlich bei, sondern von hieraus entwikkelt sich auch das Wechselfieber, welches eben deshalb als die Urform so vieler typhösen Krankheiten betrachtet werden kann, weil es der leichteste Ausbruch desselben Grundleidens ist, aus dem diese alle, mit Theilnahme bald dieser bald jener Gebiete hervorgehen.

So geschah es denn auch im Jahr 1770, denn sobald nun die Elemente anfingen, die Völker mehr und mehr in Anspruch zu nehmen, so wurde, auch abgesehen von den bereits dargestellten Seuchen, nicht nur das Erkranken an den gewohnten Uebeln häufiger, und die Sterblichkeit gröfser, sondern Wechselfieber verbreiteten sich auch über das nördliche Europa [1]), wie jenseits der Karpathen über ganz Ungarn [2]); und während schon ernstere Krankheiten vorkamen, machten sie diesen die Herrschaft streitig, und begünstigt von der Nässe des Bodens und der Luft nahmen sie zu an Bösartigkeit und Verwickelung [3]). Abhängig von den gewöhnlichen Einflüssen, welche sie im Frühjahr und Herbst hervorrufen, verbanden sie sich, je länger je mehr, mit einem epidemischen Grundübel, welches am deutlichsten in einfachen und galligen Faulfiebern hervortrat, und gesteigert in einigen Ländern durch die äufserste Noth der Einwohner, sich selbst bis zur scheufslichen Gestalt des Hungerfiebers entwickelte.

---

1) Kefsler, S. 9. — Schobelt, S. 3. — Tichy bei Klinkosch, Vol. 1. p. 301. — Du Hamel, Observations météorologiques, in den Mémoires de l'Académie de Paris, 1771, p. 600., 1772, p. 619., wo bemerkt wird, 1770 wären die Wechselfieber mit Faulfiebern untermischt im Gâtinois so verbreitet gewesen, dafs man bei der Erndte um Arbeiter in Verlegenheit gekommen sei.

2) Kirchvogl, p. 5. — 3) Langsvert, p. 11.

8. Hungerfieber.
Typhus famelicus.

Die von diesem bleichen Diener des Misgeschicks ergriffen wurden, wankten abgezehrt ihrem Strohlager zu, von dem sie nicht wieder aufstanden. Sie lagen ohne Regung mit hingestreckten Gliedern, und gewährten noch lebend den Anblick von Leichen. Sie schienen mit halbverschlossenen Augen beständig zu schlafen, wiewohl sie die meiste Zeit wachten; der Athem ging träge, von Seufzern unterbrochen, und ihr Puls war leer, schwach und ungleich, ohne fieberhafte Beschleunigung. Dem Arzte, der sie ansprach, antworteten sie abgebrochen wie langsam Erwachende, und fielen sogleich wieder in Halbschlaf. Stumpfsinnig klagten sie nur über Schwere des Kopfes; Durst empfanden sie fast gar nicht, und nur geringe Efslust, wie denn der Hunger aufhört, wenn die Auflösung herannaht. Die Haut war wie mit Schmutz überzogen, der Harn aber blieb ohne Wolke und Bodensatz, selbst heller als im gesunden Zustande. Am neunten oder vierzehnten Tage der Krankheit brach ein Frieselausschlag hervor, ohne die Erscheinungen merklich zu ändern, verschwand wieder nach drei bis fünf Tagen, und sich selbst überlassen starben die Kranken am zwanzigsten, dreifsigsten, ja selbst erst am vierzigsten Tage. Bei der Leichenöffnung zeigte sich nächst auffallender Abmagerung der festen Theile die äufserste Blutlosigkeit, fast wie bei solchen, die durch Verletzung grofser Schlagadern umgekommen sind [1]). In Mähren.

So beobachtete Sagar das Hungerfieber in Mähren, namentlich in den Dörfern Langpirnitz und Ranzern unweit Iglau. Die Merkmale, welche be-

---

1) Sagar, Historia, p. 4.

rechtigen, in ihm eine eigene Typhusform anzuerkennen, sind unzweifelhaft, am meisten aber fällt die Abwesenheit der Petechien auf, welche doch in der Begleitung des damaligen Faulfiebers nicht ausblieben. Indessen zeigten sich nicht überall dieselben Erscheinungen vor dem Hungertode. Im Eichsfelde, wo man im Jahr 1771 viele Verhungerte an den Wegen und in den Wäldern fand, starben die Unglücklichen mehr an einer Art fauliger Wassersucht, von der es unbekannt geblieben, ob und in welcher Weise sie fieberhaft gewesen sei. Hohlwangig und mit geschwollenen Füſsen, viele auch über den ganzen Leib gedunsen, krochen sie auf den Straſsen umher, und klagten beständig über Betäubung, Schwindel und Mattigkeit. Ihr trüber Blick, die Erschlaffung ihrer Gesichtszüge und eine aschfarbene Blässe waren die beredten Merkmale ihres Elendes. Wurde ihnen nicht geholfen, so stieg die Wassergeschwulst immer höher, während der Harn farblos und wässerig blieb und der Puls sich mehr und mehr zusammenzog. Beklommenheit, Druck im Unterleibe und Brennen in der Herzgrube traten hinzu, am Abend verschlimmerten sich alle Zufälle, und gegen den siebenten Tag starben diese Verunglückten, wenn sie keine Hülfe suchten, am Schlagfluſs oder schlafsüchtig. Fanden sie Wohlthäter und gute Aerzte, so genasen sie im Ganzen leicht durch gelind nährende Speise und sanfte Abführungen. Kein Alter blieb von dieser Hungerkrankheit verschont, und es scheint nicht, daſs selbst mit der allgemeinen Wassersucht, welche durch die Leichenöffnung eines in Bickenride daran verstorbenen Mannes einigermaſsen erläutert worden ist, wesentlichere Leiden in Verbindung gestanden haben, als auſser der Mürbheit aller festen Theile, die Anfüllung

Im Eichsfelde.

der Gedärme mit äufserst rohen Stoffen [1]), Ansammlung von schwarzem Blut im Herzen und Auftreibung der Hirngefäfse [2]).

8. Einfaches Faulfieber.

Febris putrida simplex. Purpura benigna.

Diese und noch einige andere Leiden schliefsen sich den herrschenden Krankheiten an, welche allgemein in Europa in der Gestalt eines Faulfiebers hervortraten und innerhalb der weitesten Gränzen dieses Uebels verschiedene Stufen der Ausbildung erreichten. Die einfache mittlere Form des Faulfiebers entwickelte sich in folgender Weise.

Vorboten. Einige Tage vor dem entschiedenen Ausbruch fühlten die Befallenen das Herannahen einer schweren Krankheit, einige an empfindlichem schweren Kopfschmerz, andere an grofser Ermattung und Schwere des ganzen Körpers; die Kniee sanken ihnen zusammen, sie schliefen unruhig, verloren ihre Efslust und bekamen einen faden, mehr und mehr bittern Geschmack. Einige redeten irre, noch umhergehend und ohne andere Zufälle, bei vielen fehlten indessen alle Vorboten, und nicht wenige waren es, bei denen ein dreitägiges Wechselfieber in die erustere Krankheit überging [3]).

Anfang und Zunahme. Dann folgte ein Fieberfrost, oder nur ein leichtes Frösteln, und unmittelbar darauf eine trockene beifsende Hitze, der Puls hob sich, schlug selbst zuweilen kräftig, doch ohne Härte, der Kopfschmerz verschlimmerte sich, Ekel und Erbrechen trat hinzu,

1) Kohl, Gras, vielem Schleim und Würmern.

2) Arand, S. 212—224.

3) Langsvert. Fauken, S. 9.

ohne die Bitterkeit im Munde und den Durst zu heben, die Zunge blieb trocken, hart, rauh, braun, oder selbst schwarz belegt, und während der Athem von Tag zu Tage übelriechender wurde, setzte sich brauner Schmutz zwischen die Zähne und an die Lippen. Zu Nacht verschlimmerte sich das Fieber und am Vormittage liefs es nach, die Kranken wurden schwerhörig und waren beständig niedergeschlagen und ohne Muth und Hoffnung. So verhielt es sich bei den meisten, doch zeigte sich nur Uebereinstimmung in den wesentlichen, und sehr grofse Verschiedenheit in den untergeordneten Zufällen. Viele erkrankten ohne Fieberfrost, und während der Puls noch lange fast unverändert blieb, und die Hautwärme sich wenig vermehrte, war der Anfang der Krankheit kaum zu erkennen, auch war die Zunge zuweilen nur weifs oder gelblich belegt, der Harn war veränderlich, ohne bestimmte Merkmale, der Unterleib zuweilen verstopft, zuweilen durchfällig ohne Erleichterung, die Trockenheit der Haut mit nutzlosen Schweifsen abwechselnd, Spulwürmer gingen bei vielen nach oben und unten ab, gelbsüchtige Hautfärbung war nicht ungewöhnlich, und Ordnungslosigkeit in den Anfällen und Nachlässen bei allen auffallend.

Höhe der Krankheit.

Stieg die Krankheit höher, so trat ein nicht zu stillendes Nasenbluten ein, die Kranken redeten fortwährend irre, sie verloren die Empfindung, verschmäheten theilnahmlos jede Hülfe, zerflossen in Schweifs und waren ihrer Ausleerungen nicht mächtig, die einen aashaften Geruch verbreiteten; sie lagen stumpfsinnig, mit hochgeschwollenem Unterleibe auf dem Rücken, schurrten zu den Füfsen hinab, lasen mit starrem Todtenblicke Flocken, ohne ihr Wissen rollten Thränen aus ihren Augen, der Athem wurde schwer, beschleunigt und keuchend, der Puls schwach und ungleich, zuletzt fadenförmig und kaum zu zählen, und so starben sie in gröfster Angst, zitternd und mit Sehnenhüpfen, auch selbst mit Zuckungen, gegen den sechsten oder neunten Tag, einige auch am zwölften oder dreizehnten. Tod.

Viele genasen oder starben ohne Hautausschlag; Ausschläge. bei anderen brach indessen weifser oder rother Friesel aus, oder wenn die Zersetzung höher gestiegen war, zeigten sich dunkelrothe oder blaue Flecken, die am meisten durch allzuwarmes Verhalten hervorgelockt wurden. Die milderen Faulfieber entschieden sich gewöhnlich gegen den vierzehnten oder siebzehnten, höchst selten noch später gegen den einundzwanzigsten Tag mit Schweifs und Harn [1]), zuweilen auch durch den Stuhl, viele genasen indessen auch ohne alle bemerkbare Ausleerung. Selten geschah eine Versetzung nach den Ohrdrüsen oder nach den Schenkeln und den Geschlechtstheilen mit Brand oder Vereiterung. Versetzungen nach den Unterleibseingeweiden oder den Lungen waren unbedingt tödtlich. Bei den Genesenen kehrten die Kräfte bald wieder, wenige kränkelten noch längere Zeit. Rückfälle erfolgten bei unzuträglicher Nahrung leicht, und bereiteten noch vielen den Untergang, doch wurden sie unter günstigen Umständen nicht eben gefährlicher als die erste Krankheit. Kaum sah man irgendwo einen Erkrankten genesen, der von Kummer und

1) Tichy in Prag beobachtete darin Krystalle von Harnsäure und im günstigsten Falle von harnsaurem Ammonium. „Crystalli flavae, rufae, rubrae, subalbidae, micantes". — Dissertatio de arenulis in lotio adparentibus, ut infallibili salutaris morborum eventus signo prognostico. Klinkosch, Vol. I. p. 302.

Sorge allzusehr niedergedrückt war, das mittlere Alter war dem Faulfieber am meisten ausgesetzt, und überall stand die Zahl der Kranken mit der Noth der Einwohner in geradem Verhältnifs [1]).

Von allen Abstufungen des Faulfiebers zeigte sich am häufigsten die Form des gutartigen Fleckfiebers, Sagar's Purpura benigna.

Petechien. Doch war die Bedeutung der Flecken nicht überall dieselbe. Bei vielen Kranken waren sie offenbar aufserwesentlich, häufig genug verlief das Fleckfieber ohne sie, und ohne allen Zweifel wurden sie oft nur durch heifses Verhalten und erhitzende Arzneien hervorgetrieben. Eben so gewifs war aber auch die alte Meinung de Haen's, sie wären immer und unter allen Umständen nur das Erzeugnifs erhitzender Behandlung, immer nur die Wirkung einer erträumten Bösartigkeit [2]), einseitig und naturwidrig. Auch bei dem kältesten Verhalten zeigten sie sich sehr oft, und aufmerksamen Beobachtern wurde es klar, dafs, je bösartiger die Faulfieber waren, sie in einer um so innigeren Verbindung mit ihnen standen, wie sie denn von nachtheiligen Einflüssen immer in gröfster Fülle hervorgelockt wurden [3]). Wollte man nur die äufsere Form berücksichtigen, so konnte man allerdings an den Petechien irre werden, denn es kamen Faulfieber mit sehr stürmischen Erscheinungen und gar keinem, oder sehr geringem Ausschlage vor, der überdies zu keiner bestimmten Zeit ausbrach, und wiederum an-

1) Langsvert, C. 2. p. 10.

2) Thenes. „Somniatae malignitatis effectus". p. 35.

3) Mertens sah sie nach Aderlässen in grofser Menge hervorkommen. p. 32.

dere mit anscheinend geringeren Zufällen und sehr stark ausgeprägten, in bestimmten Zeiträumen ausbrechenden Petechien. Bei der großen Verschiedenheit der Körper entspricht indessen das Aeußere der Krankheit nicht immer der Entwickelung des wesentlichen Grundleidens, und diese auch allgemein unbestrittene Wahrheit zugestanden, bleibt es unangefochten, daß, je höher das faulige Grundleiden ausgebildet war, um so beständiger und um so kritischer die Petechien erschienen.

4. Petechialtyphus.

Febris putrida maligna. Purpura maligna.

Im Ganzen war die höhere Steigerung des Grundleidens während dieses Erkrankens selten, und wurde in Städten, deren Einwohner nicht allzugroßer Noth erlagen, kaum irgendwo beobachtet, doch zeigten hier und da einzelne Fälle die ganze Natur des alten Petechialfiebers, wie dies nur irgend in früheren Jahrhunderten vorgekommen ist, in Mähren gewann diese tödtlichere Form im December 1771 und während der folgenden Monate sogar eine allgemeinere Verbreitung. Beim ersten Auftreten war dies Fieber geringfügig. Von mäßigem Kopfschmerz befallen konnten die Kranken selbst noch ihre Geschäfte verrichten und Speise genießen, am dritten Tage aber ward das Leiden durch völlige Entkräftung offenbar, das Schwanken des Pulses zeigte ein gänzliches Unvermögen des Herzens, die Erscheinungen der Stumpfheit stellten sich ein, und wenn auch der Athem ruhig blieb, und überhaupt die Zufälle in geringerer Anzahl eintraten, als in den minder gefahrvollen Formen, so war doch aus der Auflösung des ausströmenden

Zustand des Blutes. Blutes, das in eine dunkele Jauche zerfloss, bald ersichtlich, von welchem Feinde das Leben des Kranken bedroht wurde.

Bestimmt am siebenten oder neunten Tage brachen die Petechien aus, mit rothem Friesel untermischt, Gesicht und Hals rötheten sich, und am zwölften bis sechzehnten Tage erfolgte der Tod fast unvermeidlich. Leichenöffnung. Bei der Leichenöffnung fand man das Herz weich und schlaff, die Gefäfse der Rindensubstanz des Gehirns von Blut strotzend, und dies zwischen die Hirnhäute reichlich ergossen. Wasserergiefsung in die Brust zeigte sich bei einigen, und Würmer in den Därmen eben so oft wie nach den milderen Formen [1]).

Sagar, der im Februar 1772 an diesem Fleckfieber durch Ansteckung lebensgefährlich erkrankt war, Ungarisches Fieber. glaubte in ihm das ungarische Fieber (Amphimerina hungarica) zu erkennen, und belegte es mit diesem so oft gemifsbrauchten Namen, irrte sich aber augenscheinlich, denn das ungarische Fieber ist eine ganz andere, deutlich genug ausgeprägte Typhusform, in der der Fleckenausschlag eine untergeordnete Erscheinung, ganz wesentlich aber ein Leiden der Pfortaderverzweigungen und der Unterleibsnerven war. Dies Leiden gab sich schon beim Eintritt der Krankheit durch empfindliche Schmerzen und harte Geschwulst in der Magengegend, im weitern Verlaufe durch entscheidende äufserst schadhafte Durchfälle zu erkennen, und bei den Leichenöffnungen durch die Spuren eines vorausgegangenen gewaltigen Leberübels, das zum Theil wohl

1) Arand, S. 102. — Schleifs, der 1758 zwei Leichenöffnungen gemacht, hat Ergiefsungen im Gehirn und Darmbrand als Wirkungen des Faulfiebers beobachtet. S. 35.

wohl auf Entzündung zurückgeführt werden kann, von den Aerzten aber als höchste Verderbnifs und mifsfarbige Auflösung geschildert wird [1]).

Petechialtyphus.

Von diesen Erscheinungen zeigte sich keine in dem Fleckfieber von 1771, das mit dem ungarischen Fieber nur in der hohen Entwickelung der allgemeinen Typhuszufälle, so wie in den Spuren eines gewaltigen Blutandranges nach dem Kopfe übereinkam. Desto augenscheinlicher ist die Uebereinstimmung unseres Fleckfiebers mit dem alten Petechialtyphus, so dafs Sagar's Beschreibung selbst in Betreff der äufseren Gelindigkeit der Zufälle, von Fracastoro [2]), welcher die Erkrankung von 1528 beschreibt, fast wörtlich entlehnt zu sein scheint, ausgenommen dafs in dieser der Fleckenausschlag nicht blofs am siebenten, sondern mit ziemlicher Regelmäfsigkeit schon am vierten Tage erschien. Die kritische Bedeutung des Fleckenausschlages [3]) und eine fast pestartige Ansteckungskraft sind überhaupt die wesentlichen Merkmale des Petechialfiebers, und nur wo diese Eigenschaften sich vereint finden, ist man berechtigt, Faulfieber der neuern Zeit dieser Typhusform zuzuschreiben.

---

1) Man vergleiche vorzüglich Jordan, der die Epidemie im deutschen Reichsheere, bei Comorn und Raab, und nachher in Wien vom Jahr 1566 beschreibt (Tract. I. C. 19. p. 219.), und Ruland, der dieselbe Krankheit vierzig Jahre später in Böhmen beobachtet hat, und des Verf. Artikel: Hungarica Febris im encyclopädischen Wörterbuch der medicinischen Wissenschaften, Bd. XVII.

2) Morb. contag. L. II. c. 6. p. 158.

3) Purpura igitur est cutis citra tumorem defoedatio, pulicum puncturas referens, a sanguinis febricitantium intus per naturam putrilaginosam vitiati ebullitione et agitatione, die decretorio utplurimum naturae opera emergens. Coyttar, L. I. c. 6. p. 45. — Coyttar beschreibt die Epidemie von 1557, und ist überhaupt einer der wichtigsten Beobachter des Petechialtyphus.

5. Ausschläge.

Fafst man nun, wie sich's bei einer Volkskrankheit gebührt, die Faulfieber von 1770 als eine Gesammterscheinung auf, so zeigt es sich auf den ersten Blick, dafs ihnen der Name des Petechialtyphus im Allgemeinen nicht zukommt, sondern dafs Faulfieber von niederem Gepräge sich nur hier und da bis zur Höhe dieser, der Pest ganz nah stehenden Krankheit entwickelten. Dies geschah namentlich in Minden in Westphalen, wo die Petechien zuweilen schon am vierten oder fünften Tage hervorbrachen und einen tödtlichen Ausgang verkündigten [1]), im Eichsfelde, wo selbst hier und da Drüsengeschwülste in den Leisten hinzutraten [2]), in der Altmark, wo die Ansteckung hier und da wahrhaft pestartig wurde [3]), in der Gegend von Magdeburg, wo die Petechien am sechsten oder siebenten Tage ausbrachen [4]), und ohne allen Zweifel an allen Orten, wo die herrschende Krankheit in den Hütten der Armuth durch unreine Luft höher gesteigert wurde. —

Aus eben diesen Thatsachen erklären sich die sehr verschiedenen Ansichten der Aerzte über die Bedeutung des Fleckenausschlages. Bei den allermeisten Kranken erschienen allerdings Petechien [5]), allein zu unbestimmten Zeiten und ohne das Fieber irgendwie zu entscheiden, auch verschwanden sie bei vielen Kranken leicht nach gelinden Abführungen. Aus die-

1) Opitz, S. 41. — 2) Arand, S. 6.

3) Schobelt, S. 16. — 4) Kefsler, S. 143.

5) Kefsler sah sie bei mehr als der Hälfte der Kranken, sie mochten warm oder kühl gehalten sein. Weder Verstopfung noch Durchfall schienen ihm einen Einflufs auf diesen Ausschlag zu haben. S. 180.

sem Grunde wurden sie fast allgemein und mit Recht für symptomatisch, wenn auch für sehr beständig und wesentlich gehalten, und der erwähnten Meinung de Haen's, die an und für sich und aufser dem Zusammenhange ganz richtig war, widersprachen viele mit Eifer und Nachdruck [1]). In ärztlichen Angelegenheiten können aber vereinzelte Beobachtungen ganz wahr, und auf eine Gesammterscheinung übertragen durchaus falsch sein. Hatte de Haen in Wien die Petechien nur von Bettwärme und Stubenhitze hervorgetrieben gesehen, so ist gegen seine Beobachtungen nichts einzuwenden, er hatte aber Unrecht zu behaupten, dafs sie immer und überall nur aus diesen Ursachen erfolgen und wiederum hatten seine Zeitgenossen Unrecht, wenn sie nach Beseitigung dieses Irrthums, gegen die Thatsachen der Geschichte, dem Flekkenausschlage alle kritische Bedeutung geradehin absprachen.

Der Frieselausschlag, der entweder mit den Petechien vermischt, oder in der Minderzahl der Fälle für sich allein, im Ganzen aber sehr häufig in unserer Volkskrankheit vorkam, und in ihr das rheumatische Element darstellte, war augenscheinlich mehr kritisch, als jene, wenn auch bei den meisten Kranken eine unzuverlässige, lästige und nur symptomatische Erscheinung. Bei vielen zeigte er sich zwischen dem elften und vierzehnten Tage [2]), oder dem neunten und siebzehnten [3]), bei manchen nach vorgängigen symptomatischen Petechien deutlich erleichternd [4]), ohne wesentlichen Unterschied der weifsen und ro- Friesel-ausschlag.

1) Mertens, p. 31. — 2) Bucholtz, S. 20.

3) Opitz, S. 22.

4) Fauken, S. 14. — Consbruch bei Gesner, IV. S. 65.

then Form, und die Behauptung de Haen's, der Friesel wäre unter allen Umständen nur die Wirkung eines erhitzenden Verhaltens, bewährte sich im Allgemeinen als eben so einseitig, wie bei den Petechien, denn oft genug beobachtete man den Friesel bei Kranken, die noch gar keine Arznei eingenommen hatten, und selbst der Kälte ausgesetzt waren [1]).

Nessel-ausschlag.

Ein rother Nesselausschlag brach bei vielen Kranken schon am dritten oder vierten Tage aus, und verschwand nach zwei oder drei Tagen wieder, ohne den geringsten Einfluſs auf den Gang der Krankheit zu äuſsern, oder mit dem später erscheinenden Friesel und Fleckenausschlag in Verbindung zu treten [2]). Bei anderen ging der Nesselausschlag in den ersten Zeiträumen der Krankheit deutlich in Friesel über [3]), oder zwischen dem neunten und siebzehnten Tage hinzutretend bewirkte er eine hülfreiche Entscheidung [4]). Eine geringfügige Abweichung von dem Nesselausschlage war eine dunkele Scharlachröthe der Haut an den Vorderarmen und Unterschenkeln, auch wohl am Stamm und Hals, die in den ersten Tagen hervorbrechend sich nur langsam wieder verlor, und zuweilen die bösartigsten Formen begleitete. Diese Erscheinung war jedoch so unbeständig wie die meisten andern Zufälle dieses vielgestaltigen Faulfiebers, und hatte mit dem Scharlachfieber offenbar nichts weiter als die Röthe und den ihr von einigen gegebenen Namen gemein [5]).

Scharlach-röthe.

Chronische Ausschläge von unbestimmter Form,

---

1) Schobelt, S. 65. — Keſsler, S. 181. — Vergl. auch Hannes, der den symptomatischen Friesel dieser Zeit sehr ausführlich beschreibt.

2) Fauken, S. 14. — 3) Ebendas.

4) Opitz, S. 22. — 5) Fauken, S. 14.

welche als räudenartig und krätzartig beschrieben werden, kamen nach der Genesung vom Faulfieber nicht selten vor [1]).

8. Ansteckung.

Ganz so wie mit den Petechien verhielt es sich in unserm Fleckfieber mit der Ansteckung, und eben so getheilt waren darüber die Meinungen der Aerzte. Das einfache Faulfieber, das unter den Händen guter Aerzte sehr mild und gefahrlos verlief, entwickelte durchaus keinen Ansteckungsstoff, und wenn in vielen Häusern mehrere Bewohner zu gleicher Zeit daran erkrankten, so war dies aus der Wirkung gemeinsamer Ursachen leicht erklärlich, auch kamen häufig genug Fälle von vereinzelten Erkrankungen unter einer zahlreichen Hausgenossenschaft vor, die bei der entschiedenen Gewalt einer ausgebildeten Typhusansteckung durchaus unerklärlich gewesen wären. Sehr gute Beobachter [2]) leugneten daher die Ansteckungskraft der Faulfieber geradehin, und mit vollem Rechte, wenn man von ihnen keinen weitern Ueberblick, sondern nur einen Bericht über ihre eigenen einseitigen Erfahrungen verlangt, welche nur die milderen Formen des Faulfiebers umfaſst haben. In den höheren Formen des Petechialtyphus und zum Theil auch schon des gutartigen Fleckfiebers war dagegen die Krankheit entschieden ansteckend, und die Angaben der Aerzte hierüber, welche diese Formen zu beobachten Gelegenheit hatten, wie namentlich von Sagar [3]), Arand [4]), Schobelt [5]),

1) Ebend. S. 16 u. Arand. — 2) Wie Langsvert, p. 48.
3) p. 13. — 4) S. 104.
5) S. 16. 18. Schon ein kurzes Verweilen bei den Kranken verursachte Kopfweh und unbehagliches Gefühl.

Opitz [1]), Bucholtz [2]) und Aaskow sind über allen Zweifel erhaben. Es darf nicht übersehen werden, daſs die meisten dieser Angaben von dem spätern Verlaufe der Volkskrankheit in den Jahren 1771 und 1772 gelten, wie es denn überhaupt wahrscheinlich ist, daſs wenn die ursprünglichen Ursachen derselben noch länger fortgedauert hätten, der allerbösartigste Petechialtyphus sich über den gröſsten Theil von Europa verbreitet haben würde. Kleinliche Furcht vor ansteckenden Krankheiten herrschte hier und da in gröſseren Städten, und hier ganz besonders unter den Vornehmen, die bei jeder Gelegenheit für ihre Lebensgenüsse ängstlich besorgt sind, namentlich in Hannover, dessen Bewohner Zimmermann von dieser Seite mit einigen treffenden Zügen geschildert hat [3]). Uebertreibungen dieser Art rühren jederzeit von einseitigen, ja selbst von entschieden falschen Begriffen der Aerzte über Volkskrankheiten her, und von einem Miſsbrauche ihres Einflusses auf ihre Mitbürger. —

7. Gastrisches Element.

Wesentlich war dieser Volkskrankheit eine gastrische Beimischung, welche überall in sehr verschiedenen Abstufungen beobachtet worden ist. Bedingt durch die Beschaffenheit der allgemeinen Einflüsse, welche ein Erkranken der Unterleibseingeweide nothwendig herbeiführten, offenbarte sie sich in der leisesten Andeutung als eine Magenverderbniſs, die von unzuträglicher Nahrung herzurühren schien, und unbeachtet nicht selten in einen wahrhaft fauligen

1) S. 39. — 2) S. 77. 84.
3) Windepidemie bei Bucholtz.

Zustand der Därme mit brandiger Entzündung übergieng [1]), höher entwickelt aber durch grofse Störungen der Leberthätigkeit, Gallenergiefsung, gelbe Hautfarbe, Erbrechen, Durchfälle und alle die vielfältigen Erscheinungen, die von dieser Seite her angeregt werden, endlich auch durch wuchernde Erzeugung von Spulwürmern, die lange schon in den Därmen eingenistet, die Zufälle des Faulfiebers nicht wenig steigerten. Das gastrische Wesen war in der Krankheit so tief gewurzelt, dafs die Jahreszeiten, wie sonst immer, keine Wirkung darauf äufserten, und selbst mitten im Winter die offenbaren Merkmale von Gallenfiebern zur fauligen Zersetzung sich hinzugesellten, wie nur irgend in heifsen Sommern eine solche Verbindung vorzukommen pflegt.

Mit der Dauer nahm überall der gastrische Bestandtheil der Volkskrankheit zu, so dafs kundige Beobachter endlich das Bild wiedererkannten, welches Tissot von einer ähnlichen Erkrankung in Lausanne im Jahre 1765 mit geübter Meisterhand entworfen hatte [2]). Ausleerungen nach oben und unten wurden von der Krankheit so unzweideutig gefordert [3]), dafs Aerzte der verschiedensten Schulen die Winke der Natur mit einer seltenen Uebereinstimmung der Ansichten verstanden, und eben dadurch die Sterblichkeit an den Faulfiebern um ein Bedeutendes verringert wurde. Sehr oft waren mäfsige Durchfälle viel heilsamer als die Hautausdünstung, und die Verschlimmerung der Zufälle, das Ueberhandnehmen der Aus-

---

1) Arand, S. 23.

2) De Febribus biliosis etc. — Tichy, bei Klinkosch, Vol. I. p. 301 *).

3) Kefsler, S. 75. 174.

schläge, wie überhaupt die gröfsere Bösartigkeit des Fiebers konnte ganz gewöhnlich einer ungenügenden Darmabsonderung oder einer Stockung in den Pfortaderverzweigungen zugeschrieben werden.

Spulwürmer. Die Wucherung der Spulwürmer war kein ganz neues Erzeugnifs dieser Faulfieberseuche. Sie kam als ein Bestandtheil großer Erkrankungen im achtzehnten und siebzehnten Jahrhunderte viel häufiger vor, als in neuerer Zeit, und war jetzt vielleicht geringer als in früheren Volkskrankheiten. Sie kann demnach als die Fortsetzung eines schon lange bestandenen krankhaften Zustandes angesehen werden, der sich, wie dies seine Art ist, bei allen Gelegenheiten verschiedentlich geltend machte, und nimmt man alle vorliegenden Thatsachen zusammen, so liegt es am Tage, dafs wie in gewissen Alterszuständen die Wurmerzeugung vorwaltend auftritt, sie auch bei ganzen Völkern durch die Lebensstimmung der Unterleibseingeweide, welche nicht blofs von der Nahrung, sondern von epidemischen Einflüssen überhaupt abhängt, begünstigt werden kann. Ganz nah unserer Zeit lag van den Bosch's Beobachtung einer epidemischen Wurmerzeugung in Holland, in den Jahren 1760—63, welche dieser umsichtige Arzt durch viele Fieber und Entzündungen durchgeführt hat, und ähnliche Wahrnehmungen deutscher, französischer und italienischer Aerzte früherer Zeit geben in ihrer Gesammtheit eine belehrende Uebersicht über diese im neunzehnten Jahrhundert offenbar zurückgetretene Erscheinung [1]).

1) Umfassende Angaben darüber siehe bei van den Bosch, §. 18. p. 19.

Epidemische Kolik.

In Rouen beobachtete Lepecq 1770 eine herrschende Gallenkolik, die um so mehr als eine Ausbruchsform der epidemischen Unterleibsverstimmung betrachtet werden kann, als auch ein ähnliches Leiden mit entzündlichem Blutandrang zu gleicher Zeit sich häufig in Paris zeigte, und mit andern Krankheiten gefährliche Verbindungen einging [1]).

Epidemische Gelbsucht.

Noch viel bedeutender war eine epidemische Gelbsucht in Westphalen, welche an Brüning einen eben so scharfsinnigen als gelehrten Beobachter fand. Hervorgerufen von den Einflüssen, welche allen herrschenden Krankheiten dieser Zeit einen gastrischen Anstrich gaben, kam sie im Bezirke der Stadt Essen erst im Jahre 1772 zum Ausbruch, und befiel vornehmlich die Kinder in so großer Anzahl und mit so gefahrvollen Zufällen, daß in Kurzem weit über 300 daran Verstorbene zu Grabe getragen wurden, und die Kunst der Aerzte selbst unter den günstigsten Verhältnissen ohnmächtig blieb [2]).

Zunächst waren im Sommer 1772 faulige Gallenfieber vorangegangen [3]), die allgemeine Krankheit dieser Jahre, und diesen folgte im Herbst ein weit verbreiteter Stickhusten unter den Kindern, dem sich alsbald außer den gewöhnlichen Erschütterungen des Magens heftige Kolikschmerzen zugesellten. Diese gingen, bei vielen Starrkrämpfe und Zuckungen hervorrufend, in Magenkrämpfe über, und erreg-

---

1) Observationes, Sect. III. — Vergl. Sallin und Desessartz, weiter unten im Abschnitte von den Pocken.

2) Brüning, de Ictero spasmodico, p. 277.

3) Von dem Scharlachfieber des Jahres 1770 wird weiter unten die Rede sein.

ten selbst anhaltendes Irrereden mit entsprechenden Nervenzufällen — ganz ungewöhnliche Erscheinungen in Unterleibsleiden. Lungenkrampf mit großer Angst und kleinem, langsamen und aussetzenden Pulse verkündigte die Steigerung des Leidens, und dies war die Zeit, wo die Gelbsucht ohne Erleichterung ausbrach, wenn nicht der Tod die weitere Entwickelung der Krankheit hemmte. Nach überstandenem Krampfanfall liefs sie in etwas nach, nahm aber bald wieder zu, und machte den gewöhnlichen langwierigen Verlauf, zwischendurch mit schmerzhafter Harnbeschwerde, während welcher ein wässeriger Harn tropfenweise abflofs. Krampfanfälle kamen täglich einige, und endeten immer mit reichlichem Schweifs und Harnflufs. Milde Behandlung war allein hülfreich, wie hundert Jahre früher (1670—72) Sydenham sie in einer ähnlichen herrschenden Gelbsucht angeordnet hatte, der ganze Vorrath schwerfälliger Arzneien dagegen, mit denen die Aerzte von jeher diese Art Krankheiten kurzsichtig und ohne Kenntnifs tief verborgener Lebensregungen bestürmt haben, war durchweg unwirksam und verderblich.

Brüning bezeichnete diese fieberlose, mit keiner Entzündung verbundene Gelbsucht als eine krampfhafte, und vermuthete eine solche Zusammenziehung des Gallenganges, die auch in den Anfällen ohne Zweifel stattgefunden hat, allein man sieht, das Uebel hatte tiefere Wurzeln, und schwerlich möchte man ihm aus älterer oder neuerer Zeit entsprechende Beispiele zur Seite setzen können, in denen alle drei Hauptgebiete des Nervensystems gewaltsamer und in gröfserer Ausdehnung ergriffen gewesen wären. Die Verbindung dieser Gelbsucht mit den Volkskrankheiten der vorigen Jahre liegt am Tage, und somit erhalten wir auch durch sie eine ergänzende Andeutung der krankhaften Lebensregungen dieser denkwürdigen Zeit [1]).

8. Katarrhalisches und rheumatisches Element. Friesel.

Das katarrhalische und rheumatische Element trat ferner in den Faulfiebern von 1770 eben so deutlich hervor, wie in anderen Seuchen dieser Art. Ein katarrhalisches Leiden der Lungenschleimhaut war als Vorläufer wie als Begleiter der Krankheit so häufig, das in vielen Gegenden mehr von bösartigen Flufsfiebern (Febris catarrhalis putrida), als von reinen oder gastrischen Faulfiebern die Rede war [2]), auch kamen neben den Faulfiebern Katarrhe, und hier und da unter den Kindern Keuchhusten sehr häufig vor, die unter ungünstigen Umständen in Faulfieber übergingen [3]). Lungen- und Brustfellentzündungen, die der Krankheit eine bedenkliche Wendung gaben [4]) und durch Leichenöffnungen dargethan worden sind, entwickelten sich sehr oft aus anfänglichen Katarrhen [5]), nicht minder kann auch der Friesel als ein rheumatischer Bestandtheil der Faulfieber betrachtet werden, der sich durch die ganze Seuche hindurchzog, und aufserdem durch die Häufigkeit der Flüsse in den verschiedenartigsten Formen augenscheinlich angedeutet wurde [6]).

Lungenkatarrh.

Keuchhusten.

Lungenentzündung.

Der Friesel blieb indessen nicht überall dem Faulfieber untergeordnet, sondern trat hier und da selbstständig, ohne irgend eine andere fremdartige Bei-

Idiopathischer Friesel in Mähren.

1) Brüning, a. a. O. p. 90.
2) Mertens, p. 1. — Bucholtz. — 3) Arand, S. 25.
4) Kefsler, S. 67. — 5) Schobelt, S. 26. 33.
6) Kefsler, S. 10.

mischung auf, als die ihm von der allgemeinen Lebensstimmung dieser Zeit mitgetheilte. Dies geschah vornehmlich in Mähren, vom Frühjahr bis in den Spätherbst 1771, wo die Krankheit ganz so verlief, wie sie schon von den älteren deutschen Beobachtern beschrieben worden ist, Gliederreifsen, Druck auf der Brust mit Beängstigung verursachte, und abgesehen von dem reichlichen Abgange von Spulwürmern, der in den meisten fieberhaften Leiden durch ganz Europa auffiel, durchweg so einfach blieb, dafs nicht einmal das Gehirn bedeutend ergriffen wurde, und die Abwesenheit selbst der gastrischen Zufälle jeden Verdacht eines fremdartigen Ursprunges des Frieselausschlages beseitigte [1]).

In Frankreich. Noch viel deutlicher erschien diese Ausschlagskrankheit in Frankreich, ihrem Vaterlande, wo sie noch bis in die neueste Zeit nicht aufgehört hat, in ihren ungetrübtesten Formen grofse Verheerungen zu machen. In Louviers, einer gewerbreichen Stadt der Normandie, hatte sie schon seit einigen Jahren geherrscht, wurde aber 1770 entschieden bösartiger, so dafs sie vom Januar bis zum September nicht weniger als 200 Kranke wegraffte. Sie verband sich hier je länger je mehr mit gefahrvollen Zufällen, Petechien traten hinzu, die Ansteckungskraft steigerte sich, und der zunehmenden Niederlage der Einwohner war durch die ärztliche Kunst und die besten Mafsregeln der Menschenfreundlichkeit kaum Einhalt zu thun. Es wurde in Louviers ein entgegengesetztes Verhältnifs des Friesels zum Faulfieber offenbar, als im übrigen Frankreich und ganz Europa, denn während sonst aller Orten das Faulfieber den Friesel sich unterordnete,

---

1) Sagar nennt die Krankheit Milliaris verminosa.

beherrschte hier der Friesel das Faulfieber so vollkommen, daſs er bis zum Ende des Erkrankens in keiner Rücksicht seine Selbstständigkeit aufgab.

Das Bild dieser groſsen Krankheit unterscheidet sich nicht wesentlich von dem in älterer' und neuerer Zeit von französischen Aerzten entworfenen, und muſs der Vergleichung wegen hier eine Stelle finden. Ein mehrtägiges Unwohlsein mit auffallender Müdigkeit verkündigte das Herannahen des Uebels. Bei der Minderzahl der Kranken zeigte sich hierauf ein regelmäſsiges dreitägiges Wechselfieber, das nach einem oder mehreren Anfällen in das anhaltende Frieselfieber überging; bei den meisten trat dies indessen sogleich mit Schüttelfrost ein, Kopfweh und ziehende Gliederschmerzen gesellten sich hinzu, Angst und Beklemmung deuteten auf den noch verborgenen Feind, und viele Erkrankende erbrachen mit schmerzhaftem Reiz in der Magengegend scharfe grüne Galle, auch zeigte sich bei einigen eine nicht geringe Entzündung der Mandeln mit ganz oberflächlichen Brandschorfen, die in dem Gange der Krankheit nichts änderten. Die Zunge verrieth nichts Gastrisches, der Durst war gering, und die Veränderungen des Herzschlages stimmten zu dem sonstigen Anschein von Gelindigkeit. Des Abends verschlimmerte sich das Fieber, jedesmal mit Frösteln oder selbst merklicher Kälte der Glieder und Trockenheit der Haut.

Bild der Krankheit.

Anfang.

Brandige Bräune.

So verlief die Krankheit bis zum vierten Tage, doch starben einige noch bevor es weiter kam, oder irgend ein Ausschlag sich zeigte, schon nach sechsunddreiſsig Stunden. Von da an bis zum siebenten Tag trat eine merkliche Steigerung ein, der Puls wurde mehr krampfhaft und die Hitze der Haut brennender, das Gliederreiſsen und die Nierenschmerzen, die sich

Zunahme.

schon zu Anfang fühlbar gemacht hatten, heftiger, der Durst nahm zu, und örtliche Schweifse zu Ende der Anfälle gingen einem empfindlichen Brennen im Unterleibe voraus. Diesem lästigen Gefühle folgten bei einigen gallige Durchfälle mit Entleerung von Spulwürmern, die zuweilen auch ausgebrochen wurden. Schwerhörigkeit, die sich gegen den siebenten Tag einstellte, und bis zur Entscheidung fortdauerte, war von so günstiger Vorbedeutung wie in Nervenfiebern, um diese Zeit aber und bis zum dreizehnten Tage, selten früher, brachen über den ganzen Körper Petechien von rother bis selbst zur schwarzen Färbung aus, denen bei einigen schon am fünften Tage der Krankheit ein vereinzelter papulöser, masernähnlicher Ausschlag vorausgegangen war. Hatten die Petechien, ohne den Gang des Fiebers merklich zu ändern, einige Tage gestanden, so erfolgte ein weifser oder rother, oder auch untermischter Frieselausbruch, und die Petechien, die fast bei keinem Kranken fehlten, verschwanden.

Petechien.

Friesel-ausbruch.

Mit dem Friesel kam beschwerlicher Husten, und die zunehmenden Schweifse verbreiteten den ihnen eigenthümlichen sauren, fauligen Geruch. Die Krankheit entwickelte sich nun in ihrer ganzen Bösartigkeit: Das Gesicht schwoll an, die Augen rötheten sich und thränten, die Kranken verfielen in Rasereien, der Durst nach säuerlichem Getränk war nicht zu löschen, die Hypochondrien fielen zusammen, und während die dunkelrothe oder braune und schwarze Zunge trokken zusammenschrumpfte, erfolgten äufserst schadhafte, selbst schwarze Durchfälle, oder blieben die Kranken verstopft, so schwoll der Unterleib bei schmerzhaftem Stuhlgang trommelartig auf, oder fiel mit noch schlimmerer Vorbedeutung völlig zusammen. — So oder

Höhe der Krankheit.

andern blieb die Haut heifs und trocken, dunkeler, übelriechender Harn flofs in ganz geringer Menge, Zuckungen und Schluchzen traten hinzu, mit qualvollem Husten abwechselnd, Entzündung im Unterleibe, in der Brust und in der Hirnhöhle gab sich immer deutlicher zu erkennen, bei vielen wurden grofse Hautflächen brandig, während der Ausschlag unverändert stand, und so erfolgte der Tod zwischen dem neunten und vierzehnten Tage, wenn grofse Zufälle nicht schon früher dem Leben ein Ziel gesetzt hatten. Tod.

Eine günstige Entscheidung brachte am meisten ein klebriger stinkender Schweifs am vierzehnten Tage, jedoch nur bei denen, die ein mäfsiger Durchfall von Anfang an vor den bösartigen Zufällen bewahrt hatte. Der Stuhlgang blieb noch grün und breiartig, der Harn liefs einen weifsen Bodensatz fallen, die Mundhöhle bedeckte sich bei vielen mit Schwämmchen — ein Zeichen tieferen Darmleidens — und wie bei manchen zu Anfang Schlundentzündung sich gezeigt hatte, so erfolgte sie auch jetzt, mit leichtem Uebergang in Eiterung, als Vorzeichen der Genesung. Die Frieselbläschen bekamen in dieser Zeit eine reinere Farbe, vertrockneten und fielen schuppenartig ab, indem die Besserung untrügliche Fortschritte machte. Entscheidung. Schlundentzündung.

Als im October 1770 die Frieselseuche in Louviers am höchsten gestiegen war, sah man zwischen dem vierzehnten und zwanzigsten Tage bei nicht wenigen Kranken Leistenbeulen, wie in der Pest entstehen, und die Speicheldrüsen entzündlich aufschwellen. Selten und schwer gingen diese Geschwülste in Eiterung über, am meisten verhärteten sie, und zertheilten sich langsam erst nach der Genesung. Bubonen.

Magen- und Darmbrand, grofse Anhäufung von Leichenöffnung.

Spulwürmern, Spuren von Lungen- und Hirnentzündung, dunkele Färbung der Leber und des Blutes, Anhäufung desselben im Kopfe, selbst auch Vereiterung des Gehirns und der Leber waren die Ergebnisse zahlreicher Leichenöffnungen, welche die Aerzte mit gewohnter Umsicht und Sorgfalt vornahmen [1]).

Friesel in Piemont.

Nicht weniger als in Frankreich machte auch in Piemont der seit 1715 dort einheimische Friesel seinen Einfluſs auf das herrschende Faulfieber geltend, wenn er auch freilich im Zusammentreffen mit ihm einen Theil seiner Selbstständigkeit verlor, so daſs er nur in unvollkommener Form zu Stande kam. Dies Faulfieber begann wie überall mit gastrischen Erscheinungen, besonders Gallenerbrechen und Durchfällen: reichlicher Abgang von Spulwürmern erfolgte später. Gleich zu Anfang aber röthete sich die Haut gleichförmig über den ganzen Körper, und alsbald kam eine unzählbare Menge kleiner Pusteln zum Vorschein, welche die Oberfläche rauh und scharf anzufühlen machten. Bei einigen erreichten diese Pusteln den Umfang von Masernflecken, bei anderen bildeten sie sich bis zur rothen Frieselform aus, bei noch anderen bemerkte man nur kleine, kaum sichtbare Punkte. Der Ausschlag verging bei gutem Verlauf in fünf bis sechs Tagen, ohne Schweiſs, und bei allen fiel die Oberhaut nach heftigem Jucken wie Kleie ab. — Einiges Halsweh, das aber auch bei reinem Friesel sehr gewöhnlich ist, hätte, zusammengehalten mit der anfänglichen Röthe, die Annahme von Scharlachfieber begründen können, allein auch die Hautröthe kommt im Friesel häufig vor, und die Art der Abschuppung wie das

1) Lepecq, Observations, Sect. III. Epid. de Louviers.

das Fehlen der Wassersucht war dagegen. Der Puls war durchgängig schwach und weich, dennoch aber die Krankheit bei guter Behandlung nicht gefährlich, so daſs nur wenige daran starben. Sie war entschieden ansteckend, herrschte aber nur vom October 1770 bis zum März 1771.

Man kann dies Ausschlagsfieber in der That nur den entarteten Formen beizählen, die vereinzelt und von vorübergehendem Dasein keiner bekannten Ausschlagsform ganz entsprechen, doch steht es dem Friesel, der sich um diese Zeit in Piemont auch in die meisten anderen Krankheiten einmischte, offenbar am nächsten, und gehört ohne allen Zweifel zu der groſsen Faulfiebergruppe von 1770 [1]).

Andere Frieselseuchen in Frankreich.

Die Zeit des Frieselausbruches ist in den Picardschen Schweiſsfieberseuchen [2]) im Allgemeinen verschieden, ohne daſs die Krankheit in ihrem Wesen irgend eine Veränderung erleidet. In der von Louviers, der sich noch andere, fast gleichzeitige in St. Quentin im Aisne-Departement, 1769, in Montargis, im Loiret-, 1771, und in Hardivilliers im Oise-Departement, 1772, anschlieſsen [3]), wurde sie durch die faulige Beimischung um einige Tage hinausgeschoben, wie denn hier zuvörderst die Petechien dem Friesel die Herrschaft streitig machten, und hierdurch der Verlauf in etwas verändert werden muſste, während in den einfacheren Frieselseuchen, in denen das rheumatische Wesen ohne fremdartige Beimischung ausgeprägt ist, der erste Ausbruch des Friesels schon am dritten oder vierten Tage erfolgt.

---

1) Damilano, §. 104.

2) Suette des Picards ist der gebräuchlichste Name für den idiopathischen Friesel in Frankreich.

3) Rayer, p. 466.

Geschichtliche Andeutungen.

Die Geschichte der Gruppe von Krankheiten, die sich dem selbstständigen fieberhaften Friesel als nah verwandt anschliefsen, ist reich an wichtigen Thatsachen, welche dadurch nicht weniger bedeutsam für die Lehre von den Volkskrankheiten werden, dafs in ihrer Aufeinanderfolge sich andere Verhältnisse offenbart haben, als in der Entwickelung der meisten übrigen Seuchen. Es traten hier nicht vorhandene geringere Elemente zusammen, welche durch allmähliche Steigerung zu einer grofsen, andere beherrschenden Volkskrankheit sich ausbildeten, wie dies mehr oder weniger bei den übrigen Seuchen geschehen ist, sondern unvermuthet und mit einem Schlage brach die gewaltigste Form des rheumatischen Schweifsfiebers herein, welche sich jemals geltend gemacht hat. Dies geschah im Jahr 1485 in England. Von da an blieb der englische Schweifs der Schrecken der nordeuropäischen Völker, jedoch nur in dem kurzen Zeitraume von 66 Jahren, und nur in fünf grofsen Erkrankungen, welche durch beträchtliche Zwischenzeiten von einander getrennt waren, und in keinem äufsern Zusammenhange standen. — Von 1551, dem Jahre der letzten Schweifsfieberseuche in England, verging ein ganzes Jahrhundert bis zum Ausbruch des Frieselfiebers in Deutschland, welches niemals eine so hohe Stufe der Ausbildung erreicht hat, wie die Frieselseuchen in Piemont und der Picardsche Schweifs in Frankreich. Diese traten zuerst im Jahr 1715 hervor, und stehen ihrerseits wiederum in keinem äufsern Zusammenhange mit den Frieselerkrankungen in Deutschland, und noch bis auf diesen Tag suchen sie, ab und zu wiederkehrend, die Bewohner beträchtlicher Länderstriche heim, ohne von irgend einer andern Krankheit überwältigt zu werden [1]).

Es ergiebt sich aus unserer Darstellung, dafs dies nicht einmal den weit und breit herrschenden Faulfiebern möglich wurde, sondern dafs diese nur einen untergeordneten Antheil an der Frieselseuche in Frankreich im Jahr 1770 gewinnen konnten.

VII.

Uebersicht.

Nach dieser Fülle von Thatsachen wird es nothwendig, die Verbreitung der Faulfieber vom fernsten Osten bis in die undurchdringlichen Wälder von Nord-Amerika übersichtlich darzustellen, und hiernach die Abstufungen des Leidens nach Zeit und Ort anschaulich zu machen.

In Moskau und den weiten Länderstrecken umher herrschten die Faulfieber schon von 1767 fast ununterbrochen fort bis zum Ausbruch der Pest im Jahr 1770. In dem kalten Winter von 1767 zu 1768 waren sie so allgemein verbreitet, dafs keine entzündliche Krankheit aufkam. Die Form der fauligen Katarrhalfieber (Febres catarrhales putridae) mit offenbarem Lungenleiden waltete vor, sie trafen mit Rufsland

1) S. des Verf. englischen Schweifs.

einem entzündlichen Zeitraum ein und in ihrem Verlauf erkrankte die Darmschleimhaut, wie dies bei den Leichenöffnungen durch zahllose Aphthen offenbar wurde. Es erschienen Petechien und Friesel, jedoch nur symptomatisch; Aerzte, welche diese Ausschläge für entscheidend hielten, und sie nach der üblichen Weise durch Hitze hervortrieben, stifteten grofses Unheil. Aderlässe im Sinne der Wiener Schule, auch ganz zu Anfang, wurden verderblich. Dagegen bewährten sich durchweg Brechmittel im Beginn der Krankheit und sanfte Abführungen, am meisten Brechwurzel und Rhabarber. Im Mai war die Herrschaft dieser Fieber zu Ende, sie kamen fortan nur noch einzeln vor, dann traten 1769 faulige Gallenfieber (Febres putridae biliosae) ohne entzündlichen Zeitraum an ihre Stelle, mit Trägheit des Unterleibs, Aphthenausschlag auf der Darmschleimhaut, Friesel und Petechien, durchaus so, wie sie im folgenden Jahre in Mitteleuropa vorherrschten. Die Nervenzufälle vermehrten sich gegen den Winter, bis in den Mai 1770 (Febres putridae nervosae), der diesen Fiebern ein Ziel setzte. Ein masernähnlicher Ausschlag kam zwischen den Petechien vor, und weder Friesel noch Aphthen blieben aus [1]). Im Herbst wurden die Faulfieber wieder sehr allgemein, doch machte die Pest ihrer Herrschaft ein Ende, so dafs, wenn jetzt irgend jemand an einem Faulfieber erkrankte, die Zufälle der Pest über kurz oder lang hinzutraten [2]).

Moldau, Wallachei, Türkei.

Dasselbe geschah in der Moldau ein Jahr zu-

1) Mertens, Pars I. c. 1—3.

2) Orräus, p. 66. XI. — Ein sehr bösartiges Gefängnifsfieber in Moskau im Jahr 1773, war örtlichen Ursprungs, und stand mit diesen Seuchen in keinem weitern Zusammenhang, als dafs es die Typhusform des Zeitalters annahm.

vor, wo bis dahin unter den Russen Wechselfieber, Faulfieber [1]), Durchfälle und Ruhren geherrscht hatten, und so ist mit Grund anzunehmen, daſs auch in der Türkei, der Wallachei, der Moldau und ganz Ruſsland keine anderen fieberhaften Krankheiten als Faulfieber vorwalteten.

Von Polen läſst sich ein entsprechender Zustand eher voraussetzen, als bei der Zerrüttung des Landes einige Belehrung darüber von den Aerzten erwarten. Indessen war es bekannt, daſs unter den Conföderirten ansteckende Fieber herrschten, die mit Kopfschmerz begannen, und es ist nicht zu bezweifeln, daſs sie eben so geartet waren, wie überall [2]). Um Thorn wüthete eine katarrhalische Faulfieberseuche am meisten unter den Bauern und Juden [3]), wahrscheinlich aber ist im ganzen Lande kein Dorf von ihr verschont geblieben. Polen.

In Ungarn gingen den Faulfiebern 1770 überall Wechselfieber voraus, Scharlach, Katarrhe und Lungenentzündungen traten im Winter dazwischen, die heftigsten Brennfieber mit Petechien, die in wenigen Tagen tödteten, folgten im Sommer 1771, Faulfieber mit Friesel und Petechien herrschten vor, und mitten in dieser Seuche zeigte sich häufig und mörderisch der furchtbare Hemitritaeus [4]). Man berichtete sogar von einem Scharbockfieber im Zemliner Comitat, das anfänglich für die Pest gehalten, selbst noch verderblicher als diese wüthete, so daſs kaum der zwanzigste Kranke am Leben blieb. Ungarn. Scharbockfieber.

1) Dolst, §. 1. p. 7.

2) Berlin. Nachrichten, 1770. Nr. 35. 22. März. S. 187.

3) Ebendas. 1771. Nr. 70. 11. Juni. S. 338.

4) Kirchvogl, p. 5., 7., 35., 36.

Die Zähne fielen aus, und der Brand zerstörte ganze Glieder, so dafs auch die Genesenden nur mit Verstümmelungen davonkamen [1]). Die dortigen Aerzte schrieben diese Krankheit, die dem gleichzeitigen Mutterkornbrande in Frankreich fern steht, dem übermäfsigen Genufs von Fischen und grofser Luftverderbnifs in Folge unerhörter Ueberschwemmungen zu.

Oesterreich. Oesterreich wurde von den Faulfiebern weniger heimgesucht, als Böhmen und Mähren, wo ohne die väterliche Fürsorge Kaiser Joseph's, der aus Ungarn grofse Zufuhren herbeischaffen liefs, der Hungertod noch viel mehr als ohnehin schon gewüthet haben würde. Indessen herrschten die Faulfieber in den fruchtbarsten Gauen, und selbst in Wien von 1771 bis 1773 in den bösartigsten Formen, die sich von den in Mähren und Böhmen beobachteten nicht wesentlich unterschieden. Wechselfieber gingen ihnen voraus und kamen gleichzeitig vor, und Scharlach trat wie in Ungarn häufig dazwischen [2]). Viele setzten bei den Faulfiebern örtlicher Schmerzen wegen Entzündungen voraus, Aderlässe aber waren entschieden nachtheilig, so wenig auch de Haen in ihrem Gebrauch sich von der allgemeinen Erfahrung irre machen liefs [3]). Für zweckmäfsige Behandlung mit Brechmitteln und sanften Abführungen war die Krankheit sehr empfänglich, und gute Aerzte konnten damit wie überall die Sterblichkeit nicht wenig vermindern [4]).

---

1) Taube, §. 37. S. 70.

2) Fauken. — Quarin, p. 247.

3) Ratio medendi contin. T. I. p. 161., wo einige Krankengeschichten.

4) Fauken verlor von 150 Erwachsenen im St. Marcus-Hospital 8. und von 273 Kindern im Waisenhause nur 2. Er

Am meisten wütheten die Faulfieber in Mähren [1]), Böhmen [2]) und im Eichsfeld [3]), wo alles Elend einer Hungersnoth über die Einwohner hereinbrach und selbst Bubonen zur Krankheit sich hinzugesellten — weniger in der Mark [4]), Schlesien, Pommern und Preufsen, wo die Nässe nicht leicht einen völligen Mifswachs herbeiführt, die Theuerung aber durch die Aufspeicherung von Getreide zum drohenden polnischen Kriege begünstigt wurde. Im Westen der Elbe aber, in der Altmark, dem Magdeburgischen, Sachsen und Thüringen machten die Faulfieber gröfsere Verheerungen, und strichweise wütheten sie selbst nicht weniger, als in Böhmen und dem Eichsfeld. Mähren. Böhmen. Eichsfeld.

In der Altmark waren die Krankheiten im Allgemeinen so geartet und in ihren Formen eben so zusammengestellt wie in Ungarn und Oesterreich. Man sah 1770 reine Wechsel- und Gallenfieber, die im folgenden Jahre in sehr heftige Faulfieber übergingen, Pocken, Masern, Scharlach, Nesselsucht traten dazwischen, Keuchhusten war sehr allgemein, und bösartige Wechselfieber, selbst das halbdreitägige, fehlten nicht auf der Höhe der Erkrankung [5]). Altmark.

Im Magdeburgischen begann die Erkrankung 1770 mit gastrischen und rheumatischen Zuständen, auch waren Lungenentzündungen häufig. Ihre Höhe Magdeburg.

---

selbst litt am Faulfieber und wurde von Störck hergestellt. Während dieser Zeit vertrat ihn Rechberger im Waisenhause und verlor von 360 kranken Kindern keins.

1) Sagar, Historia.

2) Langsvert. — Tichy bei Klinkosch, T. I. p. 301.

3) Arand und Jagemann. — 4) Zückert.

5) Schobelt.

erreichten die Faulfieber im Herbst und Winter 1771, 72, und die Sterblichkeit war auch abgesehen von dieser Hauptform durchgängig sehr bedeutend [1]). Kriebelkrankheit kam hier wie in der Altmark in einigen Dörfern vor.

Halle. Sachsen. Fast eben so verhielt es sich in der Gegend von Halle [2]) und in den sächsischen Herzogthümern [3]). Die allgemeinen Einflüsse ergriffen strichweise, wie sonst fast überall, nicht blofs die Armen, sondern auch die Wohlhabenden, und im Saalethal, in der Gegend von Jena, war die Aufeinanderfolge der Krankheiten so, dafs zuerst im August und September schleichende Nervenfieber mit gastrischem Charakter (die low fevers der Engländer) sich einstellten, dann vom October bis zum Frühjahre einfache Gallenfieber vorherrschten, und diese in höchst bösartige Faulfieber mit dunkelen Petechien übergingen, an denen die meisten Kranken starben. Gefahrvolle Entzündungen traten oft hinzu, und das Aderlafs erforderte die äufserste Vorsicht.

---

1) Kefsler. — 2) Howarth und Hoehl.

3) Bucholz und Mayer. Aufser den angeführten sind noch folgende seltenere Schriften zu berücksichtigen:

Joh. Melch. Luther, Diss. de Febre epidemica per dimidium annum Erfordiae, inque eius confiniis grassata. Erfordiae, 1772. 4.

Joh. Melch. August. Jagemann, Programma de iis, quae circa morbos epidemios in Eisfeldia, terra Moguntina, ex cura Principis et regiminis facta sunt. Erfordiae, 1772. 4.

Joh. Carol. Oettinger, Programma de Febribus ab initio fere mensis Decembris 1771 per annum 1772 hucusque Erfordiae inque confiniis epidemice grassantibus. Erfordiae, 1772. 4.

Ignat. Roder, Diss. de Epidemia, ut Mellerstadii se exhibuit. Erfordiae, 1773. 4.

Christ. Gottl. Rudolstätter, Von dem jetzt herumgehenden Fieber, eine ganz unbedeutende Schrift.

Weniger drückend, als in allen diesen Ländern war die Noth im südlichen Deutschland. Es gelang selbst Getreidezufuhren aus Danzig herbeizuschaffen, und hier und da, wie besonders in Nördlingen und im ganzen Ries kamen den Einwohnern alte Vorräthe von Reis zu Statten. Aus diesem Grunde brachen die Faulfieber erst im Januar 1772 aus, und waren, wenn auch nicht geringer als irgendwo, doch im Ganzen weniger verbreitet. In und um Nördlingen zeigte sich in den vorhergehenden beiden Jahren die entzündungswidrige Behandlung in der Mehrzahl der Krankheiten heilsam, doch mufste man den Aderlässen bald sanfte Abführmittel folgen lassen, und das Bedürfnifs der Brechmittel zeigte sich mehr und mehr. So entwickelte sich das gastrische Wesen immer deutlicher, bis sich im Spätherbst 1771 Gallenfieber zeigten, die nun bald vor den Faulfiebern zurückwichen. Doch waren in diesen Petechien selten, und nur spät erscheinenden Friesel konnte man für entscheidend halten. Die Zunge war rein, roth, mit vorstehenden rothen Wärzchen besetzt, und trocken, woraus auf Blutandrang zur Darmschleimhaut zu schliefsen ist, doch trat bei weitem nicht überall Durchfall ein, Abgang von Spulwürmern aber beobachtete man fast durchweg [1]). So kann man diese Nördlinger Fieber nur für Faulfieber niederer Ausbildung halten, und wenig heftiger war die Krankheit um dieselbe Zeit im Herzogthum Würtemberg, wo die Epidemie dieselben Uebergänge darbot, und im Ganzen denselben Verlauf nahm [2]).

Süddeutschland.

Würtemberg.

---

1) Gesner, Beobachtungen über das epidemische Fieber in Nördlingen, im Winter 1771—72. In dessen Sammlung etc. Bd. 4. S. 87.

2) Consbruch, Beschreibung des in der Würtembergischen

Von Nürnberg, Regensburg und Augsburg sind Berichte vorhanden, welche die Ueberzeugung geben, dafs die Faulfieberseuche, wenn auch minder entwickelt, als in Böhmen und Mähren, doch fast gleichmäfsig in Baiern und Schwaben verbreitet war [1]). In der Schweiz aber regte sich das bösartige Brustfieber, eine auf den Höhen alteinheimische Krankheit, die zu Zeiten die Bewohner der Thäler und Ebenen heimsucht, und an der herrschenden Lebensstimmung Antheil nimmt. Sie erschien zuerst im Winter 1771 in Unterwalden, verbreitete sich über Schwytz [2]) und die Landschaft von Zürich, wo allmählich Faulfieber und bösartiges Halsweh deutlicher hervortraten [3]). In Toggenburg, im Gaster- und Rheinthal, war überall die gröfste Sterblichkeit, und der Uebergang in dreitägige Wechselfieber gewöhnlich, wie denn die ganze Erkrankung, von Westen nach Osten vorschreitend, der von Tissot 1765 beschriebenen auffallend

Schweiz.

Amtsstadt Vayhingen und dasiger Gegend grassirenden faulen Fleckfiebers. Ebendas. S. 65.

1) Schleifs. — Vergl.: Jos. Nep. Ant. Leuthner, Beobachtung der Gallen- und Faulfieber. Nürnberg, 1776. 8. — Sebast. Hagemeyer, Beschreibung der epidemischen faulen Fieber. Augsburg, 1772. 8. — Schmid von Bellikon, Von den herrschenden faulen und bösartigen Wurmfiebern. Augsburg, 1772. 4. — Joseph Zollner, Nachricht wie man sich bei dem jetzt herrschenden faulenden Fieber zu verhalten habe. Regensburg, 1772. 8. — Bei Baldinger, Neues Magazin, Bd. III. S. 358.

2) Die Krankheiten unter den Menschen hin und wieder in der Eidgenossenschaft und im Land Bern selbst. Handschrift im Staatsarchiv. Tom. 40.

3) Anleitung wieder das Faulfieber und bösartigen Halsweh. 1771. 4. — Auszüge aus diesen beiden Schriften verdanke ich der Güte des Herrn Dr. Guggenbühl.

ähnlich verlief. Die westliche Schweiz blieb frei von Volkskrankheiten.

Es hat sich aus den früheren Darstellungen ergeben, dafs im Süden der Hochgebirge von Asien trockene Hitze die Erde ausdörrte, während sich im Norden die Wolken in unversiegbaren Strömen entladeten. Nicht so verhielt es sich in Europa, denn auch im Süden der Alpen verdunkelten unablässige Wolkenzüge den Tag, die Erndten mifsriethen [1]), wie im nördlichen Europa und Faulfieber verbreiteten sich unaufhaltsam unter dem Volke, welche den beschriebenen, wie den in der Lombardei vor wenigen Jahren beobachteten [2]) entsprachen. In Piemont verbanden sich diese Fieber 1770 und 1771 mit dem einheimischen Friesel, zeigten sich durchweg gastrisch, und wie überall, wo die Krankheiten dieser Zeit aufmerksam beobachtet worden sind, war auch hier die Wurmbildung eine hervorstechende Seite des Leidens [3]).

Italien.

Piemont.

Eben so verhielt es sich in ganz Frankreich, ohne dafs jedoch der Friesel anderswo vorherrschend aufkam, als in seiner ursprünglichen Heimath, der Normandie und Picardie. So geschah es in und um Louviers, wo überdies noch die brandige Bräune ihre alten Rechte geltend machte [4]). So mörderisch wütheten die Faulfieber in Frankreich nicht, wie einst unter noch ungünstigeren Umständen die furchtbare Trousse-galant, doch waren sie bei der Noth, die

Frankreich.

---

1) Savi, Diss. sopra la gramigna, che nella Lombardia infesta la segale. Milano, 1772 (Bei Schnurrer.).

2) Magnani.

3) Damilano, §. 101. — Fontana beobachtete die Faulfieber in Roveredo. Ozanam, T. IV. p. 232.

4) S. oben S. 98.

auf dem Volke lastete, ganz allgemein verbreitet, wie aus zahlreichen Berichten über ihr Vorkommen in einzelnen Orten hervorgeht. So beobachtete sie ein Ungenannter in der Gegend von Bourg im März 1771 [1]), Erambert in Dieppe, wo sie mehr als 200 Fischer wegrafften, Dufot in Banrieux bei Laon, wo sie sich mit bösartiger Lungenentzündung verbanden [2]), Lepecq in der Normandie [3]), andere in Dannevaux bei Verdun, wo sie dieselbe Verbindung eingingen, in Gonnat (Bourbonnois), in Boulogne sur mer [4]), und vielen anderen Ortschaften. Hier und da waren sie mit Wurmreiz, wie überall, schon einige Jahre vorher vorgekommen [5]) und 1769 waren sie in der Gegend von St. Quentin vereint mit Friesel aufgetreten [6]). Wo aber irgend Wech-

Wechselfieber.

selfieber in Frankreich einheimisch sind, da versäumten sie nicht, auch mit diesen ihre gewöhnlichen Verbindungen einzugehen, und die Gewalt der durchgreifenden Typhuserkrankung offenbarte sich in den bösartigsten Formen, wie sie 1772 und 1773 von Gardeil in Toulouse beobachtet wurden [7]). Durchaus

---

1) Nach handschriftlichen Berichten im Archiv der Académie de médecine.

2) Ozanam, T. IV. p. 229.

3) Observations. Epidémie de Gros-Theil.

4) Journal de médecine. Tom. 38. p. 221. 307. Tom. 40. p. 24.

5) Méthode de traiter les fièvres putrides vermineuses, qui regnent depuis plusieurs années dans les environs de Lille. Par M.... Lille, 1769. 8. — Vergl. Journal de médecine, Tom. 30. 31. 32. — Boucher, des Maladies qui ont regné à Lille au mois de Septembre 1771. Ebendas. Tom. 36.

6) Ebendas. Tom. 32. p. 413. Tom. 35.—37.

7) Mémoire sur une Epidémie qui a regné à Toulouse pendent l'automne de l'année 1772. In den Mémoires de la Société de médecine, 1776. p. 14.

so wie gröſstentheils in Deutschland herrschten sie um dieselbe Zeit in Coutances, und man kann aus dem späten Ausbruch der Petechien am siebenten oder am neunten Tage nach Bonté's Berichten entnehmen, daſs sie den älteren bösartigeren Formen des Petechialtyphus fern standen [1]).

Die Pyrenäen begränzten nicht das unermeſsliche Gebiet des Typhus, denn auch in Spanien herrschten von 1769 bis 1772 Faulfieber mit den gewöhnlichen Ausschlägen, zugleich mit weit verbreiteten bösartigen Wechselfiebern. Am meisten wurde von ihnen Cartagena heimgesucht, doch kamen sie auch in Catalonien häufig vor, und bei der Allgemeinheit nachtheiliger Einflüsse steht zu vermuthen, daſs sich in der ganzen pyrenäischen Halbinsel das Volk unter ihre Herrschaft gebeugt habe [2]). Die Blutgier der Wundärzte stiftete hier wie in ganz Europa unsägliches Unheil, und die traurigsten Erfahrungen vermochten kaum den Miſsbrauch der Aderlässe in einer Krankheit einzuschränken, die jeder umsichtige Arzt mit Brechmitteln und sanften Abführungen ohne Gefahr zu einer günstigen Entscheidung bringen konnte. Spanien. Wechselfieber.

Es kommt fast in jeder Volkskrankheit die auffallende Erscheinung vor, daſs ungeachtet anscheinend ganz gleichartiger Einflüsse, und während das herrschende Leiden sich selbst theilweise durch Anstek- Hannover frei.

1) Description de la fièvre maligne épidémique qui a regné à Coutances et dans ses environs, pendant les années 1772 et 1773. Ebendas. p. 23.

2) Villalba, Tom. II. p. 135. — Masdevall, Kap. 1. S. 7. Dieser Arzt war ein heftiger Gegner der Aderlässe im Faulfieber, und hat dasselbe Heilverfahren beobachtet, wie die besten seiner damaligen Kunstgenossen im übrigen Europa.

kung verbreitet, doch ganze Länderstrecken von diesem verschont bleiben. Vom Ural bis an die Säulen des Hercules sah man die Faulfieber von keinem Gebirge, keinem Fluss eingeschränkt, das flache Land zwischen der Elbe und Weser aber, bis südlich von Hannover blieb fast durchaus frei von ihnen [1]), und es wird sich weiter unten ergeben, welche Krankheit hier ihre Stelle einnahm. Dagegen beginnt sogleich ihre Herrschaft wieder an der Weser [2]), und westlich von diesem Flusse durch ganz Westphalen [3]), die Rheinlande, Holland und Belgien gewahren wir durchweg dieselbe Erkrankung mit denselben Zwischenkrankheiten wie überall.

Westphalen und Rheinland.

Holland.

Die Beschreibung, welche de Man von den Faulfiebern im Bezirk von Nimwegen (1770. 71.) macht, stimmt durchaus mit dem entworfenen Bilde der Krankheit überein. Der gastrische Antheil des Leidens war derselbe, und die Gegenwart von Würmern in den meisten Fällen zeigte, dass dieser schon längst vorbereitet war. Deutlicher als anderswo offenbarte sich aber der Uebergang von Wechselfiebern in Faulfieber, in dem ersten Zeitraum sowohl, wie in dem letzten, in dem die Anfälle wieder mit Frost begannen [4]). Die zuträglichste Behandlung war auch hier gegen den gastrischen Antheil gerichtet, und überliess das Uebrige den Heilkräften der Natur und der Peruvinde.

Belgien.

In Antwerpen und in ganz Belgien traten die Faulfieber erst im folgenden Jahre auf, und wütheten hier wie in den am meisten heimgesuchten Län-

1) Taube. — 2) Opitz. — 3) Brüning.
4) De Man, S. 31.

dern. Der gastrische Antheil war noch viel deutlicher, als in Holland, und zeigte sich in den heftigsten fauligen Gallenfiebern [1]).

Von hieraus erstreckte sich das Gebiet der Faulfieber ohne Unterbrechung über ganz Frankreich, in England aber zeigten sich unbeschadet des gastrisch-typhösen Wesens der allgemeinen Erkrankung einige Abweichungen in dem Gange des Leidens. Die Witterung war 1770 und 1771 ganz so wie im übrigen nördlichen Europa: wenige heitere Tage wechselten mit wochenlangen Regengüssen ab, und kalte dicke Nebel bedeckten auch in beiden Sommern das Land. So wurden denn 1770 die in England einheimischen schleichenden Nervenfieber (low fevers) von Monat zu Monat häufiger, und herrschten endlich so entschieden vor, dafs die gleichzeitig häufigen Ruhren, Pocken und Brustentzündungen, welche an der allgemeinen Lebensstimmung Theil nahmen, den Aerzten bei weitem weniger Beschäftigung gaben. Sie waren zu Anfang den eintägigen Wechselfiebern höchst ähnlich, traten ganz gelinde und unverdächtig auf, und verschleppten sich mit Rückfällen einige Monate lang, mit so ungeregeltem Verlauf, dafs man kaum die allgemeinen Zeiträume unterscheiden konnte. Gelinde schadhafte Durchfälle waren zu allen Zeiten erwünscht, und veranlafsten allein eine günstige Entscheidung; Friesel brach zu unbestimmten Zeiten aus, und war gleichgültig.

England.

Schleichende Nervenfieber.

1) Petri van Elsaker Specimen medico-practicum febrem remittentem continuam bilioso-putridam anno 1772 Antverpiae et per plures Belgii ac Europae civitates epidemico impetu grassatam exhibens. — Bel-Schlegel, Vol. I. P. 2. p. 315.

Nahm die Krankheit in den späteren Zeiten eine übele Wendung, so brachen dunkele Petechien und Aphthen aus, Zunge und Lippen wurden schwarzbraun, und den Tod verkündigten die gewöhnlichen lähmungsartigen Nervenzufälle. Doch war dieser Ausgang selten, und unter den Händen vorsichtiger Aerzte, die zur rechten Zeit milde Brechmittel und gelinde Abführungen anzuwenden wufsten, blieb dies Fieber überall gutartig. Unter den Kindern kamen zugleich ungewöhnlich viele Wurmfieber vor, so dafs auch in England die Andeutung des entsprechenden allgemeinen Grundleidens nicht fehlte, im Sommer des folgenden Jahres aber steigerte sich die Volkskrankheit zum bösartigsten Faulfieber, das nicht nur die ärmsten Landleute und Tagelöhner, sondern auch viele gewerbtreibende Bürger befiel, und von Osten nach Westen mit so entschiedener Gewalt hereinbrach, dafs es alle übrigen Krankheiten in den Hintergrund drängte. Ein deutliches Merkmal der verschlimmerten Lebensstimmung war bei vielen das Erscheinen der Petechien vor dem Ausbruch der Krankheit, und traten diese im Verlauf derselben hervor, so waren sie immer von dunkeler Färbung, und eine gröfsere Anzahl bedenklicher Nervenzufälle, wie namentlich ein starkes Zittern und Sehnenhüpfen über den ganzen Körper vereitelten leicht die Genesung. Aderlässe, die zuweilen bei Vollblütigen nöthig wurden, erforderten die äufserste Vorsicht, Brechmittel wurden leicht durch zu grofse Erschütterung nachtheilig, dagegen waren Mineralsäuren heilsam, und Brechweinstein in solchen Gaben, dafs geeignete Abführungen erfolgten. Die Herrschaft dieser Fieber, die in dem kalten Frühjahr von 1771 nur auf eine kurze Zeit Brustentzündungen hatten aufkommen lassen, währte ein

Faulfieber.

ein volles Jahr, und es folgten ihnen Gallenfieber ohne fauligen Antheil [1]).

So wurden nun ohne Ausnahme alle Völker von dem giftigen Hauche fauliger Erkrankung angeweht. Was noch übrig ist, kann daher das Bild der mächtigen, Berge und Meere überschreitenden Volkskrankheit nur noch in einzelnen Zügen vervollständigen. Wenden wir uns nun wieder ostwärts von England nach den nordischen Reichen, so gewahren wir eine Faulfieberseuche, welche die Schrecken des Todes unter die Mannschaft einer trefflichen Flotte wie unter die Bewohner einer volkreichen Hauptstadt verbreitet, und durch Ansteckung verstärkt, ruhmwürdige Unternehmungen unabwendbar vereitelt.

Es war im August 1769, als die russische, nach Griechenland bestimmte Flotte, mit vielen Faulfieberkranken an Bord, in den dänischen Gewässern verweilte. Ein dänisches Kriegsschiff führte ihr frisches Wasser zu, und von unvermeidlicher Berührung mit den Fremden erkrankte sogleich ein großer Theil der Seeleute, von denen achtzig an Faulfiebern leidend in das Seehospital von Kopenhagen aufgenommen wurden. Hier entstand sogleich ein Heerd der verderblichsten Ansteckung, alle Krankenhäuser füllten sich, und in der ganzen Stadt herrschten faulige Gallenfieber. Gleichgeartete Lungenentzündung zeigte sich häufig im nächsten Winter, dann folgte im Frühjahr 1770 faulige Halsentzündung, die sich am meisten durch Speichelfluſs entschied, und das Faulfieber verband sich mit größeren Nervenzufällen und Aphthenausschlag. Die Petechien, die schon von Anfang nicht gefehlt, aber niemals irgend

Russische Flotte.

Kopenhagen.

1) Sims, Chapt. 4. 5. p. 110. 172.

eine Entscheidung herbeigeführt hatten, färbten sich dunkeler, und wurden sie, der Gewohnheit gemäfs, durch heifses Verhalten begünstigt, so war die Bösartigkeit des Fiebers zügellos. Nur schadhafte Durchfälle erwiesen sich heilsam, und während zwischendurch Scharlachfieber beobachtet wurden, die sich der herrschenden Lebensstimmung wenig unterordneten, traten im Sommer die Gallenfieber entschieden hervor. Durch Ansteckung in dem vorhandenen Zunder weiter und weiter um sich greifend, wütheten die Faulfieber den Herbst und Winter hindurch, gesellten sich im Frühjahr 1771 den herrschenden Masern hinzu, und als diese vorüber waren, wichen sie noch bis in das folgende Jahr keiner heilsamen Mafsregel, so dafs die dänische Faulfieberseuche ohne Vergleich als die längste erscheint, und vielleicht auch nach Verhältnifs die gröfste Sterblichkeit herbeigeführt hat.

Dänische Flotte. Unterdessen hatte sich auch die Krankheit auf einigen Kriegsschiffen weiter verbreitet, und vornehmlich auf den Fregatten Christiansöe und Havfruen, die im Winter 1769—1770 mit Sturm und Eis kämpfen mufsten, zu aufserordentlicher Bösartigkeit gesteigert, so dafs auf ihnen faulige Lungenentzündung vorherrschend, und ein Theil der Mannschaft an Füfsen und Händen durch Brand verstümmelt wurde. Im Mai 1770 war eine Kriegsflotte von vier Linienschiffen, den beiden genannten Fregatten und zwei Bombarden segelfertig. Sie war bestimmt, der Seeräuberei von Algier ein Ziel zu setzen und diese Stadt zu beschiefsen; vortrefflich ausgerüstet lichtete sie die Anker, allein die Krankheit war auf jenen Fregatten nicht getilgt, und auf das Linienschiff „Mars" hatte man viele Genesene aus den Krankenhäusern entlassen, die den Zunder des Faulfiebers unter die zahlreiche Mannschaft verbreiteten. Als die Flotte im Hafen von Cadix Anker warf, konnte schon das Lazarethschiff nicht mehr alle Kranken aufnehmen, und die genannten drei Kriegsschiffe, wie nach und nach die übrigen, verpesteten auf der Fahrt nach Gibraltar mehr und mehr. Vor Cadix.

Am 2. Juli 1770 erschien die Flotte vor Algier, hier aber wirkten die Hitze des Südens und die Anstrengung des Dienstes so verderblich, dafs in kurzem über ein Drittheil der Mannschaft an Faulfiebern daniederlag, und schon nach vierzehn Tagen die ganze Unternehmung aufgegeben werden mufste. Denn alle Räume lagen voll Kranker, und in dem Pestgeruch der Sterbenden versagte jede Kraftanstrengung der entmuthigten Seeleute. Nach grofsen vergeblichen Versuchen segelte die Flotte nach Minorca, während die Fieberwuth umherirrender Kranken neue Verlegenheiten bereitete, die furchtbare Ruhr sich dem Faulfieber hinzugesellte, und die noch gesunde Mannschaft am Scharbock zu leiden begann, der allzuleicht in Faulfieber überging. Im Hafen von Mahon aber wartete der Kranken kein besseres Loos; nur der kleinere Theil von ihnen konnte in den Quarantaineanstalten untergebracht werden, die übrigen lagerte man der Sonne und den Winden preisgegeben unter freiem Himmel, und so vergingen vierzig Tage unter zunehmender Sterblichkeit. Erst nach dieser Zeit bezogen die Kranken das englische Seehospital auf einer nahe gelegenen kleinen Insel, allein zu den schon vorhandenen Krankheiten gesellte sich nun auch bald das einheimische bösartige Wechselfieber [1]), und Vor Algier. Mahon. Wechselfieber.

1) Man vergleiche die meisterhafte Beschreibung dieses Fiebers von Cleghorn.

so blieb endlich nur die Rückkehr nach Dänemark übrig, um die zusammengeschmolzene Mannschaft dem Verderben zu entreifsen. Die dänische Regierung sandte, um die Behandlung der Kranken zu leiten, einen ausgezeichneten Arzt, Aaskow, nach Minorca [1]), der diese Faulfieberseuche geistvoll und lebendig beschrieben hat. In ihren Folgen schliefst sie sich ähnlichen Ereignissen der Vorzeit an, wie namentlich dem Fleckfieber der Franzosen vor Neapel im Jahre 1528, und dem ungarischen Fieber der Reichsheere in den Jahren 1543 und 1566, und wenn auch die kriegerische Unternehmung der Dänen nicht so grofsartig war, wie die bezeichneten der Franzosen und Deutschen, welche nicht weniger durch Krankheit gänzlich fehlschlugen, so hat doch Europa noch bis auf die neueste Zeit die Nachwehen ihrer Vereitelung schmerzlich empfunden.

Ansteckung. Man kann diese Faulfieberseuche, wie sie in Dänemark und auf der Flotte auftrat, durchaus nicht allein der Ansteckung zuschreiben. Denn auch auf Aaskow's Schiffe, das nur mit durchaus gesunden Seeleuten bemannt, und überdies mit der gröfsten Sorgfalt ausgerüstet war, brachen Faulfieber, Ruhren, Wechselfieber und selbst bei einem Kranken Brand der Zehe aus. Die Ursache der Krankheit war über Länder und Meere verbreitet, und die Ansteckung beschleunigte oder verschlimmerte nur, was ohnehin unvermeidlich war, so dafs auch ohne sie die dänische Flotte im mittelländischen Meere von fauligen Seuchen ohne allen Zweifel heimgesucht worden wäre. Auch die Russen mufsten ihre Siege mit un-

1) Er reiste 1770 d. 20. November auf dem Grönland von Kopenhagen ab.

täglichen Aufopferungen erkämpfen, und sie erreichten nicht einmal das Ziel, das die Kaiserin ihren Waffen gesteckt hatte. Ohne die Volkskrankheiten von 1770 hätte mithin die Welt eine ganz andere Gestaltung erhalten als wir nach dieser Zeit gewahren, und wenn auch die Faulfieberseuche in Mitteleuropa ohne erhebliche Folgen blieb, so zeigt doch wieder die vereitelte Unternehmung der Dänen auf Algier und der halbe Erfolg des russisch-türkischen Krieges, was die Geschichte aller Jahrhunderte lehrt: durch Erkrankungen wird das Geschick der Völker von der Vorsehung eben so mächtig geleitet, wie durch den Willen der Könige und die Schärfe der Waffen.

Dies waren nun die Erscheinungen in Europa. So weit aber unsere Nachrichten reichen, welche im Verhältnifs zu der riesenhaften Gröfse der Naturereignisse freilich nur geringfügig und unzureichend sein können, ist mit allem Grunde zu vermuthen, dafs die „Wasserbejahung" [1]) auf der ganzen nördlichen Halbkugel vorherrschend war, und mit ihr die Verstimmung des Lebens, welche sich durch faulige Entartung der Fieber beurkundete. Einige in der Folge zu beschreibende Seuchen, die der Typhusgattung angehören, werden dies in Bezug auf America überzeugend bestätigen, wenn wir sie mit den Krankheiten in Barbados und Süd-Carolina vergleichen, von denen William Sandiford und Chalmers berichten. Auf Barbados wurden im Jahre Barbados.

1) Man darf kein Bedenken tragen, diesen geistvollen Ausdruck Göthe's in die Sprache aufzunehmen. Es giebt keinen bezeichnendern für diesen, wie „Wasserverneinung" für den entgegengesetzten Zustand. — S. Eckermann's Gespräche I. 345. II. 135.

1769 die einheimischen Wechselfieber durch feuchte Hitze und unablässige Regen so entschieden begünstigt, dafs sie in faule Entartung umschlugen, anhaltend wurden, und sich die bösartigsten Zufälle hinzugesellten, wie lähmende Marmorkälte, wüthende Kopfschmerzen, Fieberwuth und mit Absonderung scharfer Galle aus dem faulig aufgelösten Blute eine so grofse Empfindlichkeit der Därme, dafs wenn die Brechmittel nicht zur rechten Zeit angewendet wurden, die gelindesten Abführungen Schaden brachten. Gelbsucht erfolgte leicht, Aderlässe waren verderblich, und die Kräfte wurden so bald aufgerieben, dafs man zum starken Wein seine Zuflucht nehmen mufste. Perurinde war bei allen das Hauptmittel [1]).

Süd-Carolina. Fast eben so verhielten sich 1770 die in Süd-Carolina herrschenden Faulfieber, die ihren Ursprung aus Wechselfiebern nicht verleugneten, und in den bösartigsten Formen galligen Charakters selbst in gelbe Fieber überzugehen drohten. Sie verbreiteten sich am meisten im Sommer, bei anhaltendem Regen und Westwind, und es folgte ihnen im Herbst eine unten zu beschreibende Ausschlagsbräune. Die Behandlung war dieselbe, wie die von Sandiford in Barbados angewandte [2]).

Sterblichkeit. Ueber die Sterblichkeit an den Volkskrankheiten von 1769 bis 1772 fehlen die nöthigen Angaben. Die Statistik war noch in ihrer Kindheit, und Todtenlisten wurden mit Ausnahme von England in den wenigsten Ländern so geführt, dafs hier noch erhebliche Ergebnisse aus ihnen zu gewinnen wären, vorausgesetzt, dafs man sie überhaupt noch in hinreichender

1) Medical Observations and Inquiries. Vol. IV. 25.

2) Chalmers, T. I. p. 164.

Anzahl herbeischaffen könnte [1]). Indessen mögen hier einige Bruchstücke folgen.

Im Eichsfelde starben in den Ortschaften

	1769.	1770.	1771.	1772.
Diedorf	18.	28.	37.	106.
Heyerode	10.	13.	35.	81.
Küllstätt	16.	26.	66.	145.
Buttstätt	16.	5.	29.	48.
Dingelstätt	39.	45.	82.	103.
Keferhausen	14.	12.	21.	37 [2]).

Im Fürstenthum Magdeburg [3]):

1769.	1770.	1771.	1772.
6,842.	6,261.	8,069.	14,710.

In London

starben	1771:	21,780;	wurden geboren:	17,072.
-	1772:	26,053;	- -	17,916.

In Paris

starben	1771:	18,941;	- -	20,685.
-	1772:	20,374;	- -	18,713.

In Amsterdam

starben	1771:	7,983;	getauft:	4,707.
-	1772:	10,609;	-	4,637.

In Kopenhagen

starben	1771:	3,144;	- geboren:	2,657.
-	1772:	4,200;	- -	2,604 [4]).

Man kann aus diesen Zahlen, die sich vielleicht noch mit mühvoller Nachforschung in Stadtarchiven vermehren liefsen, einen ungefähren Mafsstab der allgemeinen Sterblichkeit entnehmen. Es kommen aber in Volkskrankheiten nicht blofs die Hauptformen der-

1) Man vergleiche Möhsen's vortreffliche Abhandlung über die Tauf- und Sterberegister. Sammlung II. III. S. 21.

2) Arand, S. 231. — 3) Kefsler, S. 139.

4) Annual Register, 1771. p. 166., 1772. p. 154.

selben in Betracht, sondern die nachtheilig veränderte Lebensstimmung veranlafst auch abgesehen von diesen ein stärkeres Erkranken an anderen Uebeln, und gröfseres Sterben überhaupt.

VIII.

Bräune im westlichen Europa und Nord-America.

1. Frieselbräune.

Angina miliaris.

Die Halsentzündung in der Frieselseuche von Louviers (Febris miliaris anginosa) zeigt sich in einer tiefern Bedeutung, so geringfügig sie auch scheinen mag, wenn wir die gleichzeitigen Erscheinungen in der Nähe und Ferne berücksichtigen [1]). In Rouen wurden im April 1770 katarrhalische Halsentzündungen häufig. Sie waren fieberhaft, die Mandeln eiterten leicht, und das Fieber verlor sich nach vierundzwanzig Stunden; doch blieb die Zunge dunkel belegt, Gliederreifsen trat hinzu, und zwischen dem dritten und fünften Tage kam ein rother Frieselausschlag zum Vorschein, der bei zunehmenden Gliederschmerzen das Halsweh beendete. Bis zum siebenten Tage erfolgte die Abschup-

Rouen.

---

1) S. oben S. 99.

pung, und vollständig entschied sich die Krankheit durch gallige, schleimige Stühle und Harn mit weifsem Bodensatz. Wenige litten noch bis zum vierzehnten Tage an Gliederreifsen, allen stürmischen Zufällen aber wurde zu Anfang durch Brechmittel vorgebeugt [1]).

Die Frieselbräune ist von jeher nur selten, in vereinzelten Erkrankungen vorgekommen [2]), und überhaupt nie zu erheblicher Entwickelung gediehen. Es ist dieser Krankheit eigenthümlich, dafs der Frieselausschlag der Halsentzündung sich unterordnet, wiewohl die Natur ihn bei der Entscheidung zu Hülfe nimmt. So geschah es denn auch in Rouen, so dafs mithin ein entgegengesetztes Verhältnifs, als in der Frieselseuche von Louviers offenbar wurde, wo die Halsentzündung noch mehr als die Petechien sich dem Friesel unterordnete. Noch deutlicher zeigte sich dies in dem weitern Verlaufe der Erkrankung in Rouen, denn sechs Wochen nach ihrem ersten Ausbruch verlor die Frieselbräune bei wehenden Südwinden ihr exanthematisches Wesen, und wurde eine gewöhnliche Brandbräune, die sich selbst überlassen, in zwei oder drei Tagen tödtete [3]).

1) Lepecq, Observations, p. 168.

2) 1735 in Boston. Douglas, The practical History of an epidemic fever with an Angina ulcusculosa. Boston, 1736. 8. — 1761 in Lausanne, in vereinzelten Fällen. Tissot, Avis au peuple. p. 82. — 1760 in Cleveland und Yorkshire. Bisset, p. 285. In dieser denkwürdigen Epidemie schwankte die Form, so dafs bald der Friesel vorwaltete und die Halsentzündung untergeordnet war (Miliaria anginosa), bald die Halsentzündung die Oberhand behielt, und den Friesel sich unterordnete (Angina miliaris). Zum Brand kam es indessen in keinem Falle leicht.

3) Lepecq, a. a. O. p. 170.

2. Einfache Brandbräune.

Angina maligna simplex.

Eben diese Krankheit zeigte sich vielfältig auch in anderen Ländern, besonders in England, wo sie
London. 1770. Ipswich. 1772. im März 1770 in London [1]), und zwei Jahre später in Ipswich [2]) epidemisch wurde. Sie verlief in London ganz so, wie Fothergill sie in den Jahren 1747 und 1748 in derselben Stadt [3]), und Huxham 1752 in Plymouth [4]) gesehen, jedoch ohne allen Ausschlag, den Fothergill bei den meisten seiner Kranken beobachtet hatte [5]), und ohne bemerkbares Leiden der Luftwege, eben so pestartig ansteckend, wie jemals im Süden Europa's, und ohne von ihrer ursprünglichen Bösartigkeit irgend nachzulassen. Gesellte sich aber diesmal kein Ausschlag zur Bräune, so fehlte ihr doch nicht ihre ursprüngliche Neigung, sich durch reichlichen Schweifs zu entscheiden, so dafs die diaphoretische Heilart nächst dem anfänglichen Gebrauche der Brechmittel die wirksamste Hülfe leistete [6]).

3. Häutige Brandbräune.

Diphtheritis.

Leicht erweitert die Brandbräune ihr ursprüngliches Gebiet, und gesellt sich eine Luftröhrenent-

---

1) Grant, p. 619. — 2) Ozanam, T. III. p. 250.

3) Account etc.

4) Diss. de Angina maligna. Oper. T. III. p. 92.

5) Am zweiten Tage rötheten sich Gesicht, Hals, Brust und Hände, mit bemerkbarer Geschwulst, und an den heller gerötheten Stellen brachen dunkeler gefärbte Pusteln in grofser Menge aus. Am dritten, vierten, fünften Tage verschwand dieser Ausschlag wieder mit sichtlicher Besserung. A. a. O. p. 33.

6) Grant, p. 543.

zündung mit häutiger Ausschwitzung zu, welche von der weiteren Entwickelung des Uebels nothwendig bedingt, oder zuweilen auch nur von der giftigen Jauche angeregt wird, die alle von ihr berührten Theile entzündet. Diese gefahrvolle Wendung ist in vielen Epidemieen bemerkt und durch Leichenöffnungen erwiesen worden, wie sie denn überhaupt so allgemein vorkommt, dafs sie ohne erheblichen Irrthum angenommen werden kann, wo irgend in der brandigen Bräune das entsprechende Leiden der Luftwege deutlich hervortritt. Eine solche Brandbräune herrschte in Holland, zugleich mit Faulfiebern und der Rinderpest. In Utrecht wurde sie 1769 und 1770 vielen Kindern tödtlich, und verhielt sich ganz so [1]), wie eine bösartige Bräune, die in den Jahren 1745 und 1746 in und um Leiden geherrscht hatte [2]). Indessen stellte sich die Luftröhrenentzündung, die den gewöhnlichen Erstickungstod herbeiführte, nicht bei allen Kranken ein, sondern bei vielen verlief die Bräune einfach, mit Beschränkung des Leidens auf die Mandeln und den Gaumen.

Holland. 1769. 1770.

Die grofse Verschiedenheit, welche die bösartige Bräune in der Entwickelung des Brandes, wie in ihrer örtlichen Begränzung und in ihrer Neigung, sich mit Ausschlägen zu verbinden, überhaupt darbietet, offenbart sich augenfällig in den Erkrankungen von 1770, die eine fast vollständige Uebersicht aller nur irgend vorkommenden Uebergangsformen der Bräune gewähren. Ausgezeichnet ist besonders eine Epidemie in und um New-York, in welcher die Brandbräune sehr mild, und die croupartige Entzündung der Luft-

New-York 1770.

1) Keetell. — 2) Zaff, p. 38. Keetell hatte keine Kenntniss von Zaff's nur gelegentlichen Angaben.

wege vollkommen entwickelt hervortrat. Die Krankheit befiel fast nur Kinder unter zehn Jahren, und

Zufälle. kündigte sich durch wässerigen Blick, gedunsene Gesichtsblässe und krankhaftes, jedoch nicht schmerzendes Gefühl im Halse an. Die Mandeln zeigten sich sofort geschwollen und leicht entzündet mit weifsgrauen Flecken, von denen sie zuweilen schorfartig [1]) über und über bedeckt waren, doch fehlten diese Flecke bei manchen, unbeschadet den übrigen Erscheinungen. Der Athem hatte keinen übeln Geruch, wie bei der ausgebildeten Brandbräune, und das Schlucken war wenig oder gar nicht gehindert.

Verlauf. In diesem Zustande brachten die Kranken, des Abends leicht fiebernd, fünf bis selbst sechs Tage erträglich zu. Dann stellte sich, in den schlimmsten Fällen aber auch schon nach vierundzwanzig Stunden, beschwerliches Athmen mit grofser Entkräftung und **hohlem trocknen Husten** ein, kurz es folgte nun die ganze Reihe eigenthümlicher Beschwerden, welche der **häutigen Bräune** angehören, die Veränderung der Stimme nicht ausgeschlossen, die bei einigen in völlige Stimmlosigkeit und in langdauernde Heiserkeit nach der Genesung überging. Das Fieber verschlimmerte sich zu Nacht, und liefs des Morgens nach, die Haut war gewöhnlich feucht. Zwei bis drei Tage vergingen so ohne erhebliche Verschlimmerung, neigte sich dann aber das Leiden zu einem übeln Ende, so verfielen die Kranken mehr und mehr in Betäubung, ohne aufgerüttelt ihre Besinnung zu verlieren, das Ge-

1) Es waren indessen nie Brandschorfe von der Art, wie **Fothergill** sie beobachtet hatte, sondern nur häutige Ueberzüge, so zäh und fest wie die lymphatische Haut im Croup. **Bard**, in den Transactions of the American philos. Soc. Vol. I. p. 396.

sicht fiel zusammen, ein nutzloser triefender Schweiſs brach aus, das Athmen wurde immer beschwerlicher, und unter rastlosem Umherwerfen, welches die Betäubung nicht unterbrach, erfolgte der Tod durch Erstickung, bei den meisten am vierten oder fünften Tage der Luftröhrenentzündung. Nur die Hälfte dieser Kranken genas (9 von 16), einige mit reichlichem Speichelfluſs, die meisten mit zähem Auswurf, wobei ein gleichmäſsiger dampfender Schweiſs so unerläſslich war, wie in den bösartigsten Erkrankungen an der fauligen Bräune [1]). Ausschläge zeigten sich nicht, weder frieselartige noch scharlachähnliche, wenn man nicht eine ganz örtliche Verschwärung hinter den Ohren für exanthematisch halten will, die mit rothen Stippchen beginnend und wochenlang anhaltend, das Halsübel offenbar erleichterte. Diese eben so willkommene als beschwerliche Erscheinung beobachtete man bei vielen Kranken. Die ausfliefsende Jauche war so scharf, daſs sie die benachbarten Theile röthete, und wenige Tage hinreichten, eine nicht geringe Fläche der Oberhaut zu berauben. Dieselbe heilsame Ausleerung zeigte sich aber auch nach der Wirkung der Blasenpflaster.

Wo irgend Geschwulst der benachbarten Speicheldrüsen eingetreten war, da wurde sie durch Absonderung leicht und augenscheinlich zertheilt, im Uebrigen aber waren die Geschwüre hinter den Ohren, abgesehen von der Verschiedenheit der befallenen Gewebe, den Verschwärungen im Halse selbst in der Schorfbildung durchaus ähnlich, und wenn sich auch in ihnen eine Milderung der Brandbräune deut-

---

1) Man vergleiche Fothergill und Huxham, so wie in weiterer Beziehung Sydenham.

lich offenbarte, so tritt hierin die ursprüngliche Neigung dieser Krankheit hervor, die Haut durch Schweifs und mannigfache Formen von Ausschlag in Anspruch zu nehmen.

Leichenöffnung. Die Leichenöffnungen [1]) setzten die neben der Schlundbräune bestandene Luftröhrenentzündung außer Zweifel. Eine zähe lymphatische Haut erstreckte sich von der Stimmritze bis in die Verzweigungen der Luftröhre, eben so wie in den reinen Fällen häutiger Bräune, zugleich kamen Spuren geringer Lungenentzündung vor, die Merkmale fauliger Zersetzung aber waren nur ganz oberflächlich angedeutet, so dafs selbst kein fauliger Geruch wahrgenommen wurde.

Ansteckung. Hervorgerufen von den epidemischen Einflüssen des Jahres 1770 ward diese Bräune in ihrem Verlauf offenbar ansteckend, so dafs sie in zahlreichen Familien von einem Kinde auf das andere, und selbst auf erwachsene Wärterinnen, welche sie leichter überstanden, überging, während die Nachbarkinder verschont blieben. Auch hierin kam sie mit der ursprünglichen Brandbräune durchaus überein, welche sich auf diese Weise zu verbreiten pflegte.

Behandlung. Heilsam war in diesem Halsübel der Gebrauch des Calomels in nicht geringer Gabe, so dafs 30 bis 40 Gran in fünf bis sechs Tagen gereicht wurden, einiges leisteten die Blasenpflaster und die fäulnifswidrigen Mittel in gewohnter Weise angewendet [2]).

Die Bräune in New-York war keine vereinzelte Erscheinung, sondern abgesehen von ihrer Verbin-

1) Es waren drei.
2) Samuel Bard a. a. O., p. 388.

dung mit den allgemeinen Erkrankungen der Jahre 1769 bis 1772, stand sie mit verwandten Volkskrankheiten in den unermeſslichen Länderstrichen von Nord-America in Zusammenhang. Ganz südlich in Georgien, wurde versichert, hätte eine Brandbräune im Sommer 1770 groſse Verheerungen unter den Kindern angerichtet [1]). Genauere Angaben hierüber aus dieser von Europäern damals erst wenig bevölkerten Colonie [2]) sind nicht mehr zu ermitteln, doch scheint so viel festzustehen, daſs das Uebel eine nördliche Richtung nahm, so daſs es im October 1770 in Süd-Carolina auftrat, wahrscheinlich um dieselbe Zeit, als Samuel Bard die mitgetheilten Beobachtungen in New-York anstellte. Georgien 1770.

4. Friesel-Scharlach-Bräune.
Angina miliaris scarlatinosa.

Die Bräune in Süd-Carolina war vorwaltend exanthematisch, doch wurden nicht wenige Fälle ohne allen Ausschlag beobachtet, wo denn die Krankheit in ähnlicher Weise verlief, wie in New-York, so daſs auch zuweilen die Luftröhre tödtlich ergriffen wurde, und hier eine eben so geartete Entzündung vorauszusetzen ist, wie die von Bard beschriebene. Am meisten befiel die Krankheit Kinder und Heranwachsende unter funfzehn Jahren, und so durchgreifend war ihr epidemischer Einfluſs, daſs nicht leicht Erwachsene an irgend anderen fieberhaften Uebeln darniederlagen, ohne zugleich an einer, zuweilen sehr bösartigen Halsentzündung zu leiden. Süd-Carolina. 1770.

Der Ausschlag, der diese mörderische Bräune ge-

1) Ebendas. und Chalmers a. a. O.

2) Sie wurde 1733 gegründet.

wöhnlich begleitete, war ein Frieselscharlach von eigenthümlicher Entwickelung, und mufste um so mehr auffallen, da seit achtzehn Jahren 1752 überhaupt kein Scharlach in Süd-Carolina gesehen worden war [1]). Die Frieselblasen brachen oft von so bedeutender Gröfse und in so zahllooser Menge hervor, dafs sie fast den Anblick von zusammenfliefsenden Pocken gewährten, und wie bei diesen die aus der berstenden Oberhaut hervorbrechende eiterige Flüssigkeit die Krankenzimmer mit übelem Geruch erfüllte. Die Abschuppung geschah in grofsen Stücken, wodurch die Annäherung des Ausschlags zum Scharlach offenbar wurde, doch zeigte die Abwesenheit der Wassersucht im Zeitraume der Genesung, das häufige Vorkommen der Bräune ohne Ausschlag und Abschuppung, und die aufserordentliche Entwickelung des Friesels, dafs die Krankheit dem ausgebildeten Scharlach fern stand, auch nahm das Fieber, wenn auch mit anfänglicher entzündlicher Aufwallung, durchgängig an dem in der alten wie in der neuen Welt herrschenden faulig-gastrischen Charakter entschiedenen Antheil. Es wurde von einem Schüttelfrost eröffnet und war durchweg sehr heftig, die Schlundentzündung trat plötzlich ein, verbreitete sich rasch in die Eustachische Röhre, und bei denen, die davonkamen — es war die Mehrzahl der Kranken — durch die Nasenhöhle nach vorn bis in die Nasenlöcher: die befallenen Theile wurden alsbald geschwürig, und sonderten

Verlauf. Schlundentzündung.

1) Das Scharlachfieber pflegte vor dieser Zeit ab und zu unter den Frühjahrskrankheiten aufzutreten, gewöhnlich aber eben so mild, als um dieselbe Zeit in Europa und ohne erhebliche Verbreitung. Chalmers, T. II. p. 207.

ten ganze Ströme scharfer übelriechender Jauche ab, mit nicht geringer Erleichterung des Hauptübels. Die Zunge war bei vielen so angeschwollen, dafs sie mehrere Tage hindurch aus dem Munde hervorhing, auch waren nach hinten die Wärzchen aufgerichtet, so dafs ihre Oberfläche durchweg rauh erschien, und alle Theile der Mundhöhle, so weit nur das Auge reichte, mit einem zähen, weifsen oder dunkelbraunen Ueberzuge bedeckt, der die geschwürigen Flächen verhüllte. Bei der übelsten Wendung der Krankheit war der brandigen Zerstörung auf keine Weise Einhalt zu thun, und sie erreichte selbst die äufseren Halstheile, deren dunkele Färbung alsdann den Tod verkündete. Brand.

Der Ausschlag brach am zweiten oder dritten Tage des Fiebers aus, und leitete im Allgemeinen die Halsentzündung ab, so dafs, je stärker er hervortrat, diese um so geringer wurde, und bei den Kranken, wo Hautröthe und Friesel durch wässerigen Durchfall und Erbrechen verzögert wurden, Fieber und Entzündung höhere Grade erreichten. In der Abnahme wurden viele Kranke von sehr heftigen metastatischen Gliederschmerzen befallen, die sie aller Beweglichkeit und des Schlafes beraubten, auch gewöhnlich mit Geschwulst, Röthe und Hitze verbunden waren. Es fiel auf, dafs dies äufserst qualvolle Leiden, welches die Annahme eines Ansatzes zur Wassersucht durchaus ausschliefst, in höchstens achtundvierzig Stunden, wenn es auch noch so heftig war, ohne irgend eingreifendes Heilverfahren wieder verschwand, und niemals erhebliche Gefahr brachte. Anderer Folgeübel geschieht nicht Erwähnung, die Todesfälle erfolgten fast immer nur im Verlaufe der Ausschlag.

Krankheit selbst, durch Uebertritt der Halsentzündung auf die Luftwege [1]).

Behandlung.

Bei ihrem ersten Auftreten war die Krankheit meist so entzündlich, dafs Chalmers, dem wir die Kenntnifs der Epidemie von Süd-Carolina verdanken, zum entzündungswidrigen Verfahren, ja selbst bei Erwachsenen zu Blutentziehungen sich genöthigt sah, doch gestatteten nicht alle Fälle Eingriffe dieser Art, und bald mufste der Brand mit starken fäulnifswidrigen Mitteln bekämpft werden, wie man denn schon während des ganzen heifsen und überaus feuchten Sommers eine Neigung zu brandiger Verderbnifs nicht nur in vereinzelten Halsentzündungen, welche der beschriebenen Epidemie vorausgingen, sondern auch in anderen, selbst fieberlosen Krankheiten bemerkt hatte [2]). Abführmittel und Blasenpflaster waren überall von entschiedenem Nutzen, wobei nicht zu übersehen ist, dafs derselbe gastrische Zustand, der in den herrschenden

Faulige Gallenfieber.

fauligen Gallenfiebern in Süd-Carolina deutlich hervortrat, sich in der beschriebenen Krankheit, die jenen Fiebern unmittelbar nachfolgte, überall geltend machte [3]).

Bräune in Nord-America. 1771. 1772.

Noch in den beiden folgenden Jahren waren Bräunen über grofse Gebiete von Nord-America verbreitet und mehrten die Sterblichkeit unter den Kindern [4]). Wie sie geartet gewesen, und welche

1) Chalmers, T. II. p. 207.

2) Chalmers theilt hier zwei ganz lehrreiche Beispiele dieser Art von einem Mulatten und einem Negermädchen mit. Ebendas. p. 94. 95.

3) Die fauligen Gallenfieber herrschten vom August bis in den October. Ebendas. T. I. p. 164.

4) Register of deaths in New-Haven. Bei Webster, T. I. p. 258 — 260.

Uebergänge unter ihnen Statt gefunden, lassen die Darstellungen von Bard und Chalmers vermuthen. Näheres ist darüber aus Bayley's Abhandlung [1]) bekannt, der 1774 und in den folgenden Jahren bösartige Bräunen in New-York mit vorwaltender croupartiger Entzündung der Luftröhre, in ähnlicher Entwickelung wie die von Bard beschriebene beobachtet hat. So viel steht fest, dafs im Jahre 1772 der catarrhalische Charakter in den Volkskrankheiten überall in Nord-America die Oberhand gewann. Diese Umwandelung verkündigte sich im Februar 1772 durch einen influenzartigen Katarrh [2]) und als die Lebensstimmung, welche sich hierdurch beurkundete, ihre Höhe erreicht hatte, brachen aller Orten im Norden wie im Süden Masern aus, von einer solchen Heftigkeit, dafs allein in Charleston bis zum October gegen 900 Kinder von ihnen weggerafft wurden [3]). Sie hörten erst im folgenden Jahre (1773) zu herrschen auf, und viele von den Genesenden starben an der häutigen Bräune, die nach Beendigung des Ausschlages hervortrat, oder sie erlagen den zehrenden Brustübeln, die sich nach überstandener Entzündung der Luftröhre einstellten. Aber auch ohne Masern kam die häutige Bräune ganz selbstständig und rein entzündlich sehr allgemein vor, und schlofs für jetzt den Kreis bedeutungsvoller Zufälle, welche die zarten Gebilde des Halses heimsuchend, den Uebergang des Fauligen zum Entzündlichen klar und un-

Häutige Bräune.

1) Sammlung auserlesener Abhandlungen. Bd. 7. S. 229. 272. S. weiter unten.

2) Brief von Dr. Tufts bei Webster, T. I. p. 259.

3) Ebendas. p. 259. — Vergl. Rush, Works, T. II. p. 342. Rush theilt über die Masernepidemie von 1773 einige Bemerkungen aus seinem Tagebuche mit.

widersprechlich darthun. Die Unbekanntschaft der Aerzte mit dieser neuen Erscheinung war den Kranken so verderblich, dafs in einigen Städten die zahlreich befallenen Kinder fast ohne Ausnahme hinstarben [1]).

IX.

Scharlachfieber in Europa.

Wie nun die Bräune bald selbstständig, bald in Verbindung mit anderen Leiden von der krankhaften Lebensregung dieser Jahre so offenbar hervorgerufen wurde, dafs sie selbst wohl als ernster Zufall des weit verbreiteten einfachen Faulfiebers erschien, und vornehmlich in Wien bei ungeeigneter Behandlung mit Aderlässen gar vielen Kranken den Tod bereitete [2]), so fällt es nicht wenig auf, dafs das Scharlachfieber, eine Krankheit, die sich schon längst in Europa eingebürgert hatte, im Ganzen nur wenig hervortrat, und selbst in den wenigen Erkrankungen, in denen es erschien, von jener Lebensstimmung nur einen geringen oder selbst gar keinen Anstofs erhielt.

Ungarn und Oesterreich. 1770. 1771. In Ungarn und Oesterreich herrschte es ne-

1) Trumbull und Holyoke bei Webster, T. I. p. 280.

2) Quarin, p. 247.

ben den Faulfiebern in den Jahren 1770—71 in sehr grofser Verbreitung, und tödtete, wie es seine Art ist, nicht wenige Kinder, allein vergebens erwartet man hier das häufigere Auftreten zerstörender Brandbräune. Es kam diese wohl hier und da vor, jedoch nicht häufiger als in neueren Erkrankungen, auf welche ganz andere epidemische Einflüsse einwirkten; von gefährlichen Ohrdrüsengeschwülsten ist nirgends die Rede, ja man beobachtete selbst Fälle von entschiedener Entzündlichkeit, welche wiederholte Aderlässe dringend nothwendig machten, und die nachträgliche Wassersucht zeigte nichts Ungewöhnliches [1]). Die meisten der in dieser Zeit vorgekommenen Scharlachseuchen waren überhaupt gutartig [2]), und vielleicht ist ein mehr in die Länge gezogener Verlauf, später Ausbruch der Röthe und eine langsamere Entwickelung der Zufälle überhaupt der in Wien beobachteten eigenthümlich, welche offenbar auch Quarin bei seiner Schilderung der Krankheit vor Augen hatte [3]).

Essen in Westphalen.

Nur eine Scharlachseuche in und um Essen bei Duisburg in Westphalen stand mit den Erkrankungen dieser Jahre in näherem Zusammenhang, und nahm an der allgemeinen Lebensstimmung augenscheinlich Antheil. Die allgemeinen Einflüsse wirkten in

---

1) De Haen, Ratio med. contin. T. I. p. 96.

2) Eine gastrische in Berlin, 1774, von Selle oberflächlich angegeben. Pyretol. meth. p. 240., eine andere in der Wetterau, 1773, die keine ungewöhnlichen Zufälle darbietet, von einem Ungenannten beschrieben. Baldinger, N. M. I. 1. S. 21., und mit dieser wahrscheinlich in Verbindung eine dritte in Oberhessen 1773 von Kramer (De febri rubra, Giess. 1775) und eine vierte 1774 in Fulda von Weikard beobachtet. Obss. medicae. Uebereinstimmend hiermit ist die Beschreibung des Scharlachs in R. A. Vogel's Handbuch, p. 111.

3) C. XI., p. 147.

Westphalen auf das Pflanzen- und das Thierleben nicht anders, wie im ganzen nördlichen Deutschland, und die Aufeinanderfolge der Krankheiten im Jahre 1770 war dieselbe. Gastrische und rheumatische Zufälle machten durch verwickelte Wechsel- und Katarrhalfieber mit bedenklicheren Erscheinungen allmählich den Uebergang in die herrschenden Faulfieber, zu denen ein rother Frieselausschlag sehr häufig, und Rasereien so allgemein hinzutraten, dafs die Benennung „das tolle Fieber" gebräuchlich wurde. Gutartige Schlundentzündungen ohne Ausschlag sah man zwischendurch sehr oft, und als wollte die waltende Lebensstimmung immer nachdrücklicher an ihr Dasein erinnern, sie entarteten nicht selten in wirkliche Brandbräune, selbst auch in tödtliche Lähmung der Halsnerven, ohne vorausgegangene Merkmale erheblicher Bösartigkeit [1]). Auch der Keuchhusten wurde nicht wenigen Kindern verderblich, und Wurmübel gefährdeten die Kranken wie überall in den verschiedenartigsten Leiden.

Verlauf der Epidemie.

Endlich brach im August ein durchaus bösartiges Scharlachfieber aus, das am meisten den heranwachsenden Mädchen und Knaben, weniger dagegen den Kindern unter fünf Jahren gefährlich wurde, denen öfteres Erbrechen Sicherheit gewährte. Im October erreichte es seine Höhe, und offenbarte seine eigenthümliche Art am deutlichsten. Der Scharlachausschlag erschien am dritten Tage und war am vierten allgemein, mit heftiger, meistens eiternder Schlundentzündung. Am fünften sah man bei Vielen die Zunge braun und schwarz belegt, und zugleich brach weifser Friesel aus, der, wenn man die

Höhe. Friesel.

1) Brüning, p. 12—18.

einzelnen Haufen von Frieselbläschen im Auge behielt, drei bis vier Tage stehen blieb. Am sechsten Tage neuer Frieselausbruch, der sich bis selbst gegen den vierzehnten Tag noch oftmals wiederholte, durchaus unabhängig vom Scharlachausschlag, der am siebenten Tage mit sogleich folgender Abschuppung verschwand. Es floss ein brauner, selbst dunkelrother Harn, und abgesehen von der Wassersucht, die so häufig eintrat wie in anderen Scharlachseuchen, behielten die Genesenden sehr oft carbunkelartige Blutschwären und hartnäckige Geschwüre, welche für Nachwirkungen des Friesels zu halten waren. Die Abnahme der Seuche erfolgte nach vielen Todesfällen im December und Januar unter dem auch sonst gewöhnlichen Schwanken der Form, so dafs bei einigen der Scharlachausschlag allein, bei anderen mit Friesel zugleich, bei noch anderen Friesel ohne Scharlach ausbrach, bei allen aber Halsentzündung hinzutrat, und die Abschuppung wie in den reinsten Scharlachformen erfolgte [1]). Abnahme.

Bei dieser Scharlachseuche ist es wesentlich, dafs 1) der Friesel sich mehr selbstständig zum Scharlach verhielt, und mit dieser Krankheit eine solche Verwickelung einging, dafs der Unterschied des Leidens von dem Frieselscharlach der neuern Zeit am Tage liegt, in welchem die Frieselbläschen zugleich mit der Hautröthe hervorkommen und verschwinden, — 2) dafs die Wirkung des allgemeinen epidemischen Einflusses sich mehr durch den nachgewiesenen Zusammenhang mit den herrschenden Krankheiten, und bei vielen durch eine fast blutrothe Färbung des Ausschlages, als durch die Verbindung des Scharlachfiebers mit

1) Brüning. p. 18—37.

Brandbräune offenbarte, von welcher nirgends Erwähnung geschieht, wiewohl sie unmittelbar vorher sich gezeigt hatte. Es ergiebt sich mithin aus dem seltenern Vorkommen der Scharlachseuchen in diesen durch faulige Lebensstimmung so ausgezeichneten Jahren, wie aus der nur bedingten Abhängigkeit des Scharlachs in Essen von eben dieser Lebensstimmung, dafs die eigenthümliche Entfremdung des Blutlebens, die von der Pathologie noch mit keinem Namen bezeichnet, das Grundleiden des Scharlachs ausmacht, sich ganz selbstständig und unabhängig von irgend einer andern Weise des Erkrankens fort und fort entwickelt hat. Eben dies wird durch die bisherige wie durch die spätere, die verschiedenartigsten Einflüsse enthaltende Geschichte des Scharlachfiebers unwiderleglich erwiesen.

X.

Geschichte des Scharlachfiebers.

1. Ursprung und Entwickelung bis 1770.

Die Ursprünge des Scharlachfiebers sind dunkel, und es gelingt nicht, eine ihm irgend verwandte Krankheit vor dem siebzehnten Jahrhundert aufzufinden. Rothe Fleckenausschläge wurden zwar verschiedent lich beobachtet, selbst auch mit Namen bezeichnet, sie waren aber durchweg sehr wandelbar und gutartig, und vermifst man bei allen eine genauere Angabe der wesentlichen Zufälle, so ist im Ganzen weniger die Unaufmerksamkeit der Aerzte, als die Einfachheit und Milde der Krankheiten in Anschlag zu bringen.

Rossalia in Italien.

Unter dem Namen Rossalia oder Rossania, auch Robelia [1]) und Rubeola war in Italien ein dem Scharlachfieber äufserlich ähnlicher fieberhafter Fleckenausschlag verbreitet, den man zuweilen dieser Krankheit gleichgestellt hat. Ingrassias [2]), der ihn ziemlich mangelhaft beschreibt, spricht von kleinen und grofsen rothen Flecken ohne Geschwulst, wie abgesonderten rosenartigen Entzündungen, ja selbst von einer Feuerröthe des ganzen Körpers [3]), allein es ist weder vom Pulse, noch von Halszufällen, sondern nur davon die Rede, dafs die Krankheit zwischen den Pocken und Masern, oder abwechselnd mit denselben vorgekommen sei, und die Kranken wie diese gewöhnlich nur einmal befallen habe. Wäre Halsentzündung irgend zur Rossalia hinzugetreten, und hätte sie sich so bemerklich gemacht, dafs sie auch nur entfernt mit der im Scharlachfieber vorkommenden verglichen werden könnte, so würde sie in das, wenn auch unvollkommene Bild der Krankheit ohne allen Zweifel aufgenommen worden sein. Ueberdies waren

1) Ingrassias, p. 209. l, 34. -- Sonst auch Rosellia und Rosolia, wie z. B. in den Rime di Bartolommeo del Bene, Livorno, 1799. 8. p. 10. XIX.

2) Arzt in Neapel und Palermo, geb. 1510, † 1580.

3) „Alteram vero idcirco rossaniam nuncupant, quoniam maculae per universum corpus plurimae magnae, ac parvae, ignitae, ac rubrae, cum vix effatu digno tumore, instar multa seorsum distincta erysipelata, dispersae sunt: ut totum corpus ignitum appareat". p. 194. l. 36.

die Flecken, die von einem guten Beobachter beim Ausbruch als klein und begränzt beschrieben werden, durchaus nicht eben, wie beim Scharlach, sondern erhaben, wie die Masern, so dafs die Haut von ihnen rauh wurde. Sie brachen am dritten oder vierten Tage des Fiebers aus, dieses hörte am fünften auf, und dann verschwand allmählich die Röthe, Erscheinungen, welche mit dem Scharlach durchaus nicht in Uebereinstimmung zu bringen sind [1]). Die Abschuppung aber, so viel aus anderen Ueberlieferungen bekannt ist, geschah durchaus nicht in grofsen Hautstücken, sondern kleienförmig, wie bei den Masern [2]).

Man kann demnach die italienische Rossalia mit vollem Rechte für eine Abart der Masern, oder für Maserröthelu halten, wie deren noch unter unseren Augen in wandelbaren Formen entstehen. Ingrassias bekräftigt diese, in Italien gewöhnliche Annahme durch die unzweideutige Versicherung, dafs die Augen von der Rossalia ergriffen wurden [3]), was

1) „Proprie enim rosaliam dicunt morbum quendam pueris omnino familiarem, ita ut variolarum instar nullus ipsum evitare posse credatur. Eos enim primum febris acuta, et ardens invadit, inde vero die tertia, aut quarta erumpere incipiunt maculae rubentes parvae, quae paulatim elevantur, et cutem asperam modo praefato reddunt, febrisque ad quintam diem perseverat, quo tempore cessata iam febre aspritudines illae paulatim deleri incipiunt". Prosper Martian. a. u. a. O. p. 308. E.

2) „Rosellia, oggi più comunemente Rosolia. Una delle malattie contagiose, che si apprende ordinariamente ai bambini, per la quale si cuopre la pelle di piccole machie rosse, che poscia si elevano, e finalmente disseccate si staccano in forma di sottilissime scaglie". Dizionario dell' Accademia della Crusca, nach Fra Jacopone da Todi, T. 4. 32. b. (Canticl. Roma, 1558.)

3) P. 195. l. 39.

bei keiner Art des Scharlachs zu geschehen pflegt, und widerlegt damit seinen anderweitig ausgesprochenen Zweifel an derselben.

Will man nun unter der Rossalia eine entschiedener ausgebildete und selbstständig gewordene Form von Masernrötheln verstehen, so ergeben sich gegen diese Annahme keine gegründeten Einwürfe, denn es ist nicht nur möglich, sondern auch durch die Erfahrung bewiesen, daſs abgezweigte Formen fieberhafter Ausschläge sich Jahrhunderte lang halten, und in groſser Allgemeinheit neben ihren Urformen, wie z. B. die falschen neben den wahren Pocken herrschen können, so daſs selbst ihre Ansteckungskraft nicht durch die überstandene Urform vereitelt wird. Die Rossalia war ansteckend, und eben so verbreitet, wie die Pocken und Masern, so daſs, wenn Kinder, welche diese beiden Krankheiten schon überstanden hatten, anfingen zu fiebern, man ihren Ausbruch zu erwarten pflegte [1]).

Zu welcher Zeit sie sich in Italien eingebürgert haben möge, ist schwer zu ermitteln; höchst wahrscheinlich ist sie aber dieselbe Krankheit wie das Malum rosatum bei Gentilis von Foligno [2]), also schon vor der Mitte des vierzehnten Jahrhunderts vorgekommen. Zu einer ernsten Volkskrankheit hat sie sich schwerlich jemals gesteigert, und noch um 1620 wird sie von Prosper Martianus für so durchaus gut-

1) P. 195. l. 29.

2) — sicut malum rosatum: et est infectio cutis ac si folia rosarum rubrarum essent sparsa supra cutim, vel alia quae vulgariter dicuntur titie (soll heiſsen pruticiae) et est infectio cutis ac si pulices mordicent cutim: vel quae vulgariter dicitur gespinum. et est infectio cutis latior quam illa quae immediate, et minor quam malum rosatum, etc. Fol. 85. b. Cap. IV. De variolis.

artig erklärt, dafs kein Kranker an ihr sterben könne [1]), wie denn schon Ingrassias ihre Entstehung von einem dünnen, hitzigen, aber gutartigen Blute hergeleitet hatte [2]). Nach der Mitte des siebzehnten Jahrhunderts geschieht ihrer nicht weiter Erwähnung [3]).

Im Uebrigen kommt der Name Rossalia auch für andere rothe, selbst fieberlose Ausschläge vor [4]), welche von Späteren zuweilen mit der von Ingrassias gemeinten Krankheit ohne Sonderung zusammengeworfen werden. Es kommt hier nicht darauf an, diese Verwirrung zu lösen, indem nur zu erweisen war, dafs die altitalienische fieberhafte Rossalia dem Scharlachfieber ungleichartig war, und mithin einige Spätere einen Irrthum begangen haben, wenn sie das Scharlachfieber für die Rossalia hielten, und es mit diesen Namen bezeichneten.

Nicht viel näher steht dem Scharlach eine Krankheit, die Smet 1589 in Heidelberg beobachtete. Rothe Flecke an der Brust, den Armen und Schenkeln gingen bei einem Erwachsenen unter fieberhaften Erscheinungen in eine allgemeine Röthe des Körpers mit prickelndem Stechen über. Die Abschuppung war kleienartig, und siebzehn Tage vorher waren bei demselben Kranken kleine rothe Flecke ohne

Heidelberg. 1589.

1) — at experientia docet, nullum fere ex Rossalia interire, et nisi miraculo quodam, et ob errata maxima, quae aut aegri committant aut medici, potissimum vero sanguinem mittentes. p. 308. Epid. L. II. S. 3. 20.

2) — ex tenui ferventique nihilominus sanguine, haud maligno. p. 209. l. 31.

3) Zuletzt 1643 von M. A. Severinus, und nur im Vorbeigehen, in einem Briefe an Th. Bartholinus. S. dessen Epistolae medicae, Cent. I. Ep. 35. p. 130. Ed. Hagan.

4) Z. B. Severins Roseolae saltantes, einen chronischen Ausschlag. p. 383.

Fieber über Tische ausgebrochen [1]). Der Fall ist durchaus vereinzelt, und von ähnlichen Erscheinungen in dieser Zeit keine deutliche Spur aufzufinden. Selbst nicht einmal bei dem vielerfahrenen Foreest, der die fieberhaften Ausschläge in der mannigfaltigsten Verbindung und Formverschiedenheit beobachtet hat, und die Kenntnisse seiner ärztlichen Zeitgenossen in sich vereinigte [2]).

Ob nun überhaupt unzweideutige Uebergangsformen zum Scharlach zu Ende des sechzehnten und zu Anfang des siebzehnten Jahrhunderts vorgekommen sind oder nicht, ist durchaus unbekannt, mindestens schweigen davon die Aerzte, denen man nicht vorwerfen kann, dafs sie wichtige Erscheinungen ihrer Zeit übersehen haben. Um so auffallender ist daher das Auftreten einer vollkommenen Scharlachseuche in Breslau im Herbst 1627, welche dem ungetrübten Blicke ihres Beobachters, Michael Döring [3]), alle wesentlichen Seiten, ohne Ausnahme einer einzigen darbot, mit welchen diese Krankheit noch in unseren Tagen hervortritt. Ganz ohne Vorspiel war diese Erkrankung nicht, denn schon im Frühjahr 1625 hatte Döring drei nicht zu bezweifelnde Fälle von Scharlach in derselben Stadt gesehen [4]), und ähnliche versichert auch Daniel Sennert, sein hochverdienter Landsmann und Verwandter in Wittenberg beobachtet zu haben [5]). Hier nannte man die

Erste Scharlachseuche in Breslau, 1625 und 1627.

1) P. 564.

2) Man sehe besonders L. VI. Obs. 41. mit den zugehörigen Scholien. Obs. 59. 61. L. I. Obs. 17. u. m. a.

3) Ein sehr gelehrter und trefflicher Beobachter von Volkskrankheiten. Er war Physicus von Breslau, und starb daselbst 1661.

4) Epist. Cent. I. Ep. 88. p. 620.

5) Ebendas. II. Ep. 20. p. 644.

Wittenberg. neue Kinderkrankheit das Rothlauf oder zusammenlaufende Masern, beide Gelehrte aber glaubten darin das Bild der neapolitanischen Rossalia wiederzufinden, ohne jedoch andere Quellen, als die dunkelen Ueberlieferungen von Ingrassias benutzt zu haben, oder einen irgend wahrscheinlichen Zusammenhang dieser fast schon verschollenen Krankheit mit ihren Beobachtungen nachweisen zu können.

Die Scharlachseuche in Breslau im Herbst 1627 war nicht unerheblich [1]), jedoch im Ganzen, ungeachtet ihrer Heftigkeit gutartig, so daſs nur wenige Todesfälle vorkamen. Zufälle. Am vierten oder fünften Tage der Krankheit röthete sich die Haut vom Kopf bis zu den Füſsen, als wäre sie rosenartig entzündet, am siebenten oder neunten verschwand die Röthe allmählich, und die Oberhaut schuppte sich ab. Die Kranken litten zugleich an Halsentzündung mit so bedeutender Geschwulst der Mandeln und der benachbarten Theile, daſs nicht selten Erstickungsgefahr drohete, doch wird nicht angeführt, daſs diese Entzündung jemals brandig geworden wäre, oder sich der im Norden von Europa damals noch unbekannten Brandbräune ähnlich gezeigt hätte. Einige litten dabei auch an Husten und Lungenentzündung, welche wenigstens in einem Falle durch die Leichenöffnung erwiesen wurde, und überhaupt während des siebzehnten Jahrhunderts im Scharlachfieber häufiger vorgekommen ist, wenn vielleicht auch Döring sie zuweilen mehr vermuthet, als dargethan hat. Der Puls war sehr beschleunigt (admodum celer) und

1) „Aliqua multa exempla". Ebendas. Ep. 18. p. 641. — Die Briefe von Sennert und Döring stehen in der angeführten Ausgabe von Sennert's Werken.

hart, bei ganz trockener Haut eine Glühhitze über den ganzen Körper verbreitet (calor urentissimus), wobei die Kranken durchaus schlaflos blieben, über anhaltendes Kopfweh klagten und fast immerwährend irre redeten, oder selbst in Rasereien verfielen. Der Durst war kaum zu löschen, der Harn spärlich und braunroth, und ging es zur Abnahme, so wurden viele von metastatischen Gliederschmerzen befallen, gerade so wie in der oben beschriebenen Ausschlagsbräune in Süd-Carolina, und die nachträgliche oft allgemeine Wassersucht nahm die Umsicht und Thätigkeit der Aerzte nicht weniger in Anspruch, als noch in unseren Tagen [1]).

Es ist nicht außer Acht zu lassen, daſs 1627 in Breslau, welche Stadt als die Wiege des Scharlachfiebers zu betrachten ist, durchaus keine Krankheit von irgend einiger Bedeutung herrschend war, welche mit diesem Uebel in eine auch nur entfernte Verbindung gebracht werden könnte. Döring, der die Rossalia, wie er sie nannte, mit gröſserer Besonnenheit und Umsicht auffaſste, als vielleicht jemals neue Krankheiten beobachtet worden sind, berichtet nichts davon, und wenn er mit tiefer Sachkenntniſs die Abnahme einer Pestconstitution schildert, mit welcher seine drei ersten Fälle im Jahre

1) Von den Leopoldinischen Akademikern, welche die Krankheiten in Breslau von 1699—1702 beschrieben haben, wird diese Epidemie irrthümlich in das Jahr 1628 gesetzt. Hieraus sind unrichtige Angaben bei Schnurrer und Fuchs entstanden. Döring, auf den sich jene Akademiker allein beziehen, spricht in dem angeführten Briefe an Sennert nur vom Herbst 1627. Die Epidemie von 1628 ist mithin zu streichen. Histor. morborum etc. p. 165. — Was Sennert L. IV. c. 12. p. 733. T. III. ed. Paris. unter dem Namen Rosalia vom Scharlach sagt, ist nur eine Wiederholung aus Döring's Briefen.

1625 zusammentrafen [1]), so ist auch hier an einen ursächlichen Zusammenhang derselben mit dem aufkeimenden Scharlach nicht entfernt zu denken. Unzählige Pestzeiten sind beobachtet worden, und nie hat man eine Erscheinung der Art wahrgenommen. Wir sind daher vollkommen berechtigt, den Ursprung des Scharlachs in Breslau für selbstständig zu halten, und die Annahme irgend eines fremdartigen Einflusses auf seine Entwickelung auszuschliefsen, wogegen die Voraussetzung, dafs die Scharlachseuche von 1627, nach vorgängigen häufigeren Gesichtsrosen, Nesselsucht, gutartigen Schlundentzündungen und Drüsenanschwellungen eingetreten sei, — sich mithin eben so entwickelt habe, wie Kanold 1719 in derselben Stadt [2]) und neuere Beobachter [3]) an anderen Orten gesehen haben, — naturgemäfs und pathologisch erscheint.

Unter den gewaltigen Volkskrankheiten, welche während der Zerrüttung von Deutschland durch den dreifsigjährigen Krieg alle Städte und Dörfer heimsuchten, erscheint hierauf das Scharlachfieber eine lange Reihe von Jahren hindurch nirgends, und wenn auch das

---

1) Vom Februar an war die Pest herrschend gewesen, und liefs gegen den Juni nach. Durchfälle, Ruhren, Wechsel- und Fleckfieber kamen wie gewöhnlich zwischendurch vor, im Juni aber bekamen die reinen Wechselfieber die Oberhand, und die anderen Krankheiten gingen häufiger in sie über. Cent. I. Ep. 88. p. 620., Ep. 93. p. 622. — Aehnliches berichtet Sennert von Wittenberg. Ep. 94. p. 623. — Vergl. Döring's angeführte Pestschrift.

2) Siehe die Witterungskrankheiten im Januar, Februar, März 1719 in den Breslauer Sammlungen. Winterquartal 1719. S. 285. f.

3) Z. B. Kopp, Beobachtungen im Gebiete der ausübenden Heilkunde. Frankfurt, 1821. Abschn. 6. — Fuchs S. 35.

das Stillschweigen der Aerzte bei allgemeiner Hemmung wissenschaftlicher Mittheilungen der Vermuthung nicht entgegen ist, dafs es hier und da, namentlich in Schlesien wieder vorgekommen sein möge, so gehörte es doch mindestens nicht zu den auffallenden und hervorragenden Krankheiten. Nur erst vom Jahr 1642 erhalten wir Kunde, dafs es in Brieg zum ersten Mal geherrscht und zwischen 1655 und 58 sich mit grofser Bösartigkeit wiederholt habe. Der dortige Arzt, Daniel Winkler [1]), nannte es die feurigen Masern (Morbilli ignei) und verwechselte es mit dem ebenfalls noch neuen Friesel, der sich um 1650 zuerst in Sachsen gezeigt hatte, die Erwähnung von Halsentzündung und Ohrdrüsengeschwülsten bezeichnet indessen die Krankheit hinlänglich [2]). Brieg. 1642. 1655—1658.

Zehn Jahre später 1652 sah man das Scharlachfieber zum erstenmal in Schweinfurt, wo es vielen Kindern tödtlich wurde. Der Ausschlag brach am dritten oder vierten Tage aus und endete mit Abschuppung. Fehr, der ihn nach Sennert mit dem Namen Rosalia bezeichnete, und sich damit einer ausführlichen Beschreibung überhob, erwähnt keiner gleichzeitig herrschenden Krankheiten, und läfst mithin ähnliche Verhältnisse voraussetzen, wie bei neueren besser beobachteten Scharlachseuchen [3]). Schweinfurt. 1652.

Entschieden bösartig zeigte sich das Scharlachfie- Thorn. 1664.

1) † 1658. Er citirt bei der zweiten Epidemie, deren Jahr nicht angegeben ist, eine Schrift von 1655.

2) Miscellan. curios. Acad. nat. cur. Ann. 6. et 7. 1675. 1676. Obs. 42. p. 75.

3) Anchora sacra, p. 90. — Die Beziehung auf Severin's Roseolae saltantes (De rec. absc. nat. P. 2. p. 386.) ist durchaus unstatthaft. Diese haben als chronisches Hautübel durchaus nichts mit der Rosalia gemein.

ber 1664 in Thorn. Die meisten Kinder starben am zweiten, einige sogar am ersten Tage des Ausbruchs, und es blieb unentschieden, ob die Halsentzündung oder die Wassersucht gröfsere Gefahr brachte [1]).

Nach der Mitte des siebzehnten Jahrhunderts erhalten wir überhaupt öftere Kunde von der Verbreitung der Krankheit nach allen Richtungen. In England war es, wo man ihr zuerst den Namen „Scharlachfieber" (Scarlet Fever) beilegte, dessen sich Sydenham schon als eines bekannten und unzweideutigen bediente. Entschiedene Scharlachseuchen

England. 1661—1675.

sind diesem grofsen Arzte in den Jahren 1661 bis 1675 nicht vorgekommen, er kannte überhaupt nur das ganz gutartige Scharlachfieber, zählte es zu den zwischenlaufenden Krankheiten, und behandelte es durchaus mild und ohne Arzneien. So hielt er es denn nur für eine mäfsige Aufwallung des Blutes (mediocris sanguinis effervescentia), welche allein durch erhitzende Behandlung gefährlich werden könne, indessen sah er doch zuweilen Zuckungen und schwere Hirnzufälle bei erschwertem Ausbruch [2]), und es ist gewifs, dafs die Krankheit zwischendurch sich in ihrer ganzen Heftigkeit zeigte, worüber wir noch besser unterrichtet sein würden, wenn nicht Morton, wohl nur um seinem grofsen Zeitgenossen zu widersprechen, den Scharlach nur für zusammenfliefsende Masern (Morbilli confluentes) gehalten, und dadurch in seiner gewöhnlichen Art wieder Verwirrung in einfache Dinge gebracht hätte. Starke Hals- und Lungenentzündung, Ohrdrüsengeschwulst, die hef-

---

1) Miscellan. cur. med. phys. a. 1675. 76. Obs. 145. p. 292. Simon Schultz.

2) Opera, Sect. VI. c. 2. p. 162.

tigsten Nervenzufälle, Wassersucht und aufser dieser noch andere Nachkrankheiten sah dieser Arzt nicht selten, vielleicht aber viel später, als Sydenham sein geringfügiges Scharlachfieber, denn seine Beobachtungen reichen weiter, von 1672 bis 1689. 1672—1689.

Vor 1683 und früher war das Scharlachfieber auch in Schottland erschienen, so gutartig als nur Sydenham es beschrieben hatte, denn es wurde nur sehr wenigen Kranken verderblich, indessen hatten die dortigen Aerzte schon einen Frieselausbruch nach dem Verschwinden der Hautröthe beobachtet, so dafs hier auf eine ähnliche Verbindung der Krankheit mit diesem Ausschlag, wie 1770 in Essen, zu schliefsen ist. Schottland. 1680.

Im Uebrigen haben die Aerzte dieser Zeit den Scharlach oft mit dem seit der Mitte des siebzehnten Jahrhunderts häufigen rothen Friesel verwechselt, und es ist bei mangelhaften Beobachtungen nicht immer deutlich zu unterscheiden, welche von beiden Krankheiten gemeint ist [3]). Indessen war das Scharlachfieber im nördlichen Deutschland keine ganz unbekannte Erscheinung, so dafs selbst die Lehrbücher, wenn auch noch ziemlich oberflächlich, darüber Auskunft geben. Ettmüller beschreibt es nach Sennert und Sydenham [4]); Lange bezieht sich auf Sibbald und unterscheidet nach eigener Erfahrung das Scharlachfieber, welches man in Sachsen den ro- Deutschland.

1) Pyretologia, sive Tractatus de febribus inflammatoriis universalibus. C. 5. p. 29. seq.

2) Sibbald, Pars I. L. II. c. 5. p. 65.

3) Hierher gehört namentlich ein zweifelhafter Fall von Rayger in Prefsburg, gegen 1670. Miscellan. curios. etc. Dec. I. Ann. 3. 4. 6. p. 469.

4) Tom. II. Pars I. C. II. p. 357.

then Hund [1]) nannte, von dem rothen Friesel.
Leipzig. 1695. 1697. 1695 und 97 war es in der Gegend von Leipzig in recht bösartigen Formen vorgekommen [2]).

Ganz gutartiges, aber wie es scheint nicht ganz ausgebildetes Scharlach sah Schröck 1696 und 1705
Augsburg. 1696. 1705. in Augsburg [3]), und da man denn allgemein aufmerksamer auf diese Krankheit wurde, so erhalten wir jetzt genauere Kunde von ihrem ersten Ausbruche in verschiedenen Städten Deutschlands, wobei die Langsamkeit ihrer Verbreitung über dieses Land nicht minder auffallend ist, als ihre im Ganzen grofse Gutar-
Breslau. 1700. tigkeit. Von einer Scharlachseuche in Breslau welche Stadt wir als die Wiege der Krankheit kennen gelernt haben, wird erst wieder im Jahre 1700 berichtet, und es ist nicht zu übersehen, dafs ihr häufige rosenartige Entzündungen vorausgingen, wenigstens in Gesellschaft mit weifsem Friesel häufig vorkamen [4]).

Paris. 1707. 1712. In Paris lernte man die Krankheit zu Anfang des achtzehnten Jahrhunderts, 1707—1712, kennen, und gab ihr, ohne ihre Merkmale genauer festzustellen, den Namen des rothen Fiebers (Fièvre rouge) [5]),
Berlin. 1716. in Berlin aber zuerst im Jahre 1716, wo sie vereinzelt vorkam, und sich zuweilen mit Petechial-

1) Diese Benennung ist ursprünglich holländisch (Roodhont), und man bezeichnete damit auch in den Niederlanden den rothen Friesel, wenn auch hier und da andere rothe Ausschläge, gerade so wie in Italien Rosalia, der rothe Hund genannt worden sein mögen. Acta medic. Berolin. Dec. I. Vol. 2. p. 22.

2) Lange, Tom. III. p. 98

3) Sydenham. Opera. T. II, p. 86. 161.

4) Ebendas. p. 142. — Haller, Histor. morbor. Vratislaviens. p. 164.

5) Journal de médecine par Vandermonde, 1763. Tom. 18.

fiebern verband, welche durch die aus der Türkei zurückkehrenden Begleiter Carls XII. in dieser Hauptstadt so verbreitet waren, dafs Mafsregeln gegen das Fortschreiten der Ansteckung ergriffen werden mufsten [1]). Dafs das Scharlachfieber zu dieser gefährlichen Verbindung keine entschiedene Neigung hat, am wenigsten aber vom Petechialtyphus irgendwie abhängig ist, zeigt seine Geschichte durchgängig, man darf mithin das Zusammentreffen beider Krankheiten auch in diesem Falle für zufällig halten. Im folgenden Jahre, 1717, aber brach in und um Berlin eine nicht unerhebliche Scharlachseuche aus. Sie traf mit herrschenden Pocken zusammen, und man beobachtete Fälle, in denen die letzten in den bösartigsten und tödtlichsten Formen unmittelbar nach vollendeter Abschuppung hervorbrachen [2]). Auch der Friesel war das ganze Jahr über häufig, doch vermischte er sich niemals mit dem selbstständig auftretenden Scharlachfieber, in dem die Röthe am vierten oder fünften Tage den ganzen Körper einnahm, und gegen den siebenten verschwand, nicht ohne einzelne Beispiele von ganz bösartiger Halsentzündung und Ohrdrüsengeschwulst. Berlin. 1717.

Im Jahr 1717 war die Krankheit überhaupt weit über Europa verbreitet, denn aufser der Mark Brandenburg herrschte sie auch in Thüringen, und jenseits der Alpen in Florenz, wo sie weniger durch Halsentzündung als durch Wassersucht tödtlich wurde [3]). Mit der Scharlachseuche in Eisenach, Thüringen. Florenz. 1717.

---

1) Acta medicorum Berolinens. Dec. I. Vol. I. p. 9. 30.

2) Ebendas. Vol. 2. p. 4. 20. — 1730 sah Gohl in Berlin einen Fall von Ausbruch des Scharlachfiebers unmittelbar nach den Pocken. Ebendas. Dec. II. Vol. 10. p. 45.

3) Roncalli, p. 333.

1717, beginnen denn auch die höchst schätzbaren Beobachtungen Johann Storch's, welche sechs Epidemieen und im Ganzen 190 Fälle umfassend, über
1717—1740. einen Zeitraum von dreiundzwanzig Jahren (1717—40) einen lichtvollen Ueberblick gewähren. Das Gesammtergebnifs stellt sich so, dafs ungeachtet viele bösartige Erkrankungen dazwischen liegen, die Krankheit doch im Ganzen sehr gutartig verlief, so dafs etwa nur der zehnte Kranke starb, und aufser dem epidemischen Catarrh von 1732 bis 33 kein herrschendes Leiden sich mit ihr verband. Kein irgend wesentlicher Zufall fehlte, die Krankheit erschien mithin so vollständig, als zu irgend einer andern Zeit, nur scheint es, als wäre katarrhalisches und entzündliches Lungenleiden seltener und weniger ausgebildet vorgekommen, als in früheren Erkrankungen [1]), wie es denn auch späterhin mehr und mehr zurücktritt.

Influenz. 1732—1733. Dafs die Influenz von 1732—1733 [2]) die Scharlachseuchen dieser Jahre vorbereitet haben möge, wird durch die grofse Ausdehnung der letzteren wahrscheinlich, wenn hieraus auch keinesweges eine Verwandtschaft beider Krankheiten mit einander hervorgeht. Aufser Deutschland herrschte das Scharlachfieber
Schottland. 1732-1733. auch sehr allgemein in Schottland, wo es noch im folgenden Jahre in gröfstentheils gutartigen Formen vorkam, und seine epidemische Bedeutung hauptsächlich dadurch zu erkennen gab, dafs diejenigen, welche die Krankheit schon einmal überstanden hatten, in grofser Zahl von fieberhafter Halsentzündung befallen

---

1) Storch vom Scharlachfieber. Die Beobachtungen sind in verschiedenen Städten der sächsischen Herzogthümer, aufser Eisenach besonders in Gotha angestellt.

2) Gluge, S. 78.

wurden, wie dies auch in neuerer Zeit oftmals beobachtet worden ist [1]).

An Storch's Beobachtungen schliefsen sich unmittelbar die Forschungen von Plenciz in Wien, aus denen die fortschreitende Verschlimmerung des Scharlachfiebers unverkennbar hervorgeht. Dieser Arzt stellte den Unterschied des gutartigen von dem bösartigen Scharlach noch fester, als dies von den Früheren geschehen war, und sah nicht selten durch das letztere die Hoffnung ganzer Familien in wenigen Tagen vernichtet. Indessen erreicht die Bösartigkeit der von ihm beobachteten Scharlachseuchen (1740 bis 1762) doch bei weitem nicht die epidemische Gewalt des Uebels in neuerer Zeit, und was man aus seinen Wahrnehmungen mit Sicherheit entnehmen kann, ist eben nur die Steigerung desselben im Vergleich zu dem Verhalten der Krankheit im siebzehnten, und in der ersten Hälfte des achtzehnten Jahrhunderts. Er sah den Ausschlag schon zuweilen am ersten Tage hervorbrechen, wie kein früherer Beobachter, im Uebrigen aber enthält seine Schilderung der Krankheit keine wesentliche Erscheinung mehr oder weniger, als die früheren oder späteren. Verbindungen des Scharlachfiebers mit Friesel sind ihm nicht vorgekommen, und ungeachtet der unzweifelhaften Entzündlichkeit der von ihm beobachteten Fälle zeigt sich in diesen das Leiden der Luftwege vielleicht noch im Allgemeinen geringer, als bei Storch [2]).

Wien. 1740—1762.

Mit allen diesen Beobachtungen stimmen die gleichzeitigen und späteren durchweg so überein, dafs auch

1) Medical Essays and Observations. Vol. III. p. 26.

2) Tractatus III. de Scarlatina.

aus ihnen eine Zunahme des Scharlachfiebers in seiner Verbreitung wie in seiner Heftigkeit überall bemerkbar wird. Die Scharlachseuche, die
Upsala. 1741. Rosén von Rosenstein 1741 in Upsala sah, verschonte fast kein Haus, sie war vorwaltend entzündlich, die Halsentzündung stark, ohne jedoch jemals brandig zu werden, wenige starben, und im Ganzen war der Verlauf des Leidens dem von Plenciz beschriebenen durchaus gleich, wie denn auch die Schar-
Stockholm. 1763. 1764. lachseuchen in Stockholm in den Jahren 1763 und 1764 in keiner Beziehung von diesem Gepräge der Krankheit abwichen [1]).

Frankreich. 1746. 1751. Von 1746 bis 1751 war das Scharlachfieber auch in Frankreich an verschiedenen Orten sehr häufig, und kam hier unter dem Namen Fièvre rouge zwischen dem einheimischen Friesel und bösartiger Bräune vor. Die Beobachtungen der Aerzte aus dieser Zeit sind nicht genau genug, um deutlich unterscheiden zu können, ob und welche Verbindungen es mit diesen Krankheiten eingegangen sei. Bleibende sind es indessen gewifs nicht gewesen, und haben sie wirklich stattgefunden, so ist aus ihnen die Krankheit, wie sich aus der häufigen Erwähnung ihrer gutartigen Formen ergiebt, wieder in ihrer ursprünglichen Gestalt hervorgegangen [2]).

Haag, St. Alban, Hannover 1748. 1748 tritt die Krankheit in einer sehr bedeutenden Verbreitung auf. De Haen sah sie in ihren bösartigsten Formen mit brandiger Bräune und har-

---

1) Kinderkrankheiten. Abschn. 16. S. 354. f.

2) Malouin, Histoire des maladies épidémiques observées a Paris. In den Mémoires de l'Académie des sciences. 1747—1751. — Arnaud de Nobleville, ebendaselbst 1748. p. 324.

ten Ohrdrüsengeschwülsten im Haag [1]), Cotton in St. Alban [2]) in England, wenn auch nicht so bösartig wie in Holland, doch mindestens mit oberflächlicher Verschwärung der Mandeln und durchweg sehr entzündlich, welchen Charakter auch eine Scharlachseuche in der Gegend von Hannover darbot [3]).

Die Mitte des achtzehnten Jahrhunderts ist überhaupt reich an verschiedenen Volkskrankheiten und Viehseuchen, doch tritt das Scharlachfieber überall unvermischt hervor, wie namentlich in der Champagne, umgeben von Erkrankungen an der Ruhr, den Masern, dem Friesel und der bösartigen Bräune, welche rasch auf einander folgten. Die Scharlachseuche in Chalons s. M. im Jahr 1751 war vor allen mörderisch, und entzündliches Lungenleiden mit der Krankheit nicht selten verbunden. Inselförmiger, leicht versetzbarer Ausschlag war ein unzweideutiges Merkmal der Bösartigkeit, auch wurde die Halsentzündung oft brandig, doch scheint im Ganzen kein anderes als das entzündliche Gepräge vorgewaltet zu haben [4]), wie sich denn auch die entzündungswidrige Behandlung am meisten bewährte. Chalons. 1751.

Mit vorwaltender Geschwulst der Speicheldrüsen und heftiger Schlundentzündung verbunden, auch mit Frieselausschlag verschiedentlich untermischt, trat

1) Theses, p. 25. — Rat. med. l. c. p. 134.

2) Ozanam, T. III. p. 296.

3) Schmidt, Epistola de Febre scarlatina. Hannov. 1753. Bei Fuchs S. 166.

4) Ozanam, T. III. p. 298 — Navier, Dissertation en forme de lettre sur plusieurs maladies populaires, qui ont regné depuis quelques années à Chalons s. M. et dans une partie du Royaume. Paris, 1753. 8. Bei Fuchs S. 165.

Lausanne. 1761. das Scharlachfieber 1761 in und um Lausanne auf. Tissot beschrieb es als eine Bräune (Esquinancie), da indessen sehr beschleunigter Puls, Abschuppung in grofsen Hautstücken und nachträgliche Wassersucht mit den gewöhnlichen Erscheinungen der Harnabsonderung beobachtet wurden, so stehen wir um so weniger an, diese Epidemie für Scharlach zu erklären, da auch die Form des Ausschlages einer solchen Annahme nicht entgegen ist [1]).

Cephalonia. 1763. Eine gastrische Friesel-Scharlachseuche erschien 1763 in Cephalonia, von Zulati beobachtet. Reichlicher Abgang von Würmern war dabei so häufig, wie in anderen Erkrankungen dieser ganzen Zeit, und die Epidemie gehört offenbar zu den bösartigeren [2]), wie die von Planchon 1765

Hennegau. 1765. im Hennegau beobachtete, in der die Brandbräune sehr häufig vorkam [3]); wogegen die in der Gegend

Halle. Würzburg. 1763. 1766. von Halle 1763 von Ehrlich [4]) und 1766 in Würzburg von Wilhelm beobachtete [5]) nicht von dem gewöhnlichen Gange der entzündlichen abwichen.

9. Ergebnisse.

Wenn wir nun aus dieser geschichtlichen Darstellung das wichtige Ergebnifs gewinnen, dafs 1) das Scharlachfieber seit 1625 sich durchaus selbstständig ausgebildet, und von fremd-

---

1) Avis au peuple. § 112. p. 81.

2) Ozanam, T. III. p. 302. — Giornale medico di Orteschi, Venezia, 1765. Bei Fuchs, S. 168.

3) Ozanam a. a. O. p. 304.

4) De Febre scarlatina epidemice grassante. Halae, 1764. Bei Fuchs S. 163.

5) Historia Febris scarlatinae anno 1766 Herbipoli epidemice grassantis. Wirceburg. 4. Bei Fuchs S. 168.

artigen Einflüssen fern gehalten hat, dafs es 2) inmitten typhöser Erkrankungen des siebzehnten und achtzehnten Jahrhunderts, unter denen viele zu den bösartigsten gehören, durchaus mild und geringfügig aufgetreten ist, dafs es 3) in offenbar aufsteigender Entwickelung begriffen ist, während grofse Typhusformen, wie namentlich der Petechialtyphus eine Abnahme ihrer Heftigkeit bemerken lassen, so zeigt sich das Verhältnifs der Scharlachseuchen von 1770 zu den übrigen herrschenden Krankheiten schon viel deutlicher.

Das Scharlachfieber gehört zu den rosenartigen Krankheiten (Erysipelacea) und die Entfremdung des Blutlebens, welche ihm zum Grunde liegt, ist arteriellen Wesens. Es ist daher von dem Typhus, der in allen Formen mit einem venösen Leiden des Blutes einhergeht, weit geschieden. Seine Verwandtschaft mit ihm durch Nervenzufälle ist nur eine scheinbare, oder mindestens ganz entfernte und unwesentliche. Seine Ursachen sind atmosphärische, ein Luftmiasma [1]), welches die Thätigkeit der arteriellen Blutorgane, selbst fühlbar in der Beschleunigung des Pulses und erhöhter Wärmeentwikkelung steigert, und die Scharlachseuchen sichtbar aus den verwandten Formen der rosenartigen Entzündungen und Drüsengeschwülste entwickelt, während der Typhus seinen Ursprung allein den gröberen tellurischen Aushauchungen verdankt.

Von welcher Beschaffenheit jenes Luftmiasma sei, ist zwar für jetzt auf dem Wege der Physik nicht zu ermitteln, indessen zeigt der Ueberblick der Schar- Scharlachmiasma.

1) Der Ausdruck wird hier in seiner weitesten Bedeutung als Verein der atmosphärischen Einflüsse genommen, ohne dafs ein bestimmter Stoff damit bezeichnet werden soll.

lachseuchen ganz deutlich, dafs es sich jederzeit mehr örtlich entwickelt, und seinen Wirkungskreis nie über einzelne Städte und kleinere Gebiete ausdehnt, so dafs selbst, wenn mehrere Scharlachseuchen, wie 1748, gleichzeitig an verschiedenen Orten auftreten, ausgedehnte Länderstrecken zwischen denselben von ihnen verschont bleiben, während das tellurische Typhusmiasma in unabsehbarer Ausdehnung zuweilen ganze Welttheile erfüllt, und seine Wirkung auf das thierische Leben in verschiedenen Typhusformen und gleichzeitigen Viehseuchen zu erkennen giebt. Dem Scharlachmiasma ist es ungleichartig, daher die entweder gänzliche, oder selbst bei seinem kräftigsten Walten doch nur bedingte und geringe Abhängigkeit desselben von ihm, die 1770 nur bei der Scharlachseuche in Essen bemerkbar wurde, — mit dem gastrischen Elemente aber ist es innig verwandt, daher die so häufige Vermischung gastrischer Krankheiten mit allen Gliedern der grofsen Typhusfamilie, und leicht geht es mit dem rheumatischen Elemente Verbindungen ein, daher das häufige Zusammentreten von Friesel und Typhus, mit entschiedenem Vorwalten der einen oder der andern Krankheit.

Typhusmiasma.

Dafs das Scharlachmiasma während der ausgedehntesten Herrschaft des Typhus, örtlich, wie es seine Art ist, mitten im Gebiete des Typhus sich ausbilden könne, ist keinem Zweifel unterworfen, allein zu allen Zeiten kann nachgewiesen werden, dafs die Scharlachseuchen den typhösen Volkserkrankungen als selbstständige Erscheinungen nur eingeschoben gewesen sind, und somit sind auch die Scharlachseuchen von 1770, wenn auch verschiedentlich verwickelt mit dem rheumatischen Elemente, welcher Verbindung das Scharlachfieber überhaupt fähig ist.

für intercurrent zu halten, d. h. für unabhängig von der allgemeinen Ursache der typhösen Erkrankungen.

Der Name Typhus wird hier durchweg in seiner ausgedehntesten Bedeutung genommen, wie diese nur irgend aus unserer bisherigen Darstellung hervorgeht. Wir verstehen also darunter in Beziehung auf allgemeine Erkrankungen: 1) das Wechselfieber als die leichteste, oft aber auch höchst typhöse Uebergangsform, 2) die orientalische Pest, 3) den Petechialtyphus, 4) die geringeren Formen von Faulfieber mit und ohne Petechien, 5) das ungarische Fieber, 6) das gelbe Fieber, 7) das schwarzgallige Fieber am Senegal, 8) den Abdominaltyphus, 9) den Cerebraltyphus oder die Hauptkrankheit, 10) Huxham's schleichendes Nervenfieber — und schliefsen von allen diesen Formen den gastrischen Antheil nicht aus, der ihnen verschiedentlich beigegeben wird. Aufserdem sind ihnen aber auch noch einige andere Krankheiten beizuzählen, die man mit vollem Rechte als örtliche Typhusformen betrachten kann, vor allen 1) der Lagerdurchfall (Diarrhoea castrensis), 2) die faulige oder typhöse Ruhr, 3) der Brand der Zehen und Füfse, eine eben nicht seltene Feldkrankheit, 4) der Hospitalbrand, 5) der Carbunkel und alle anthraxartigen Entzündungen, wie namentlich 6) die faulige Lungenentzündung, und 7) die brandige Bräune.

Typhusformen: 1) allgemeine. 2) örtliche.

Viele dieser allgemeinen und örtlichen Typhusformen sehen wir in grofsen Erkrankungen zu gleicher Zeit durch einander und nach einander herrschen, und schliefsen mit Recht auf eine ihnen gemeinsame Ursache, als welche wir überall das Typhusmiasma erkennen. Viele von ihnen gehen vor unseren Augen in einander über, ja selbst der ausgebildete Ansteckungsstoff einer Typhusform bringt eine andere anscheinend von ihr ganz verschiedene hervor. Ruhransteckung bewirkt Faulfieber, die Nähe von Typhuskranken verursacht Hospitalbrand [1]), und dieser wieder umgekehrt mannigfache Typhusformen, Pestansteckung erregt Petechialfieber und diese wieder typhöse Wechselfieber, ja wenn nur irgend unsere Erfahrung so umfassend wäre, als sie sein könnte, wenn ein besserer Geist sie belebt hätte, so würde es leicht werden, diese Verbindungskette durch alle nur irgend bekannte Typhusformen hindurchzuführen.

Uebergang der Typhusformen in einander.

Dasselbe Gesetz der Verwandtschaft aber, das in einzelnen Fällen und Epidemieen der Typhusfamilie augenscheinlich hervortritt, gilt auch von dem Entwickelungsgange dieser Krankheiten durch alle früheren Jahrhunderte, in denen einige derselben veraltet und abgekommen, und andere an ihre Stelle getreten sind, einige auch von anderen sich getrennt haben, so dafs sie selbstständig wurden, nachdem sie jenen lange Zeit untergeordnet waren.

---

1) Delpech, §. 9.

XI.

Geschichte der Brandbräune.

1. Spanien.

Eine solche aus anderen entwickelte Typhusform ist nun die Brandbräune. Die noch immer wiederholte Annahme einer Verwandtschaft dieser Krankheit mit dem Scharlachfieber, gründet sich allein auf das im Ganzen seltene Vorkommen des Brandes im Scharlach, so wie anderntheils rother Ausschläge in der Bräune, und wird durch die Geschichte beider ihrem Wesen nach durchaus verschiedenen Krankheiten schlagend widerlegt. Ihr zufolge könnte man mit demselben Rechte den Hospitalbrand für gleichbedeutend mit dem Brande nach sthenischer Entzündung halten, wollte man, wie dies wohl üblich ist, allein ihre äufsere Aehnlichkeit in Anschlag bringen.

Das Scharlachfieber, eine Krankheit des Nordens, und im östlichen Deutschland 1627 zur ersten Epidemie selbstständig entwickelt, hat die Gränzen von Südeuropa nur selten überschritten, jenseits der Alpen nie ein gröfseres Gebiet eingenommen, und seine ursprüngliche Natur in beständiger Zunahme bis jetzt behauptet. Die Brandbräune dagegen, eine Krankheit des Südens, ist eine Ausgeburt des Typhus, allmählich nordwärts vorgedrungen, und abfallend von ihrer ursprünglichen Gewalt, eben so erloschen, wie der ihr verwandte Petechialtyphus.

Ursprung in Spanien. 1598.

Die Reihe der Bräuneerkrankungen beginnt in Spanien mit dem Jahre 1598. Die Krankheit war allerdings schon den Alten im ersten Jahrhundert n. Chr. unter dem Namen der **ägyptischen** und **syrischen Geschwüre** (Ulcera aegyptiaca et syriaca) bekannt: treffend wurde sie von den Aerzten als pestartig und ansteckend (*λοιμώδης*) bezeichnet und ohne Zweifel kam sie noch im pestreichen sechsten Jahrhundert epidemisch vor [1]). Seitdem aber tritt sie in den Hintergrund, und somit sind die Erkrankungen an ihr im alten Europa von den neueren durch einen tausendjährigen Zeitraum geschieden, wiewohl es keinem Zweifel unterliegt, dafs bei den häufigen Pestseuchen in der Zwischenzeit faulige Halsentzündungen einzeln, vielleicht auch in kleineren Epidemieen vorgekommen sind. Die Abhandlungen der Aerzte über die „**Squinantia**" sind nicht ohne treffende Andeutungen hierüber [2]), und die im funfzehnten Jahrhundert gebräuchliche Benennung **Fäule** oder **Bräune** in dem Hals ist sprechend [3]). Ueberdies kennen wir eine aus orien-

1) Geschichte der Heilkunde, Bd. II. S. 103.

2) Z. B. bei **Gualnerus**: „Nam sanies in apostematibus gutturis est suspecta et mala". Fol. 57. b. Ed. Lugdunens. 1517. — **Valesc de Tharanta**, Philon. fol. 124. ed. Lugdunens. 1535.

3) Der Name **Bräune** für bösartige Halsentzündung (Geschwere, feule in der kelo, squinancia, **Cuba**, Kap. 12.) kommt im funfzehnten Jahrhundert, ganz bestimmt vor 1486 vor, und ist ohne Zweifel viel älter (**Cuba**, Ortus sanitatis, auff teutsch ein gart der gesuntheit. Augspurg, 1486. fol. K. 72.). Dafs man damit die schmutzige Bräunung der Mundhöhle in

orientalischer Pest offenbar hervorgegangene Erkrankung an bösartiger Bräune und Lungenentzündung [1]) am Niederrhein im Jahr 1564, Niederrhein. 1564. die sich zwölf Jahre später wiederholte, allein ungeachtet ihre Ansteckungskraft keinem Zweifel unterlag, gelang es ihr nicht, sich unter den bestehenden Krankheiten einzubürgern [2]).

Zu Ende des sechzehnten Jahrhunderts war die Pest in einem grofsen Theile von Nord- und Südeuropa herrschend, und namentlich wurde von ihr und dem Petechialtyphus die pyrenäische Halbinsel so hef-

---

Entzündungen dieser Art bezeichnen wollte, liegt am Tage, weniger bekannt ist es aber, dafs der Name des Krautes Brauelle, welches als Volksmittel dagegen zum Gurgeln gebraucht wurde, aus dem Worte Bräune entstanden, und hieraus das lateinische Prunella gebildet worden ist. Der Name Bräune kommt in verschiedener Schreibart bei den deutschen Schriftstellern des sechzehnten Jahrhunderts häufig vor (Brüne bei Cunrat Gesner, Thierbuch, Zürych 1563. fol. Bl. 145.). — Breune bei Leonhart Fuchs, New-Kreuterbuch, Basel 1543., fol. Kap. 195. 238. — Gualther Ryff, der ander theyl der kleynern Teutschen Apoteck, Confect oder Latwergenbüchleins. 1542. 4. Bl. 129. b. 137. b. — Preune bei Paracelsus, der grofsen Wundartzney das Erst Buch. Augspurg 1536. fol. Bl. 15.) und findet sich auch, so wie Herzbräune, sonderbar gemifsbraucht als Bezeichnung für das ungarische Fieber, das i. J. 1542 das deutsche Reichsheer unter Joachim II. aufrieb. Die deutschen Feldscheerer nannten dieses Fieber so der braunen Zunge wegen, die sie bei allen Kranken bemerkten. Sie hielten den braunen Zungenüberzug für durchaus wesentlich, und ihn zu entfernen für so nothwendig, dafs sie sich dazu der abenteuerlichsten Mittel bedienten, unter anderen auch einer Art homöopathischen Verfahrens, indem sie die Zunge mit einem braunen Tuche oder braunem Pflaumenholze zu reinigen suchten. Jo. Lange, Epistol. L. 1. 4. Ed. Francof. 1589. 8.

1) In grofsen Pestseuchen kommt die Lungenentzündung häufig vor, wie namentlich im schwarzen Tod 1348.

2) Wier, Medicar. Obss. L. 1. Opp. p. 910.

tig als je heimgesucht [1]). Während ihres stärksten Wüthens nun zeigte sich zuerst in Andalusien und
Spanien. 1598. Granada 1598 und 99 die Brandbräune unter den Kindern. Die Aerzte erkannten in ihr sogleich ein anthraxartiges Leiden, einen Tumor carbunculosus [2]), Carbunculus anginosus, das Volk aber nannte sie Gar-
Garrotillo. rotillo [3]), die Erdrosselungskrankheit, von der gewöhnlichen Todesart der Erkrankten. Alljährlich wiederholten sich diese Erkrankungen mit steigender Bösartigkeit und offenbarer Ansteckung, bald in dieser
1613. bald in jener Provinz, 1613 aber so allgemein in ganz Spanien, dafs man dies Jahr das Bräunejahr, Anno de los garrotillos nannte [4]).

Schon die ersten Beschreibungen der Krankheit, deren wir einige sehr naturgetreue besitzen, geben deutlich zu erkennen, dafs die Entzündung sich nicht auf die Mandeln und den Gaumen beschränkte, sondern auch die Nasenhöhle, die Speiseröhre mit dem Magen, ja selbst auch die Luftröhre und die
Uebergang auf die Luftwege. Lungen von ihr ergriffen wurden [5]), nicht weniger auch, dafs zuweilen rothe Ausschläge verschiedener Form kritisch oder symptomatisch in der Nähe der befallenen Theile, oder auch entfernt von ihnen

1) Man vergleiche hierüber das vorzügliche Werk von Bocangelino.

2) Mercatus, T. V. p. 134. Sonst kommen die Namen vor: Morbus suffocans, Ulcera anginosa gutturis etc. Garganta contagioso.

3) Garrote heifst der Knittel, mit dem die spanischen Henker den Strick zusammenschnürten.

4) Vergl. Villalba. T. II. p. 19.

5) Auch dieser Uebergang auf die Luftröhre und die Lungen ist von Aretäus erkannt, und in seiner Weise musterhaft beschrieben worden. L. I. c. 9.

hervortraten. Die Bräune hat diese Erscheinung bis zu ihrem Verschwinden in verschiedenem Verhältnifs zum Hauptleiden immer wieder und wieder gezeigt, so dafs man sie im Ganzen für wesentlich halten mufs, wenn auch Luftröhrenentzündungen und Ausschläge zuweilen gefehlt haben, und nach Umständen ist sie, wie der Typhus dies zu thun pflegt, Verbindungen mit gastrischen und rheumatischen Leiden eingegangen, so dafs die Frieselbräunen nichts von der Natur des Typhus Abweichendes darbieten.

Bei ihrem ersten Auftreten in Spanien befiel sie vorzüglich Kinder, doch aber auch Erwachsene ganz plötzlich. Man sah die Mandeln und das Zäpfchen angeschwollen, dunkel geröthet und mit weifsgrauen Flecken, die sich alsbald mit braunen oder schwarzen Schorfen bedeckten. Unter diesen verjauchten die entzündeten Theile, und während der Athem der Kranken die Luft verpestete, verbreitete die ausfliefsende scharfe Jauche Entzündung und Brand über alles Lebende, was sie berührte. Die Speicheldrüsen schwollen an, und die Haut auf ihnen röthete sich, die Stimme wurde heiser, die Brust beengt, und der Athem so keuchend und beschwerlich, dafs mit Rückwärtsbeugung des Kopfes die Nasenflügel in Bewegung geriethen. Die Schlingbeschwerde blieb wegen Unempfindlichkeit gering, und Fieber trat entweder sogleich mit der Entzündung ein, oder fehlte eben so oft bis zum Tode ganz, oder gesellte sich erst später dem Halsleiden hinzu. Die Sterblichkeit war so bedeutend, dafs oft nur wenige gerettet werden konnten. Bis zum vierten Tage, spätestens bis zum siebenten; starben die Kranken an Erstickung, manche aber auch noch später an den Folgen des anscheinend überstandenen

Zufälle.

Uebels, schlafsüchtig, oder mit den Merkmalen von Erschöpfung [1]).

Abnahme und Ende in Spanien. Es kommt nicht genau darauf an, wann der Garrotillo in Spanien von seiner Heftigkeit nachgelassen, und wann er aufgehört habe. Bis mindestens gegen die Mitte des siebzehnten Jahrhunderts nahm er noch die Aufmerksamkeit der spanischen Aerzte in Anspruch [2]), und soll noch 1690 in Spanien und Portugal verbreitet gewesen sein [3]).

2. Italien und Levante.

Ausbruch in Neapel. 1618. Im Jahr 1618 aber zeigte sich die Krankheit zuerst in Neapel, während einer durch die Hitze des vorigen Jahres, erschlaffende Südwinde und Ueberschwemmungen hervorgerufenen Rindviehseuche mit Halsleiden, und gleichzeitig mit grofsen Typhuserkrankungen in Europa und America [4]). Sie trat sogleich wie in Spanien mit aller Gewalt einer pest-

1) Mercat. Opp. T. V. p. 134. — Joh. de Villareal, De morbo suffocante. Compluti, 1611. 4. — Petr. Michael. de Heredia, Opera medicinalia. T. IV. Lugdun. 1665. fol. T. III. — Thomas de Agujar, Apologia contra Ilefonsum Nunnez. Marcenae, 1621. 4. — Joh. Alphons. a Fontecha, De Anginis Disputationes. Compluti, 1611. 4. — Zacut. Lusitan. Opp. L. I. Obs. 99. — Franciscus Perez Cascales, De affectionibus puerorum Liber. Matriti, 1611. 4. — Alphonsus Gomez, de la Parra, Polyanthaea, medicis speciosa, chirurgis mirifica, myropolis valde utilis et necessaria, in quinque partes divisa. Matriti, 1625. 4. — Noch andere spanische Schriften von Andreas de Tomayo und Hieronymus Gil y de Pina, s. bei Renatus Moreau, Epist. de Laryngotomia, wo sehr wenig Thatsachen, aber viele Citate anzutreffen sind. Bartholin. Epist. Cent. I. p. 336.

2) Von 1638 haben wir noch eine Schrift über die Bräune von Nicolas Gutierrez. Villalba, T. II. p. 38.

3) Ozanam, T. III. p. 255.

4) Webster, T. I. p. 176

artigen Krankheit auf, erweiterte alljährlich ihr Gebiet, so dafs sie in ganz Unteritalien, mit Einschlufs von Sicilien, wo sie 1620 ausbrach [1]), einheimisch wurde, tödtete in kurzem eine übergrofse Anzahl von Kindern und Erwachsenen — man sagt, gegen 60,000 — und liefs erst, wie in ihrem Mutterlande, gegen die Mitte des Jahrhunderts nach. Sicilien. 1620.

Severino, der sie bald nach ihrem Ausbruche in dem unreinsten, nur von Armen bewohnten Theile von Neapel (der Chiaia) beschrieb, nachdem sie bereits über tausend Kinder weggerafft hatte, erkannte in ihr sogleich das von Aretaeus und Aëtius beobachtete, damals ägyptische Leiden, und entwirft kein anderes Bild von ihr, als seine spanischen Vorgänger [2]). Auch er sah die Verbreitung der Entzündung in die Nasenhöhle und die Luftwege, den frühen Erstickungstod wie die spätere Auflösung der Kranken, selbst noch am dreifsigsten und vierzigsten Tage [3]), auch ihm kamen Röthungen der Haut und petechienartige Ausschläge [4]) vor, und die gebräuchlichen Namen (*Παιδαγχόνη λοιμώδης*, pestilens ac praefocans pueros abscessus, Carbunculus pestilens, Laqueus gutturis, Male in canna u. a.) lassen keinen Zufälle.

---

1) Cortes. Dec. IX. Ep. 6. p. 696. — Hier ist der Eindruck, den die neue furchtbare Krankheit auf die Sicilianer machte, sehr lebendig geschildert. Man verlangte Leichenöffnungen, damit die Aerzte, die nicht helfen konnten, das Uebel kennen lernten, allein niemand wollte seine Todten dazu hergeben.

2) *Παιδαγχόνη λοιμώδης*, sive de pestilente ac praefocante pueros abscessu Diatribe singularis. In der angeführten Ausgabe seines Werkes de recondita abscessuum natura, p. 428.

3) P. 440.

4) P. 441. „Ecthymata et pustulae pulicum morsus referentes." „Cruore confusae pustulae nigrae."

Zweifel übrig, in welchem Sinne die neue Erscheinung auch von den Aerzten Italiens aufgefafst wurde.

Leichenöffnung. Severino fügte seiner Schilderung der Bräune selbst die Ergebnisse der Leichenöffnung eines 1642 verstorbenen Knaben hinzu, der einzigen aus dieser Zeit, von der wir Kunde erhalten haben, und hier fand sich denn, aufser einer auffallenden Schwärze der Lungen und grofsen Ansammlungen schwarzen Blutes in der Brust und im Kopfe: ein fester schleimähnlicher Ueberzug im Kehlkopf und der Luftröhre [1]).

Die Neigung zu brandigen Halsentzündungen verlor sich in Italien während des ganzen siebzehnten Jahrhunderts nicht wieder, denn aufser dafs die Bräune noch 1650 epidemisch im Kirchenstaate vorkam [2]), finden sich auch unzweifelhafte Spuren, dafs sie sich in untergeordneter Weise mit dem ihr verwandten Petechialtyphus verbunden, einer Krankheit, die seit 1505 in Italien recht eigentlich einheimisch geworden war. Ramazzini sah eine solche Verbindung noch in den Jahren 1692 bis 1694 im Modenesischen [3]), und es ist wahrscheinlich, dafs sie

Verbindung mit Petechialtyphus. 1692—94.

1) Crustacea quaedam pituita. P. 468.

2) Panaroli, Jatrologism. Pentec. III. Obs. 4. p. 63. V. Obs. 10. p. 146.

3) Constitut. epidemic. Mutinens. p. 56; bei Sydenham. — Vergl. Jo. Andr. Sgambatus, de pestilenti faucium affectu, Neapoli saeviente. Neapoli, 1620. 4. — Aëtii Cleti, Signini, de morbo strangulatorio Opus. Romae, 1636. 8. — Francisc. Nola, de epidemio phlegmone anginosa grassante Neapoli. Venetiis, 1620. 4. — Jo. Bapt. Carnevale, de epidemio strangulatorio affectu. Neapoli, 1620. 4. — Jo. Anton. Foglia, de faucium ulceribus. Neapoli, 1563. 1631. 4. — Marc. Anton. Alaymi Consultatio pro ulceris Syriaci nunc vagantis curatione. Panormi, 1632. 4. — Die Schrift von Thomas Bartholinus enthält keine Thatsachen.

auch in früheren Erkrankungen vorgekommen ist, wenn sie auch freilich nicht so innig war, um eine neue Typhusform von Bestand zu begründen. Das Verhältnifs der Brandbräune zum Petechialtyphus entspricht hier dem der brandigen Lungenentzündung zur Pest. Auch diese beiden Krankheiten waren einst (1348) mit einander verbunden, jene ist aber von dieser im Verlauf der Zeit wieder abgefallen.

Wie weit die Brandbräune sich ostwärts in den Küstenländern des mittelländischen Meeres, ihrem alterthümlichen Gebiete, verbreitet habe, ist unbekannt geblieben, indessen versichert Tournefort, bei Gelegenheit einer mörderischen Bräune auf der Insel Milos im Jahr 1701, die er als Augenzeuge beiläufig beschreibt, sie sei in der Levante zu seiner Zeit häufig gewesen [1]). War diese Erkrankung vielleicht auch für jetzt nicht die letzte, so liegt es doch am Tage, dafs die Brandbräune ihre epidemische Gewalt in Europa schon längst verloren hatte, so dafs man hoffen konnte, diesen Erbfeind der aufkeimenden Geschlechter, der selbst vernichtender als die Pocken aufgetreten war, noch ganz verschwinden zu sehen. In der That währte auch die den Völkern vergönnte Ruhe vor der Brandbräune, ungeachtet der mächtigsten Pestseuchen, die zu Anfang des achtzehnten Jahrhunderts fast ganz Europa heimsuchten, so lange, dafs die späteren Bräuneerkrankungen eine neue, in sich abgeschlossene Reihe bilden.

Milos. 1701.

8. America.

Zuerst erschien die Krankheit wieder im Jahr 1735 zu Kingston in Nord-America, einer entfernt

Kingston. 1735.

---

1) Tom. I. Ep. 4. p. 65.

von der Küste, im ebenen niedrigen Binnenlande von New-Hampshire gelegenen Stadt. Im Mai erkrankte zuerst ein Kind am Halsübel (Throat distemper) und starb in drei Tagen, eine Woche später drei Kinder in einem andern Hause, vier englische Meilen entfernt, und starben ebenfalls in drei Tagen, und so nach und nach vierzig Kinder, von denen auch nicht ein einziges gerettet wurde. Im August brach diese neue Kinderpest, die tödtlichste, welche man noch in America erlebt hatte, in Exeter aus, sechs englische Meilen nordöstlich von Kingston, im September in Boston, der Hauptstadt von Massachussets, funfzig englische Meilen südöstlich, und im October in Chester, sechs Meilen westlich von der genannten Stadt. So wanderte sie allmählich süd- und westwärts, ihre Schrekken über Städte und Dörfer verbreitend, überschritt den Connecticut, und erreichte in fast zwei Jahren den nur zweihundert Meilen entfernten Hudson. Bald darauf hatte sie ihr Gebiet, in den einzelnen Orten steigend und abfallend, viele auch ganz überspringend, über ganz Nord-America ausgedehnt.

Exeter. Boston. Chester.

Durch genaue Angaben guter Aerzte [1]) werden die americanischen Bräuneerkrankungen noch lehrreicher, als die spanischen und italienischen, wie sie denn auch auf diese helles Licht zurückwerfen. Zuvörderst ist es wohl ausgemacht, daſs die ersten Fälle in und um Kingston selbstständigen örtlichen Ursprungs gewesen sind, und an irgend eine Ansteckung von jenseits des atlantischen Meeres nicht entfernt zu

1) Der wichtigste ist Will. Douglass, ein schottischer Arzt, der sich 1716 in America niederlieſs. Seine unten angeführte Schrift ist seine beste Arbeit. Er starb 1752. S. Thacher, T. I. p. 255.

denken war. Es herrschten zwar bösartige Fieber in Europa, vornehmlich in Spanien und England, selbst hier im April ein Friesel mit Halsleiden [1]), von wirklich herrschender Bräune wufste man indessen nichts, und überdies ist Kingston eine kleine verkehrlose Landstadt, sechs Meilen von der Küste, und noch weiter von besuchten Häfen entfernt, in denen die Krankheit erst viel später ausbrach. Nun war aber 1735 ein Typhusjahr, nafskalte Witterung in Europa wie in America vorherrschend, und in New-Hampshire eine bösartige Viehseuche weit verbreitet. — Ansteckend waren zwar schon die ersten Fälle ganz offenbar, und es ergab sich, dafs die Bräune am meisten in den besuchtesten Orten ausbrach, allein die Schreckensbotschaft von der neuen Krankheit hatte die Aeltern überall vorsichtig gemacht, und dennoch waren Erkrankungen ohne alle denkbare Verbindung mit verdächtigen Orten recht häufig, ja es kamen auch Fälle dieser Art vor, in denen das Uebel sich in ganzen Ortschaften nicht weiter verbreitete, genug man sah ganz deutlich, dafs die Ansteckung durchaus nicht allein die Ursache der Epidemie war, sondern dafs die Krankheit sich zwischen den Strahlen der Ansteckung fort und fort selbstständig erzeugte. Man konnte selbst die eine Art ihrer Entstehung von der andern ganz deutlich unterscheiden. Waren die Kinder angesteckt, so erkrankten sie in der Fülle der Gesundheit plötzlich, erlagen sie dagegen den allgemeinen epidemischen Einflüssen, so wurden sie einige Zeit vorher matt und elend, aus offenen Stellen ergofs sich eine scharfe ätzende Flüssigkeit, und allgemeine Krank-

Viehseuche. 1735.

1) Huxham, T. I. p. 127. — Villalba, T. II. p. 117.

heiten, an denen sie früher gelitten, schienen sich wieder zu regen, bis denn endlich die brandige Halsentzündung in ihrer ganzen Heftigkeit ausbrach.

Machen wir nun von diesen Thatsachen einen Rückschlufs auf den durchweg analogen Ausbruch der Bräune in Neapel, im Jahr 1618, so ist die Annahme gerechtfertigt, dafs auch dort die Krankheit sich selbstständig entwickelt habe, und selbst ohne spanischen Ansteckungsstoff, dessen Vertragung nach Neapel nicht geradehin geleugnet werden kann, zum Ausbruch gekommen sein würde, wobei denn freilich die Frage unbeantwortet bleiben mufs, warum in Neapel und in America gerade diese und keine andere Typhusform entstand. Die Lebensstimmungen, welche bestimmte Formen von Krankheiten vorbereiten, und mit zeitlichen und räumlichen Unterbrechungen durch Jahrhunderte hindurchgehen, sind indessen unerklärlich: die ärztliche Forschung kann sie nur zur Anerkennung bringen — hier sind die Gränzen der Wissenschaft, tiefer liegt ein unnahbares Geheimnifs der Natur!

Die Bräune von Kingston war ohne gastrische Zufälle, und gewöhnlich mit Friesel verbunden, der sich als kritisch erwies; je ergiebiger dieser Ausschlag hervortrat, um so weniger bösartig wurde die Halsentzündung, indessen fehlte er bei vielen, und man bemerkte in seiner Erscheinung einen Einflufs der Jahreszeiten. Einige bekamen fressende Geschwüre hinter den Ohren, wie sie Bard 1770 in New-York beobachtete; fieberlos sah man die Kranken nicht selten, und die Neigung zur brandigen Auflösung war zuweilen im ganzen Körper so grofs, dafs alle Verletzungen der Haut, selbst Aderlafswunden, in brandige Verjauchung übergingen. Im Uebrigen verhielt

Friesel.

Fauliger Zustand.

sich die Krankheit durchaus so, wie früher in Europa, und wenn Beobachter wie Douglass und Cadwallader Colden neben der Lungenentzündung das entzündliche Leiden der Luftröhre bei den Leichenöffnungen übersehen haben, so ist deshalb nicht anzunehmen, dafs es nicht vorhanden gewesen sei. Die Sterblichkeit der Kinder war aufserordentlich grofs, und man bemerkte selbst, dafs diejenigen, welche die Krankheit überstanden hatten, zeitlebens kränklich blieben, und kein hohes Alter erreichten [1]).

Dem englischen Arzte Douglass gereicht es zur Ehre, dafs er, wie Sydenham in der mit der Bräune so nah verwandten Pest, die entschiedene Wirksamkeit der diaphoretischen Heilart in der Bräune erkannte, nicht weniger auch das versüfste Quecksilber und Kampher in Anwendung brachte. Huxham, Fothergill und Grant haben dieselben Grundsätze befolgt, und sind damit in der Bekämpfung des mörderischen Uebels glücklich gewesen. Abführmittel waren durchaus schädlich, und Aerzte, welche sich von der öftern Gelindigkeit des Leidens täuschen liefsen, stifteten grofses Unheil, vorzüglich mit Blutentziehungen aus den Zungenadern. Behandlung.

Seit dieser Zeit verschwand die Brandbräune in Nord-America bis späterhin nicht mehr völlig, doch wurden die Erkrankungen allmählich geringer, und nie wieder so mörderisch wie in den ersten Jahren. Der typhöse Antheil trat mehr und mehr zurück, der

1) Cadwallader Colden, in den Medical Observations and Inquiries. Vol. I. Er hat gröfstentheils nach schriftlichen Mittheilungen von Douglass berichtet, und folgende Schrift benutzt: Will. Douglass, Practical History of a new eruptive miliary Fever, with Angina ulcusculosa, which prevailed in Boston in 1735 and 1736. — Webster, T. I. p. 233.

entzündliche dagegen nahm im umgekehrten Verhältnisse zu, so dafs bei geringerem Leiden der Schlundtheile, und kaum noch merklicher Neigung zu brandiger Zerstörung, die Luftröhrenentzündung mit Bildung lymphatischer Häute überwiegend wurde. Fälle dieser Art beobachtete 1752 Peter Middleton in
New-York. 1752. New-York, gleichzeitig mit der Epidemie im Siementhal [1]), und glaubte nach einigen Leichenöffnungen, bei denen er jene Häute bis in die Lungen hineinragen sah, die Krankheit als Luftröhrenentzündung (Angina trachealis) ansprechen zu dürfen. Die Geschwulst der Mandeln war bedeutender, als bei der ursprünglichen Brandbräune, wenn man aber glaubte, ihr allein den gewöhnlichen Erstickungstod der Kranken zuschreiben zu müssen, so verkannte man wohl offenbar das Wesen und die Ausdehnung
Aenderung. des Uebels. Blutentziehungen, welche Douglass in Boston noch als entschieden verderblich verwerfen mufste, zeigten sich jetzt wider Erwarten heilsam, und Middleton versichert, viele seiner Kranken mit Aderlässen und Abführungen erhalten zu haben, auch war der Hautbrand beim Gebrauche der Blasenpflaster schon längst nicht mehr zu befürchten [2]).

New-York. 1770. Selbst die mächtige Typhuserkrankung von 1770 war nun nicht mehr im Stande, die Brandbräune in ihrer ursprünglichen Gestalt von 1735 hervortreten zu lassen; sie erschien bedeutend herabgestimmt, wie Bard

---

1) S. weiter unten.

2) Richard Bayley, Cases of the Angina trachealis with the mode of cure, in a letter to Will. Hunter. To which is added a Letter from Peter Middleton, M. D. to the author. New-York, 1781. 8. Uebersetzt in der Sammlung auserles. Abhandlungen Bd. VII. S. 223. 232. Auch im Medical Repository, Vol. IX.

sie beschrieben, und in Süd-Carolina mit dem rheumatischen Elemente innig, aber nicht dauernd verbunden.

4. England.

Erst vier Jahre später als in America zeigte sich 1739 die Brandbräune in England, zuerst bei zwei Kindern in einem vornehmen Hause in London, und in den folgenden Jahren nur hier und da einzeln, so dafs die neue Erscheinung nur wenigen Aerzten bekannt wurde, und im Ganzen nur geringe Aufmerksamkeit erregte. Der Ursprung der Krankheit ist durchaus dunkel. Wir wissen nur, dafs in Irland bösartige Fleckfieber herrschten, und sonst in der alten und neuen Welt typhöse Erkrankungen vorkamen, wie es aber kam, dafs die Bräune sich ihre ersten Opfer in einer von Ueberflufs umgebenen Familie suchte, während sie die Armen durchaus verschont liefs, hätte auch wohl damals niemand ergründen können [1]). London. 1739.

Indessen erkannten einige Aerzte in London nach den Beschreibungen der Spanier und Italiener die Krankheit für das was sie war, und es gereicht namentlich dem verdienstvollen Leatherland zur gröfsten Ehre, dafs er, ohne von Douglass in Boston Kenntnifs zu haben, die Vorzüge der diaphoretischen Heilart der Bräune feststellte, welche bereits die spanischen Aerzte, wenn auch nicht allgemein, als die wirksamste erkannt hatten [2]).

Gegen 1742 kam die Bräune schon häufiger in London vor, doch aber nicht so, um die Thätigkeit London. Dublin. 1742. 43.

1) 1744 verlor der Minister Pelham seine ganze männliche Nachkommenschaft durch die Brandbräune. Johnstone, p. 26.

2) Fothergill, p. IV.

der Aerzte erheblich in Anspruch zu nehmen, und wie sie denn gleichzeitig in America sich stärker verbreitet hatte, so zeigte sie sich auch in geringerer Form in Dublin, wo nach vorgängigem Katarrh viele Kinder an plötzlichen Erstickungszufällen starben, ohne bemerkbare Schlundentzündung, übelriechender Athem aber, brandige Geschwülste und fressende Geschwüre hinter den Ohren das Wesen des Uebels deutlich genug zu erkennen gaben [1]).

Greenwich. Bromley. 1746. Endlich im Winter 1746, mehr als sechs Jahre nach ihrem ersten Ausbruch in London, trat die Bräune ernster in Greenwich und in Bromley bei Bow in Middlesex auf, in London aber und in den umliegenden Dörfern kam sie in den folgenden beiden
London. 1747. 48. Jahren [2]) und bis 1754 [3]) häufiger vor, und fand hier an Fothergill ihren Beobachter. Es ist nicht zu verkennen, daſs sie ohne Vergleich milder verlief, als in den ersten Jahren ihres Erscheinens in America, doch fehlte ihr kein wesentliches Merkmal ihrer ursprünglichen Natur. Entzündung der Luftröhre war selten [4]), — Fothergill kannte diese Seite der Krankheit nicht — gastrischer Zustand, so daſs das Uebel mit Erbrechen und Durchfall begann, sehr häufig, und gewöhnlich fand sich schon am zweiten Tage, zuweilen auch am dritten oder vierten, dunkele rosenartige Röthe ein, vom Halse und der

1) Rutty, Chronological-History of the weather and seasons and of the prevailing diseases in Dublin. London, 1770. 8. p. 110. — Vergl. Fuchs, S. 52. — Short, 1742.

2) In beiden Jahren zeichnete sich der Herbst durch erschlaffende Witterung und anhaltende Südwinde aus; es war eine Constitutio australis. Fothergill, p. 31.

3) Ebendas. p. 34. Note.

4) Es gehört nur ein Fall hierher. Ebendas. p. 48.

Brust bis in die Fingerspitzen, oder gleichmäfsig verbreitet über den ganzen Körper, und übersäet mit einem papulösen, noch dunkeler gerötheten Ausschlage. Diese Erscheinung zeigte sich bei vielen gar nicht, und war überhaupt unbeständig, wo aber der Ausschlag eintrat, da leitete er das Halsübel offenbar ab, und milderte alle drohenden Zufälle. Er stand nur kurze Zeit, und Fothergill spricht von keiner Abschuppung. In aller andern Rücksicht verhielt sich das Uebel ganz so wie sonst, und ungeachtet höchst milde Fälle vorkamen, die man hätte für gutartige Halsentzündungen nehmen können, so verrieth doch der durchdringende Geruch des Athems, so wie die unbedingte Schädlichkeit der Aderlässe und Abführungen die Beschaffenheit des versteckten Feindes. Blasenpflaster wurden indessen vertragen, und vervollständigten die wohlthätige Wirkung der gelind diaphoretischen Heilart.

Viel heftiger trat um dieselbe Zeit (1747—49), vielleicht auch schon früher, die Brandbräune in Cornwal auf. Cornwal. 1747—49.
Sie war fast durchgängig mit Entzündung der Luftröhre verbunden, bereitete den meisten von ihr befallenen Kindern den Erstickungstod, und zeichnete sich überdies durch hier und dort ausbrechende Brandblattern aus, die in fressende Verschwärung übergingen, und zuweilen ohne Halsentzündung erschienen, wie denn auch Petechien häufig vorkamen [1]).

---

1) John Starr, An Account of the Morbus strangulatorius etc. Philosophical Transactions, Vol. 46. p. 435. — Der Berichterstatter war Arzt in Liskard; die von ihm beschriebene Form steht der von Langhans im Siementhale beobachteten am nächsten. In einem Fall wurde von einem zehnjährigen Knaben nach dem Gebrauch eines salzsauren Pinselsaftes eine grofse röhrenförmige Haut aus der Luftröhre, die bis in die Lungen gereicht hatte, ohne Lebensrettung ausgehustet. Sie ist abge-

Wir haben gesehen, dafs im Jahr 1740 ausgedehnte Scharlachseuchen in England (St. Alban), Holland und Hannover herrschten; Uebergänge der einen in die andere Krankheit sind indessen nirgends beobachtet worden, wiewohl alle diese Erkrankungen die beste Gelegenheit dazu dargeboten hätten, wenn eine tiefere Verschmelzung des typhösen mit dem Scharlachelemente überhaupt möglich wäre. Die Form des Ausschlages, der in der Bräuneepidemie von Plymouth, 1751—1753, einer Fortsetzung der früheren Erkrankungen in Cornwal vorkam, zeigt allerdings nach Huxham's meisterhafter Beschreibung [1]) eine äufsere Aehnlichkeit mit dem Scharlach, indem eine Röthe wie von Johannisbeeren sich über die ganze Haut, nicht ohne jenen feuerfarbenen papulösen Ausschlag, bis in die Finger und Zehenspitzen verbreitete, ja es erfolgte selbst Abschuppung, die mit Bestimmtheit auch in der von Fothergill beobachteten Bräune vorauszusetzen ist, und noch mehr, eine juckende Abschuppung geschah zuweilen bei Erwachsenen ohne vorausgegangene Röthung, — allein alle diese Erscheinungen waren wandelbar, und hatten sich in geringer Entfernung von Plymouth in derselben Krankheit ganz anders gezeigt. Fafst man alle Bräuneerkrankungen und Scharlachseuchen zusammen, so zeigt sich auch in denen von St. Alban und Cornwal die Scheidewand zwischen beiden Krankheiten ganz deutlich.

Plymouth. 1751—53.

Nach Huxham war in Plymouth die Luftröhrenentzündung so vorwaltend, wie in den von der Bräune

bildet. — Vergl. Crawford Diss. de Angina stridula. Edinburgh, 1777. 8.

1) Diss. de Angina maligna. Opp. Tom. III. p. 93.

Bräune heimgesuchten Ortschaften von Cornwal (Lostwithiel, St. Austel, Fowye und Liskeard); im Uebrigen kommt es nun aber nicht weiter darauf an, die folgenden Bräuneerkrankungen in England und Irland bis in ihre kleinsten Verschiedenheiten, die sich in reicher Fülle darbieten, zu verfolgen. In einzelnen Orten, deren niedrige Lage typhöse Erkrankungen begünstigte, wie z. B. in der Stadt Kidderminster in Worcestershire[1]), blieb die Bräune lange Zeit einheimisch, und wie tief die Neigung zu Erkrankungen dieser Art eingewurzelt war, zeigt die Frieselseuche mit bösartiger Halsentzündung in Cleveland und Yorkshire im Jahr 1760, wenn diese auch freilich nicht der ausgebildeten Brandbräune gleichzustellen ist[2]).

Wir sind jetzt bei der von Grant beschriebenen Brandbräune von 1770 angekommen, deren Bedeutung, als einer in England einheimisch gewordenen und durch die den Typhus begünstigenden Einflüsse aufs Neue hervorgerufenen Krankheit durch diese Darstellung anschaulich wird. London. 1770.

5. Schweiz. Thierischer Ursprung.

Das Auftreten der Brandbräune in Holland, in den Jahren 1746 und 1770[3]) bietet nichts von den gewöhnlichen Verhältnissen abweichendes dar. In beiden Erkrankungen traf sie mit einer weit verbreiteten Rinderseuche zusammen, wie sonst auch meistentheils in allen Landen, man darf mithin die Frage nicht um- Holland. 1770.

---

1) Sie hiefs eine Zeit lang die Krankheit von Kidderminster. S. Johnstone und die von ihm p. 111. angeführte Schrift seines Vaters: Historical Dissertation concerning the malignant fever of 1756.

2) S. oben S. 201. Anm. 2. — 3) S. oben S. 203.

gehen: In welcher Verbindung stand sie mit diesem Rindertyphus? Entstand die Bräune abgesondert von ihm aus den gemeinschaftlichen Ursachen beider Krankheiten, welche die Alten sehr treffend in dem Begriffe der Constitutio australis vereinigten, oder war ihr Zusammenhang mit ihr ein näherer? Wurde sie irgendwie durch thierische Ansteckung hervorgerufen, oder war ihr Ursprung durchaus selbstständig? Und wenn die Möglichkeit des ersten nicht geleugnet werden kann, das zweite aber höchst wahrscheinlich ist, da bei allen Bräuneerkrankungen ohne Ausnahme allgemeine Ursachen des Typhus deutlich nachzuweisen sind, — wäre nicht mindestens die Vermuthung eines gemischten Ursprunges der Bräune gerechtfertigt?

Wir sehen alljährlich vergängliche, höchst verschiedenartige Typhusformen aus thierischer Ansteckung entstehen. Begünstigende Umstände könnten irgend eine derselben vollständiger ausbilden, und diese, einmal in den großen Lebensgang der Gesammtheit aufgenommen, eine längere Zeit hindurch fortbestehen. Eine bestimmte Vermuthung auszusprechen, daſs die Brandbräune überall wo sie erschienen ist, eine solche übertragene, im menschlichen Körper fortbestandene thierische Typhusform sei, ist nicht zulässig, weil die Thatsachen, auf welche sie sich gründen könnte, nicht hinreichend auszumitteln sind. Selbst die besten Beobachter sind nicht so tief in die Pathologie eingedrungen, um eine so vielumfassende Frage an die Natur zu thuen, die gründlichste Untersuchung kann also hier immer nur eine Lücke in unserer pathologischen Erkenntniſs andeuten, deren Ausfüllung kaum von einer günstigeren Zeit gehofft werden darf, und höchstens nur die Allgemeinheit der Lebensregungen in den menschlichen wie in den thierischen Körpern offenbaren.

Am meisten könnte indessen die Vermuthung eines thierischen Ursprunges der Brandbräune durch eine im Siementhale des Berner Oberlandes 1752 vorgekommene Epidemie begründet werden, insofern diese den neueren Erfahrungen über carbunculöse thierische Ansteckung deutlich entspricht. Siementhal. 1752.

Im März 1752 erkrankten in der Gemeinde Leng zuerst drei Kinder an einer bösartigen Halsentzündung, und starben mit Husten, Blutspeien und Röcheln, den Merkmalen hinzutretenden Lungenleidens, innerhalb weniger Tage. Die Krankheit verschwand nach diesen Todesfällen, tauchte aber nach fünf Wochen wieder auf, tödtete Kinder und Erwachsene nach sehr kurzem Verlauf, wurde endlich in einem gröfseren Kreise allgemeiner, und erreichte gegen alle Erwartung, und ohne sich irgend zu ändern, in der Winterkälte ihre Höhe. Man konnte diese Verschlimmerung der verminderten Thätigkeit der Haut zuschreiben, auf deren ungestörten Fortgang es in Krankheiten dieser Art wesentlich ankommt.

Das Leiden trat zu jeder Tageszeit plötzlich ein, verkündigte sich mit grofser Ermattung, der ein heftiger, stundenlanger Schüttelfrost folgte, Spannen hinter den Ohren, gegen die Brust hinunter, verband sich alsbald mit einem leichten juckenden Schmerz beim Schlucken, am zweiten Tage sah man die Mandeln fast ohne Entzündung schmerzlos geschwollen, die Fieberbewegungen aber, welche diese Zufälle begleiteten, waren so gering, dafs die Kranken kaum über einige Hitze klagten, wie denn auch späterhin selbst die gröfsten Zerstörungen verhältnifsmäfsig nur sehr geringes Fieber veranlafsten. Zu gleicher Zeit be- Zufälle.

legten sich Zäpfchen und Schlund mit einer dicken, schmutzig weifsen Haut, unter der ein scharfes ätzendes Wasser enthalten war, und es entstanden hier und da im Munde grofse gelbe Blasen, die zuweilen den ganzen Gaumen einnahmen, und von derselben Flüssigkeit strotzend, angestochen werden mufsten, um dem Ersticken vorzubeugen. Die Speicheldrüsen schwollen an, und gingen bei einigen in acht bis zehn Tagen in fressende Verschwärung über, die fast so aussah wie offener Krebs. Dieser Ausbruch war günstig, denn er leitete ab, bei den meisten aber kam es nicht dazu, sondern Härte und Anschwellung blieben bis zuletzt, und wenn es zum Tode ging, der gegen den fünften bis vierzehnten Tag eintrat, fielen die geschwollenen Theile im Schlunde wie äufserlich zusammen, der weifse Ueberzug des Gaumens verdickte sich mehr und mehr, zog man ihn ab, so blutete die unterliegende Schleimhaut, der Puls wurde schwach und ungleich, die Kranken husteten mit zunehmender Beklemmung Blut und Eiter aus, und starben röchelnd und schmerzlos, befreit von aller Beschwerde beim Schlucken.

Fieberlose Form.

Es fiel auf, dafs die Krankheit bei einigen keine Spur von Fieber oder Uebelbefinden erregte, und sie sich bei der besten Efslust ungehindert bewegten, die Wasserblasen und weifsen Flocken im Schlunde auch nicht einmal das Schlucken erschwerten, bis sie denn unter tödtlichen Angstzufällen plötzlich weggerafft wurden. Anderer Verschiedenheiten nicht zu gedenken, die durch Alter und körperliche Anlage bedingt waren.

Fast die Hälfte der Kranken hatte indessen gar kein Halsleiden, sondern es entstanden Blasen und Geschwüre, ganz so wie die beschriebenen, an anderen Theilen des Körpers, am meisten unter den

Achseln, oder in den Weichen, aber auch an den Schenkeln, den Armen, an den Lippen, ja selbst an den Geschlechtstheilen, und gewöhnlich gesellten sich denn auch diese äufseren Zufälle zu dem Halsleiden, wenn dies früher entstanden war. Wirkliche aufbrechende Bubonen zeigten sich bei nicht wenigen, und die brandige Zerstörung in den äufseren Theilen war, den Wirkungen der heftigsten Aetzmittel vergleichbar, zuweilen sehr bedeutend. Entstanden durch Zusammenfallen der Blasen Versetzungen nach innen, so war ein plötzlicher Tod mit Erbrechen und Brustzufällen unvermeidlich [1]. Lungenleiden war überhaupt unter allen Umständen tödtlich. Wenn dagegen bei noch so heftigem innern Leiden durch Blasen und Geschwüre in den äufseren Theilen eine hinreichende Ableitung erfolgte, so minderte sich jederzeit die Gefahr [2]. Bubonen.

Das Blut zeigte im Verlauf der Krankheit keine sichtbare Veränderung, nur kurz vor dem Tode bemerkte man in ihm die Merkmale einer Auflösung wie im Faulfieber. Eben so wenig veränderte sich der Harn, nur war seine Farblosigkeit am zehnten oder elften Tage von übeler, und dagegen die gewöhnlichen Erscheinungen von Wolkenbildung und Bodensatz zu dieser Zeit von guter Vorbedeutung.

---

1) Ein junger Mann von fünfundzwanzig Jahren bekam eine nufsgrofse Wasserblase am Mittelfinger, und blieb im Uebrigen frei von aller Beschwerde. Er machte sich zu einem Wundarzt auf den Weg, auf der Reise fiel die Blase zusammen, sogleich stellten sich Erbrechen und Angst ein, und zwei Stunden darauf war er todt. Langhans, S. 69.

2) Ein Kranker mit bedeutender Halsgeschwulst genas bald, nachdem sich eine Blase am Hodensack gebildet hatte, die mindestens drei Unzen Wasser enthielt. Ebendas. S. 76.

Behandlung. Die Krankheit erforderte durchweg, wie alle ihr verwandten Formen, die diaphoretische Heilart, und die alte Mixtura simplex bewährte sich überall. Blutentziehungen waren nur bei entschiedener Vollblütigkeit von Nutzen, Blasenpflaster aber durchgängig anwendbar, denn man konnte durch sie eine heilsame Geschwürbildung hervorrufen, wo irgend das Vorurtheil der Landleute ihren Gebrauch gestattete [1]).

Langhans, der Beobachter dieser denkwürdigen Volkskrankheit, schreibt den Ursprung derselben hauptsächlich anhaltend wehenden Südwinden und ungewöhnlichen dichten Nebeln zu, die Tage lang das Siementhal erfüllten. Man wollte das Uebel nirgends weiter, als im Bereich dieser Nebel gesehen haben [2]), und somit stimmen seine Angaben mit denen aller übrigen Beobachter überein, welche immer nur von ähnlichen Ursachen der epidemischen Bräune berichten. Eine gleichzeitige Viehseuche erwähnt er nicht, und so hat es allerdings den Anschein, als wäre das beschriebene Leiden ohne fremdartige Anregung entstanden. Die Erscheinung der Brandblattern und Blasen mit ätzender Flüssigkeit entspricht indessen den bekannten Formen carbunculöser Ansteckung zu auffallend, als dafs man die Vermuthung eines thierischen Ursprunges der Krankheit geradehin von der Hand weisen dürfte. Sie zu begründen bedarf es auch nicht einmal einer grofsen Viehseuche, sondern vereinzelte Fälle carbunculöser Thierkrankheit reichen zur Ansteckung einer Anzahl von Menschen hin, deren Uebel sich dann höchst wahrscheinlich durch Athem und Berührung weiter mittheilt.

Louvet. Der wichtigste Grund für diese Vermuthung aber

---

1) Langhans, S. 57. f. — 2) S. 84.

liegt in den Erscheinungen einer Krankheit der Rinder und Pferde, die bekannt unter dem Namen Louvet, in der Schweiz um diese Zeit häufig, und 1760 in grofser Verbreitung vorkam. Abgesehen von den gewöhnlichen Fieberanfällen, auf die es hier nicht ankommt, beobachtete man in dieser Seuche Blutschwären und Blattern über den ganzen Körper, Entzündungsgeschwülste am Euter und an den Geschlechtstheilen, endlich auch Trockenheit und Schwärze der Zunge und des Gaumens. Der Tod erfolgte meistens gegen den vierten Tag, und bei der Zergliederung zeigten sich an den inneren Theilen schwarze Geschwülste voll gelben Wassers, das mit Säuren aufbrauste, die Lungen voll Eiterhöhlen und das Fleisch bleifarbig [1]).

Die Aehnlichkeit, man kann sagen die Uebereinstimmung dieser Thierseuche mit der beschriebenen Bräune im Siementhal liegt am Tage, und somit ergiebt sich auch die höchste Wahrscheinlichkeit des Ursprunges der letzteren aus thierischer Ansteckung. Der Siementhaler Epidemie kann die in Cornwal einige Jahre früher beobachtete (1747 — 1749) zur Seite gestellt, mithin auch von dieser ein thierischer Ursprung wahrscheinlich gemacht werden, wenn aber bei der Dunkelheit der meisten übrigen die Annahme für jetzt naturgemäfs erscheint, dafs die allgemeinen Einflüsse gleichzeitig in den Menschen wie in den Thieren verwandte, aber von einander unabhängige Krankheiten erregt haben, so ist doch mindestens die Thatsache auffallend, dafs mit dem Seltenerwerden carbunculöser Thierseuchen und dem allgemeineren Aufkommen der fremden

1) Paulet, T. I. 1760.

Rindverpest, welche auf den menschlichen Körper nicht übergeht, die Bräune überall verschwunden ist.

6. Frankreich.

Endlich wurde noch Frankreich von der brandigen Bräune im achtzehnten Jahrhundert vielfältig heimgesucht, aber auch hier zeigte sich, wie überall, eine vollkommene Scheidung des Scharlachfiebers von diesem Typhus, der sich anstatt des Hirns oder des Unterleibes, wie andere Formen, den Hals zu seinem Mittelpunkte wählte. Die Ausschläge waren verschieden, der von Fothergill beschriebene im Allgemeinen der vorherrschende. Sie erschienen bald gar nicht, bald vor, bald nach der Halsentzündung, entweder symptomatisch oder kritisch, die Heftigkeit des innern Uebels brechend [1]). So verlief die Bräune seit 1747

1) Hier ist die vollständige Beschreibung dieser Ausschläge von Marteau de Granvilliers (Journal de méd. 1759. Août.): „Il se fait des éruptions dans cette maladie: la plus générale est l'éruption rouge: tous les malades n'y sont pas sujets; mais elle est plus commune parmi les enfans et les jeunes gens. Toute la peau devient tantôt écarlate et tantôt cramoisie, saillante par petits boutons, comme un cuir chagriné ou comme la peau d'une jeune volaille plumée, âpre et dure: le visage, les yeux et les bras se bouffissent. Ces éruptions se font presque toujours sans sueur; elles causent quelques démangeaisons et engourdissement des doigts; elles occupent notamment les bras, le col et la poitrine. On en distingue de symptomatiques et de critiques; les symptomatiques paroissent, dès le premier ou le second jour, ne diminuent pas les accidens, et sont presque toujours l'avantcoureur du mal de gorge; s'il survient, le danger est grand.

Les éruptions qu'on peut regarder comme critiques, surviennent au mal de gorge, et sont d'autant plus salutaires, qu'elles sont plus complètes et diminuent plus les accidens. Si, en présence de ces éruptions, l'aphthe se circonscrit et cesse de s'étendre, si le ventre demeure mollet, si la diarrhée se modère sans se supprimer, si l'ardeur de la fièvre se rallentit, c'est

fast ohne Aufhören, steigend und abnehmend, aber nie ganz verlöschend, in der Picardie und Normandie, bis zu der Frieselbräune in Rouen im Jahr 1770, und von da bis über 1777 [1]). Es ist auffallend, dafs sie in diesem Lande des Friesels mit dieser Krankheit doch nur selten Verbindungen einging [2]).

In Paris soll sie schon 1743 in einzelnen Fällen vorgekommen sein, von 1745 bis 1750 aber zeigte sie sich häufiger und wurde aufmerksamer beobachtet [3]). In dieser ganzen Zeit sah man sie von keinen Ausschlägen, wohl aber von lebensgefährlichen Luftröhren- und Lungenentzündungen begleitet, und während sie als eine fast tödtliche Krankheit überall gefürchtet wurde, zeigten sich, wie wir gesehen haben, die zwischentretenden Scharlachfieber in ihrer Paris. 1743—50.

une preuve, qu'une partie de l'humeur déposée à la peau cesse de faire, à l'intérieur des ravages redoutables: quand au contraire le mal de gorge succède à l'éruption, quelqu'universelle que soit celle-ci, c'est une preuve qu'elle na pû suffi à la dépuration de l'humeur morbifique; ce qui reste confondu dans la masse des liqueurs, ne manque jamais de produire sur les viscères les désordres les plus funestes, les délires, les météorismes du bas-ventre, les oppressions, et enfin une disposition générale à la gangrène, qui se manifeste promptement par des taches pourprées, blanches ou violettes, et par la putréfaction subite des cadavres.

Dans ces éruptions, le malade est en sûreté, quand la peau devient farineuse et s'enlève par écailles, comme du son; ce qui arrive, quand ces exanthèmes se flétrissent: cette espèce de dépuration de la peau est prochaine, quand les boutons commencent à blanchir au bras et au col; on est sûr de voir deux jours après, la fièvre tomber, et la peau s'écailler. — Vergl. Chambon de Montaux, T. IV. p. 111.

1) Lepecq Collection. Constitution scorbutique.

2) Marteau de Granvilliers. Journal de médecine. T. IV. Mars 1756. p. 222. T. XI. Août 1759. p. 148.

3) Zuerst von Astruc im Herbst 1745., im Collège de Louis le Grand. S. Chomel und Ozanam, T. III. p. 218.

mildesten Form [1]). Erst 1750 beobachtete man in Paris eine auffallende Röthung der Hände, und es ist wahrscheinlich, dafs dieser Anflug von Ausschlag sich zu der vollständigen Fothergillschen Form entwickelt haben würde, wenn die Bräune nicht um diese Zeit in der Hauptstadt erloschen wäre [2]). — Die französischen Beobachter erkannten in der Brandbräune die neapolitanische Krankheit von 1618 wieder, und es entging ihnen nicht, dafs in Frankreich wie in Neapel eine Rinderseuche mit anthraxartiger Bräune herrschend war [3]).

Die stärkeren Bräuneerkrankungen in Frankreich und Flandern im Jahr 1748 schliefsen sich den bereits erörterten Seuchen in England und Deutschland an, und gewähren kein anderes Ergebnifs als dort.

Nérac. 1748. In Nérac verlief die Krankheit anfänglich (1748) durchaus so, wie in Paris, ohne Ausschlag, von Stadt zu Stadt, von Dorf zu Dorf fortschreitend. Erst in den folgenden Jahren (1749. 50.) fanden sich exan-

---

1) S. oben S. 232.

2) Malouin, Histoire des maladies épidémiques observées à Paris. Histoire et Mémoires de l'Académie des sciences. A. 1747. 51. — Planque bei Ozanam, T. III. p. 221. beschreibt kurz die brandige Bräune in der Maison royale de St. Louis, 1746. Südwinde herrschten vor, also wie überall Constitutio australis. — Garnier's Beobachtungen sind von 1749, Paris. Ozanam, T. III. p. 232.

3) Ozanam T. III. p. 223. — Chomel beschreibt die Krankheit nach acht Beobachtungen in der weiblichen Erziehungsanstalt im Couvent de la Visitation, Rue du Bac, 1748. Fünf von den Erkrankten starben. — Navier beschreibt die Viehseuchen seit 1744 am besten. Pierre Toussaint Navier, Dissertation en forme de lettre sur plusieurs maladies populaires, qui ont regné depuis quelques années à Chalons s. M. et dans une partie du royaume. Paris, 1753. 8.

thematische Erscheinungen ein, die Sterblichkeit aber war im Allgemeinen geringer, als in Paris [1]).

Es gehören ferner hierher die Erkrankungen in Figeac und der Umgegend, von Dubourg in den Jahren 1745 bis 1747 [2]), in Orleans im Jahr 1747 von Arnaud de Nobleville [3]), in Aumale 1755 und 1759 von Marteau de Granvilliers [4]), in Beaumont 1758 und 59 von Deberg [5]), in Boulogne von Demars beobachtet [6]), so wie vielleicht noch verschiedene andere, auf deren Erwähnung es bei der grofsen Menge der bereits beigebrachten Thatsachen weniger ankommt, als auf die in Montpellier im October 1746 gemachte Beobachtung, dafs der faulige Antheil der bösartigen Bräune zu Gunsten der jetzt vorwaltenden Luftröhrenentzündung mehr und mehr zurücktrat, ganz so, wie es sechs Jahre später (1752) in New-York geschah. Man sah in dem Hôpital St. Eloy einige Kranke mit Halsentzündung hohle Häute aushusten, nicht anders, als in der häutigen Bräune. Serane, der Arzt des Krankenhauses, beobachtete diese ihm neue Erscheinungen aufser dem Zusammenhange, und nahm nicht Rücksicht auf die bösartige Bräune, die im südlichen Frankreich schon seit einigen Jahren, namentlich in Béarn 1744 und 45, und in Montpellier 1745 und 46 häufig vorgekom-

Figeac. Orleans. 1745—47. Aumale. 1755. 59. Beaumont. 1758. 59.

Montpellier. 1746.

Béarn. 1744. 45.

1) Raulin, des maladies etc.

2) Ozanam, T. III. p. 217.

3) Histoire et Mémoires de l'Académie etc. 1748. p. 321.

4) Journal de médecine. S. oben.

5) Ebendas. T. XII. 1760. Févr. p. 156.

6) Demars, de l'air, de la terre et des eaux de Boulogne s. m. Paris, 1761. 12.

men war, und von Bordeu, der in Paris erschienenen gleichgestellt wurde ¹).

Diese Rückbildung der Brandbräune in häutige Luftröhrenentzündung, welche zugleich beweist, dafs diese, wenn sie in der ausgebildeten Form von jener erscheint, nicht eine bloſse Wirkung der Brandjauche sein kann, zeigte sich aufser America und Frankreich auch in Schweden und Italien. Hier war 1744 um Cremona eine Rinderseuche mit Halsentzündung ausgebrochen, ähnlich der 1711 von Ramazzini beschriebenen ²), und dieser folgte unmittelbar 1747 eine Bräune unter den Kindern, die sich in der Stadt wie auf dem Lande verbreitete. Sie trat nach Ghisi's Beobachtungen mit Geschwüren im Schlunde, heftigem Fieber und Geschwulst der äufseren Halstheile auf, und wurde nicht leicht tödtlich, wenn sie nicht im Verlauf dieser Zufälle die Luftröhre ergreifend, in gewöhnlicher Weise Erstickung herbeiführte. Oftmals aber fehlten die Geschwüre im Schlunde, und ohne alle Beschwerde beim Schlucken stellte sich sogleich die häutige Bräune ein, welche die Kranken in wenigen Tagen wegraffte. Viele husteten lymphatische Häute aus, und bei einer Leichenöffnung fanden sich die Spuren von Lungenentzündung wie lymphatischer

Cremona. 1747.

---

1) Bordeu spricht als Augenzeuge. Er hatte die Bräune in seiner Vaterstadt Béarn, in Montpellier und Paris gesehen. Recherches anatomiques, §. 30. Oeuvres complètes. T. I. p. 80. Recherches sur le tissu muqueux, §. 101. T. II. p. 775.

2) — „Ulcera in radice linguae, et ad illius latera vesiculae sero plenae" — also dieselbe Erscheinung, die Langhans in der Schweiz an Menschen beobachtete. De contagiosa epidemia etc. Opp. Sydenham, T. I. p. 290.

Ausschwitzung in der Luftröhre bei unverändertem Zustand der Schlundtheile [1]).

Dafs diese Luftröhrenentzündung keine rein entzündliche häutige Bräune, sondern eine Uebergangsform zu dieser aus der beschriebenen Brandbräune, und mit dieser von gleichem, d. h. typhösem Ursprunge war, kann nach dem Bisherigen nicht in Abrede gestellt werden. Sie war die unvollkommene, halb ausgebildete Form des Halsübels, das sich in seiner vollständigen Ausbildung als brandige Schlundbräune, verbunden mit lymphatischer Luftröhrenentzündung darstellte, und ihr zunächst stehen in den berührten Epidemieen diejenigen Fälle, in denen bei vorwaltender Luftröhrenentzündung nur noch ein dünner weifser Ueberzug auf den Mandeln, anstatt der pelzigen weifsen Flecke und der braunen Brandschorfe mit Verjauchung erschien.

7. Schweden.

So weit die Brandbräune ihr Gebiet über Süd-Europa und Nord-America ausgedehnt hatte, so wenig schien sie doch geeignet, im Herzen des europäischen Festlandes für längere Zeit einheimisch zu werden. Deutschland wurde von ihr niemals ernstlich heimgesucht [2]), und noch viel weniger haben wir Kunde davon, dafs sie jemals in den östlichen Län-

1) Martino Ghisi, Lettere mediche. Cremona, 1749. 8. Bei Fuchs.

2) Wedel erwähnt sehr oberflächlich einer bösartigen Bräune, die 1715 oder 16 in der Nähe von Jena sechs Kinder einer vornehmen Familie kurz hinter einander getödtet haben soll. Diese Angabe steht indessen ganz vereinzelt. De morbis infantum, Cap. XX. p. 72.

dern aufgekommen sei, nachdem andere Typhusformen sich in viel gröſserer Ausdehnung geltend gemacht hatten.

In Schweden sah man sie seit 1755, hier geschah aber ihre Rückbildung in Luftröhrenentzündung, begünstigt vom nordischen Klima, bei weitem früher, als in Frankreich und America. Die Krankheit trat mit ihren gewöhnlichen Zufällen auf, nachdem ihr wie überall weitverbreitete Viehseuchen vorausgegangen

Nerike. 1755. waren. Sie wurde zuerst in Nerike von Rudberg beobachtet, der nur in den tödtlichen Fällen brandige Zerstörung, in den glücklich verlaufenden dagegen nur die weiſsen pelzigen Flecken im Schlunde sah. Der Tod erfolgte zuweilen erst gegen den vierundzwanzigsten Tag, Blutentziehungen zeigten sich bei nicht wenigen heilsam, und im Ganzen wurde die Mehrzahl der Kranken am Leben erhalten [1]).

Stockholm. 1757. 58. Zwei Jahre später kam die Bräune in Stockholm auf. Sie zeigte sich zuerst vereinzelt im Herbst 1757, wurde im December häufiger, und nahm im Januar 1758 so überhand, daſs Bergius, dem wir einen gediegenen Bericht über diese Epidemie verdanken, in einem Hause neun Kranke zugleich behandelte. Entzündliche Zufälle walteten vor, mit bedeutender, aber schmerzloser Anschwellung der Schlundtheile, so daſs die Kranken bis zum Augenblick des Todes, der gegen den vierten bis sechsten Tag, oder noch später erfolgte, ohne Beschwerde feste Nahrung genossen,

---

1) Henr. Christ. Dan. Wilcke, Diss. med. de Angina infantum recentioribus annis observata. Praes. Aurivillio. Upsaliae, 1764. Abgedruckt bei Sandifort, T. II. p. 347., p. 351. — Pet. Jon. Bergius, Försök till de i Sverige gångbara sjukdomars utrönande, för år 1755. Stockholm, 1758. 8. — Ozanam, T. III. p. 241.

und selbst verlangten. Ungeachtet des vollen und harten Pulses waren Blutentziehungen entschieden nachtheilig. Durchfall, ein gewöhnliches Todeszeichen, mufste bei der Behandlung sorgfältig vermieden werden, die Luftröhrenentzündung aber wurde durch eine Leichenöffnung von Roland Martin im Beisein von Strandberg und Darelius so überzeugend dargethan, dafs über die Todesart der Kranken kein Zweifel übrig blieb. Die innere Fläche der Luftröhre fand sich durchweg, bis in ihre äufsersten Verzweigungen von einer äufserlich rothen, inwendig fleckigen lymphatischen Haut überzogen, doch war nirgends eine Spur von Lungenentzündung aufzufinden. Im Februar verschwand die Krankheit völlig [1]).

1761 brach die Bräune in der Umgegend von Upsala wie in dieser Stadt selbst mit grofser Bösartigkeit aus, und währte bis in das folgende Jahr fort. In Rasbo befiel sie die meisten Kinder, und tödtete deren eine grofse Anzahl, ohne irgend von ihren früheren Erscheinungen abzuweichen, wie aus einigen von Halenius in der Nähe dieses Ortes beobachteten Fällen hervorgeht [2]). Upsala. 1761. 62. Rasbo.

Indessen trat die Schlundentzündung in einer von Wahlbom in Calmar Län im November 1761 beobachteten Epidemie [3]), die nicht minder typhös als sonst im Lande verlief, ja selbst von Petechien begleitet wurde, allmählich zu Gunsten der häutigen Bräune zurück. Petechien und scharfer Ausflufs aus Mund und Nase verschwanden, und nur das Luftröhrenleiden blieb noch übrig. Denselben Uebergang

1) Wilcke, p. 350.
2) Ebendas. p. 352.
3) Berättelser till rikens ständer, för år 1762.

Sedemora, Fahlun. beobachteten die Aerzte in Sedemora, Fahlun [1]) und einigen anderen Orten. Brandbräune und reine häutige Bräune kamen untermischt vor, so dafs in den Fällen wo diesen die Entzündlichkeit das Uebergewicht über die ursprünglich typhöse Ursache gewann, und wahrscheinlich auch dem Uebel seine anfängliche Ansteckungskraft benahm.

Zuletzt blieb in der Epidemie von Calmar in den Jahren 1764 und 65 nur noch eine leichte Geschwulst und Röthung der Mandeln neben den Leiden der Luftröhre übrig [2]), und 1771 zeigte sich die Stockholm. 1771. Krankheit in Stockholm, von Back und Salomon beobachtet, als eine vollkommen ausgebildete, häutige Bräune, ohne alle Spuren anders gearteter Entzündung in den Schlundtheilen [3]). Man nannte sie im Volke die Erdrosselungskrankheit, Strypsjuka, und es leidet wohl keinen Zweifel, dafs wenn sie auch früherhin im Norden hin und wieder unerkannt und unbeachtet vorgekommen sein mag, doch um diese Zeit neue Regungen in der Natur vorgingen, welche den rein entzündlichen Leiden der Luftröhre günstig waren.

Häutige Bräune. 1765 trat Franz Home mit seinen, schon einige Jahre früher gemachten Beobachtungen über den schottischen Croup auf, welche die Aufmerksamkeit der Aerzte dieser Krankheit zuwandten [4]). In demselben Jahre

1) Hier beobachtete Fälle von Joh. Jac. Schulz, die mehr häutige Bräune waren, werden von Rosenstein, S. 699. mitgetheilt.

2) Berättelser, etc. för år 1769. (Wahlbom.)

3) Abhandlungen der K. Schwedischen Akademie auf das Jahr 1771. S. 328.

4) Inquiry etc.

Jahre sah Michaelis die häutige Bräune in Göttingen [1]), schwedische Aerzte berichten davon in ihrem Vaterlande [2]), 1764 beschrieb sie van Bergen in Frankfurt a. M. [3]), und von nun an blieb sie in steigender Entwickelung den bestehenden Krankheiten der nördlichen und gemäfsigten Himmelsstriche zugesellt [4]).

Das erste Emporkommen der häutigen Bräune trifft allerdings mit den grofsen typhösen Erkrankungen der Jahre 1769 bis 1772 zusammen, und fafst man ihr dargestelltes Verhältnifs zur Brandbräune ins Auge, so könnte, wenn man nur einseitig bei den letzten Epidemieen des Abfalls derselben stehen bleiben wollte, die Vermuthung eines Ursprunges der ersten aus typhösem Halsleiden aufkommen. Eine solche Annahme kann indessen durch keine pathologischen Gründe gerechtfertigt werden, und sie wird durch die geschichtlichen Thatsachen durchaus beseitigt. War die Ursache der Brandbräune, durch Ansteckung übertragen, nur in einzelnen Fällen im Stande, entzündliches Leiden der Luftröhre zu erregen, so folgt daraus eben so wenig, dafs die häutige Bräune der neuern Zeit aus brandiger Bräune entsprungen sei, als aus dem Vorkommen brandiger Halsentzündung im Scharlachfieber, wie aus dem Zusammentreffen einiger Epidemieen desselben mit typhösen Halserkrankungen geschlossen werden darf, dafs das Scharlachfieber sich aus dem Garrotillo entwickelt habe. Das Wesen der häutigen Bräune ist rein entzündlich-katarrhalisch, und

1) De Angina polyposa, p. 255.

2) Berättelser etc. för år 1765.

3) Nova Acta N. C. T. II. p. 157.

4) Man sehe hierüber aufser den angeführten und vielen anderen, die Schriften von Fuchs, Sachse und Fischer.

hat am Typhus keinen Antheil. Sie hat sich als Epidemie selbstständig, und abgesondert von typhösen Erkrankungen, angeregt von den Einflüssen der nordischen Himmelsstriche ausgebildet, ähnlich wie die ersten Scharlachseuchen in Deutschland, und wie diese, ohne irgend einen fremdartigen Eindruck dauernd aufzunehmen. Gränzen aber Croupepidemieen, wie in Schweden, an herrschende Brandbräunen, die, so lange sie bekannt sind, sich immer entzündliche Ausschwitzung in der Luftröhre als Symptom zugesellt haben, so ist daraus nur auf eine **Abnahme der typhösen Lebensstimmung**, und das **Aufkommen der entzündlichen** zu schliefsen, welche sich noch deutlicher durch die ersten unvermischten Croupepidemieen in Schottland beurkundet, und von da an in vorwaltenden Regungen in der neuern Zeit geltend gemacht hat, nicht aber auf die Entwickelung des einen Elementes aus dem andern. Entzündungen sind als symptomatische Leiden von jeher in allen Typhusformen beobachtet worden, aber nie haben sich reine Entzündungen epidemisch aus dem Typhus entwickelt.

XII.

Allgemeine Pockenseuche.

Nach dieser Abschweifung, welche zur Einsicht in den Zusammmenhang der Dinge nothwendig war, kehren wir zu den Volkskrankheiten von 1770 zurück, in deren Reihe zunächst die Pocken eine wichtige Stelle einnehmen. Abgeschlossen in sich, und von Ursprung an jeder Lebensstimmung sich bemächtigend, waren sie den Völkern zeither immer als ein nothwendiges Läuterungsfeuer der anwachsenden Geschlechter erschienen, und selbst die Ansichten der Aerzte entsprachen den Forderungen der Natur so wenig, dafs man diese Krankheit mit schulgerechter Verblendung recht eigentlich hegte, und somit die ohnehin grofse Zahl der Opfer, die ihr anheimfielen, zu einer unnatürlichen Höhe steigerte.

Zu unbestimmten Zeiten steigend und fallend, ohne dafs jemals der menschliche Scharfsinn eine hierin waltende Ordnung hätte ergründen können [1]), durchbra-

1) In Europa wenigstens ist dies nie gelungen, und über die Pockenseuchen in Ostindien fehlt eine genügende Anzahl von Beobachtungen. Holwell versichert zwar nach eigener dreifsigjähriger Erfahrung, dafs sie dort regelmäfsig alle sieben Jahre wiederkehrten, da er indessen eine grofse Pockenseuche im Jahr 1744 erlebt hat, so hätte die vierte danach 17[illegible] wiederkehren müssen, sie kam aber 1770. p. 25.

chen sie jetzt ihre Schranken nach vierjähriger Ruhe in Europa [1]), und in Süd-Asien wie auf der ganzen nördlichen Halbkugel, in dem ganzen unermeſslichen Gebiete des Typhus, emporwuchernd, befestigten sie aller Orten mit neuer Wuth ihre unbestrittene Herrschaft.

Kamtschatka. 1768. 69. Nord-America. 1769. Ostindien. 1770. Europa. 1770. 71.

Kamtschatka, dessen Bevölkerung 10,000 nicht überstieg, verlor durch sie in den Jahren 1768 und 69 über die Hälfte seiner Einwohner [2]), zu gleicher Zeit wütheten sie unter den Irokesen [3]), und somit wahrscheinlich unter allen Urstämmen und europäischen Abkömmlingen in Nord-America. Die indischen Völker, von Hungersnoth aufgerieben, erlagen ihrer schrankenlosen Wuth [4]), und wo wir nur irgend in Europa von herrschenden Krankheiten Kunde haben, da sehen wir die Pocken sich diesen hinzugesellen. Wäre nicht die Aufmerksamkeit der Aerzte an der längst gewohnten Erscheinung so abgestumpft gewesen, daſs man ihrer, wiewohl selbst die Throne von der uralten asiatischen Krankheit heimgesucht wurden [5]), im Ganzen nur wenig achtete, so würden wir noch das Bild einer Pockenseuche entwerfen können, die an Ausdehnung vielleicht von keiner übertroffen, zwischen den Wendekreisen von sengender Hitze, ihrem eigentlichen Elemente, und in den

---

1) 1766 war eine groſse Pockenseuche.

2) Vossische Berlinische Zeitung. 1835. 16. Nov. Nachricht aus Chlebnikow's Lebensbeschreibung Al. Baranow's, Oberdirectors der russisch-americanischen Colonieen.

3) Berlin. Nachrichten. 1770. Nr. 31. 13. März. S. 163.

4) S. oben S. 124.

5) 1763 war die erste, 1767 die zweite Gemahlin Kaiser Joseph's II. an den Pocken gestorben, und in demselben Jahre die Kaiserin Maria Theresia an ihnen erkrankt. Möhsen, Medaillen-Sammlung. Bd. I. S. 15.

nordischen Himmelsstrichen von der Nässe des Dunstkreises, von winterlichen Nebeln begünstigt wurde. Eindringender Untersuchung im Sinne umfassender historischer Pathologie hat man sie niemals unterworfen, und deshalb hat sich ihre Kenntnifs, ungeachtet zahlloser Schriften, zum grofsen Nachtheile der Völker, die ihre Meinungen von den Bewahrern ihrer Gesundheit in Schutz genommen sahen, von jeher nur an der Oberfläche gehalten.

Im südöstlichen Europa erwähnen die Aerzte öfters der Pocken, als einer günstigen, das Ende von Pestseuchen verkündenden Erscheinung; in Deutschland werden sie von den meisten nicht übergangen, und in den zwischenliegenden Ländern kann man mit derselben Zuversicht wie vom Faulfieber annehmen, dafs sie stärker als gewöhnlich geherrscht haben. Zuverlässige Nachrichten über ihre Verbreitung und die von ihnen verursachte Sterblichkeit sind indessen nicht mehr zu ermitteln, die gründlichste Forschung kann sich daher immer nur auf Bruchstücke beschränken. In Berlin starben an den Pocken: Berlin.

1758 —	224.	1764 —	32.	1770 —	987.
1759 —	585.	1765 —	47.	1771 —	227.
1760 —	363.	1766 —	1060.	1772 —	302.
1761 —	304.	1767 —	331.	1773 —	664.
1762 —	419.	1768 —	39.	1774 —	381 [1].
1763 —	351.	1769 —	359.		

Dies ist vielleicht der allgemeine Mafsstab der Sterblichkeit an diesem Uebel, und man kann den Angaben einiger Beobachter, dafs die Pocken zu Anfang gutartig gewesen seien, bei zunehmender Wirkung der ungünstigen Einflüsse aber sich verschlim-

1) Möhsen, Erfahrungen, St. 2. 3. S. 128.

mert, und sich zuletzt in den tödtlichsten fauligen Formen gezeigt haben, füglich eine allgemeine Ausdehnung geben. In diesem Sinne wird von ihrem Auftreten in der Altmark berichtet, wo sie erst 1771 im Herbst ausbrachen, und im folgenden Jahre ihre äufserste Höhe erreichten 1). Im Eichsfeld zeigten sie sich schon zu Anfang des Jahres 1769, nahmen im Sommer zu, verschlimmerten sich im Winter, und wütheten am stärksten im Juli und August 1771 2). An der Weser kamen sie erst im Januar 1772 zum Ausbruch; waren auch hier zu Anfang gutartig, verschlimmerten sich am meisten im April, und hörten gegen den Herbst auf 3). In Essen gingen sie 1769 den Faulfiebern voraus, und herrschten zwar gutartig, so dafs nur der zwanzigste Kranke starb, doch so allgemein, dafs fast kein der Ansteckung fähiges Kind von ihnen verschont wurde 4). In Breslau herrschten sie 1772 während des Sommers durchaus bösartig 5) und in London gemeinschaftlich mit schleichenden Nervenfiebern (low fevers) 1770 den ganzen Sommer, Herbst und Winter hindurch in den schlimmsten Formen, fast eben so allgemein und tödtlich, wie in dem Pockenjahr 1766 6).

Altmark. 1771.

Eichsfeld. 1769. 71.

Westphalen. 1772.

Essen. 1769.

Breslau. 1772.

London. 1770.

Aus diesen Angaben, welche bei aller ihrer Mangelhaftigkeit einen grofsen Raum umfassen, ergiebt sich die Thatsache, dafs die Pocken keinesweges von dem herrschenden Faulfieber verdrängt wurden, sondern mit ihm zugleich an denselben Orten vorkamen, und an der typhösen Lebensstimmung dieser Zeit entschiedenen Antheil nahmen. Es scheint mithin, dafs

1) Schobelt, S. 131. — 2) Araud, S. 188.
3) Opitz, S. 103. — 4) Brüning, p. 14.
5) Arnold, p. 39. — 6) Sims, p. 94.

sie nur vor den höchsten Typhusformen, wie namentlich der Pest zurückweichen, so daſs sie nur erst wieder auftreten, wenn die Pestseuchen sich zu Ende neigen, und als Zeichen der Erlösung von einem gröſsern Uebel begrüſst werden, wie sie denn auch jenen vorausgehen; und die Volkserfahrung in den Pestländern aus ihrem Verhalten und ihrer Verbreitung sichere Vermuthungen über die herannahenden Pestübel entnimmt.

Von allen Pockenseuchen dieser Zeit ist die in Paris von Desessartz beobachtete ohne Vergleich die wichtigste [1]). Die naſskalte Witterung von 1770 hatte auch hier wie auf der ganzen nördlichen Halbkugel ihren Einfluſs auf das Befinden der Bewohner geltend gemacht, doch waren keine ausgeprägten Faulfieber, sondern nur verschiedenartige rheumatische Leiden hervorgetreten, gröſstentheils fieberhafte mit Neigung zu typhösen Entzündungen, denen vor allen die Unterleibseingeweide, namentlich Leber und Magen ausgesetzt waren. Deshalb sprach man viel von epidemischen Unterleibsschmerzen, plötzliche Todesfälle waren häufig, und einige Leichenöffnungen zeigten die sonst so seltenen Spuren von brandiger Entzündung der Leber, des Magens und selbst auch der Lungen [2]). Ein geringer Anflug dieses Leidens, das einen tieferen epidemischen Einfluſs auf die Nervengeflechte des Unterleibes zu erkennen

Paris. 1770.

Epidemische Unterleibsentzündung.

1) Mémoires de l'Institut national des sciences et arts, pour l'an IV. d. l. R. T. I. p. 405.

2) Sallin. Séance publique de la Faculté de médecine en l'université de Paris, le 5. Novembre 1778. p. 87. Uebersetzt in der Sammlung auserlesener Abhandlungen, Bd. VII. S. 284.

giebt, und unter ungünstigen Umständen vielleicht in ein ungarisches Fieber [1]) oder in irgend einen andern Unterleibstyphus hätte übergehen können, verband sich mit fast allen vorkommenden Krankheiten, und gab sich dann auch in den herrschenden Pocken so zu erkennen, dafs man die in ihnen beobachteten Leibschmerzen nicht blofs für die gewöhnlichen Wirkungen dieser Krankheit ansehen konnte [2]).

Die Pocken zeigten sich in Paris schon im October 1769, allmählich zunehmend bis in den Juni 1770, durchaus gutartig und ohne alle fremdartige Erscheinungen. Von da an aber wurden sie deutlich typhös, steigerten die Zahl ihrer Opfer, und als der August die sonst gewöhnliche Sommerhitze brachte, so entschieden faulig, dafs sie den Aerzten die schwierigsten, wenn auch sonst nicht eben seltenen Aufgaben stellten. Vom September bis zum Januar 1771 gesellten sich ihnen hierauf noch Scharlachfieber und Friesel hinzu, und wir verdanken dem genannten Arzte die denkwürdigsten Beobachtungen über die Verbindung dieser drei Krankheiten mit einander. Das Scharlachfieber, das in keiner Beziehung von seinen gutartigen Formen abwich, ging entweder 1) den Pocken voraus, oder es folgte ihnen 2) auf dem Fufse, oder 3) es erschien mit ihnen zugleich, und der Friesel trat auf eigenthümliche Weise so dazwischen, dafs die Gefahr mehr durch ihn, als durch das Scharlachfieber vermittelt wurde.

Verbindung mit Scharlach und Friesel.

Im ersten Falle verlief das Scharlachfieber re-

1) Entzündung der Leber und der benachbarten Theile, oder mindestens Blutandrang dahin war diesem Typhus eigenthümlich.

2) Desessartz a. a. O. p. 408.

gelmäfsig durch seine Zeiträume, und nach vollendeter Abschuppung erschienen die Pocken, bestimmt am funfzehnten Tage nach dem ersten Erkranken. Kaum waren dann zwei oder drei Tage nach dem Ausbruch derselben verflossen, so trat der Friesel hervor, so hoch entwickelt, dafs die Natur ihm eine besondere Aufmerksamkeit zuwandte, zwei oder drei Tage, bis zur Abtrocknung der Frieselblasen, die Pockenpusteln in ihrer Ausbildung zurückhielt, und diese mithin einen ganz unregelmäfsigen, ungleich längeren Verlauf als gewöhnlich machten. Kam der Friesel vor Beendigung des dreitägigen Pockenausbruchs, so wurde dieser unterbrochen, und die Pocken kamen erst nach der Abtrocknung des Friesels an den Schenkeln zum Vorschein, um alsdann regelmäfsig zu verlaufen. Doch war die Absonderung der sauern Frieselschärfe damit noch nicht beendet, sondern aus den abtrocknenden Pocken ergofs sich noch ein ätzendes Blutwasser, das wie die klare Flüssigkeit der früheren Frieselblasen die Haut vom Gesunden röthete, und es trat wohl selbst noch Wassersucht ein, die erst nach vermehrtem Harnabgange zurückwich und ohne Zweifel wohl von dem vorausgegangenen Scharlachfieber vorbereitet war. Es leuchtet von selbst ein, dafs dieser Friesel nicht für die ganz leichte symptomatische Form desselben Ausschlages gehalten werden kann, die zu den Pocken wie zu dem Scharlach so häufig hinzutritt, ohne den Verlauf derselben im mindesten zu stören, sondern der ausgebildeten Krankheit näher steht, wie sie in Frankreich vorkommt; auch stand sein Auftreten in Paris mit den vor ihm herrschenden Faulfiebern wahrscheinlich so in Verbindung, dafs man in ihm eine Steigerung des vorhandenen rheumatischen Elementes annehmen darf.

Die zweite Verbindung zeichnete sich durch keine hervorstechenden Erscheinungen aus, die dritte aber war die seltenste, so dafs Desessartz nur zwei Fälle der Art beobachtete, in denen Pocken und Scharlachröthe zusammen eintraten, und am fünften Tage der Krankheit, nach dem Verschwinden des Scharlachs, der Friesel ausbrach[1]). Der Halsentzündung geschieht in allen diesen Beobachtungen so wenig Erwähnung, dafs man sie wohl für ganz oberflächlich und gutartig halten darf, mithin auch durch diese Erkrankung die völlige Unabhängigkeit des Scharlachfiebers von der Brandbräune bewiesen wird, welche um dieselbe Zeit in Frankreich wieder auftauchte.

Im Uebrigen darf der Mangel an guten Pockenbeobachtungen, welche vielleicht eben so ergiebig für die Wissenschaft hätten ausfallen können, wie die von Desessartz in Paris angestellten, den Aerzten dieser Zeit nicht unbedingt zum Vorwurf gemacht werden. Eines Mangels an Aufmerksamkeit auf allgemeine Erscheinungen ist der ärztliche Stand, ungeachtet vieler rühmlichen Ausnahmen allerdings zu beschuldigen, in Betreff der Pocken aber waren die Verhältnisse in den meisten Ländern der wissenschaftlichen Forschung besonders ungünstig. In Deutschland hielt der gröfste Theil des Volks allen ärztlichen Beistand in den Pocken für unnütz und nachtheilig. Man glaubte alles gethan zu haben, wenn man durch äufsere Hitze und gewaltsame Hausmittel den Pockenausschlag und mit ihm die angeborne Schärfe zeitig hervortriebe, und starben dann die Kinder unter einer so mörderischen Behandlung, so tröstete man sich mit althergebrachten Vorurtheilen[2]). So gehörten die

1) A. a. O. p. 438. — 2) Schobelt, S. 131.

Pocken nur zum kleinern Theile dem ärztlichen Wirkungskreise an, und selbst die Einsichtsvollen ermüdeten bei der Halsstarrigkeit des Volkes in der Verbreitung besserer Grundsätze. Der grofse Haufe der Aerzte aber, der nie denkt, und sein ärmliches Wissen mit oder ohne Ueberzeugung jedem seiner Beschäftigung förderlichen Irrthum unterordnet, redete überall der erhitzenden Behandlung das Wort, und entsagte ihr endlich nur durch den Zwang der Umstände. Von Moskau [1]) bis Paris trieb man die fieberhaften Ausschläge gewaltsam mit Hitze hervor, und vornehmlich in Deutschland wurden den Kranken die aufgehäuften Federbetten verderblich [2]). Der Arzt war frei von Vorwurf, wenn vor dem Tode an irgend einer fieberhaften Krankheit mindestens Friesel oder Petechien ausgebrochen waren, und in den österreichischen Landen war es noch vor der Mitte des achtzehnten Jahrhunderts üblich, dafs die barmherzigen Brüder mit Decken und Riemen zu den Kranken eilten, um jede Abkühlung der Betthitze zu verhüten [3]). So war denn auf die Macht einer bessern Ueberzeugung in keiner Art zu hoffen; **Sydenham's** Stimme hatte nur geringen Anklang gefunden, **Hahn's** Erfolge mit den kalten Waschungen der Pockenkranken waren unbeachtet geblieben [4]), und nach fünfhundertjährigem Lehren an den Hochschulen war man im Volke nicht weiter gekommen, als die Mönchsärzte des Mittelalters, die ihre Pockenkranken in rothen Fries einnäheten.

Erhitzende Behandlung.

Unterdessen war 1721 durch die **Pockenim-**

Pockenimpfung.

1) **Mertens**, p. 33.

2) Noch fast so wie im sechzehnten Jahrhundert. Engl. Schweifs, S. 126.

3) **De Haen**, Theses, p. 28. — 4) Unterricht, S. 150.

pfung eine Anregung gegeben worden, welche allmählich eine Umwälzung dieser ganzen Angelegenheit herbeiführte. Schon vor 1714 hatte zwar Karl XII. einen ausführlichen Bericht über die türkische Pockenimpfung von Bender nach Stockholm geschickt, man hatte indessen den Absichten des Königs nicht entsprochen [1]), und es war somit einer Frau vorbehalten [2]), die europäischen Aerzte mit einem Schutzmittel bekannt zu machen, mit dem die indischen Braminen schon seit länger als tausend Jahren [3]) und die Schwarzen im innern Africa wahrscheinlich schon seit undenklicher Zeit den Verheerungen der Pocken Gränzen setzten [4]). Die Impfung fand im Anfange nur geringen Eingang, und äufserst heftigen Widerspruch im Volke wie unter den Aerzten, auch war die Gefahr der künstlich erzeugten Pockenkrankheit nicht ganz wegzuleugnen, oder mit den wunderlichen Arzneien, die von den Schulen gepriesen wurden zu beseitigen, so lange man noch nicht der erhitzenden Behandlung entsagt hatte.

Sutton. 1760. Endlich im Jahr 1764 kam ein englischer Wundarzt, Daniel Sutton, auf den glücklichen Gedanken, den im Vaterlande Sydenham's freilich schon

1) Rosenstein, S. 255.

2) Der Lady Montague. 1721. den 9. August wurden in London die ersten Impfungen versucht. S. Matth. Ernest. Boretii Observationum exoticarum Specimen I. sistens famosam Anglorum variolas per inoculationem exciiandi methodum, cum eiusdem phaenomenis et successibus, prout nempe in carcere Londinensi Newgate auctoritate publica in sex personis capite damnatis feliciter fuit instituta. Regiomonti, 1722. Haller. Diss. Vol. V. p. 671.

3) S. oben S.

4) Cadwallader Coldon, in Medical Observations and Inquiries. Vol. I. 19. s. f. — Ausführlicheres s. bei Rosenstein a. a. O.

viele hätten haben können, die Pockenimpfung mit der kalten Behandlung zu verbinden. Einige Tage vorher bereitete er den Impfling durch einige Gaben versüfstes Quecksilber und Abführungen vor, während des Verlaufes der Pocken aber — und dies war wesentlich — liefs er das kalte Verhalten mit äufserster Strenge beobachten, Fenster und Thüren, selbst bei rauhem Wetter öffnen, den Kranken reichlich kaltes Wasser trinken, täglich ausgehen oder ausfahren, als litte er an gar keiner fieberhaften Krankheit, und besonders während des Ausbruchfiebers sich in freier Luft bewegen. Bei dieser Behandlung kamen immer nur wenige Pocken zu Stande, und bis 1767 waren von 17,000 nach der neuen Art Geimpften nur sechs oder sieben gestorben [1]). Ein so unerhörter Erfolg, das anerkennende Zeugnifs der königlichen Leibärzte [2]), und die kaufmännische Betriebsamkeit, mit der Sutton sein Geschäft durch Anlage von Impfhäusern und Ausschicken von Gehülfen in alle Lande auszudehnen wufste, erregte begreiflich aufserordentliches Aufsehen. Die Geheimhaltung des Verfahrens und die Ruhmredigkeit der Impfärzte, welche wie fahrende Paracelsisten in den Städten umherzogen [3]), war freilich gerechtem Tadel ausgesetzt, allein so viel stand fest: Was der Weisheit Sydenham's nicht gelungen war, das brachte die Gewandtheit eines betriebsamen Wundarztes zu Stande, der die ärztliche Würde nicht allzuhoch anschlug, und man sieht hier wie bei tausend anderen Veranlassungen, die grofse Welt wird seltener von Vernunftgründen, als vom äufseren Er-

---

1) Rosenstein, S. 290.
2) Möhsen, St. I. S. 31.
3) Ebendas. S. 6.

folg und von Thatsachen geleitet, die sich den Sinnen geltend machen.

1767 machte Holwell das indische Impfverfahren bekannt [1]), das ohne Zweifel noch vorzüglicher und weniger verwegen war, als das Suttonsche, am meisten aber wirkte Dimsdale für die neue Art der Pockenimpfung durch die offene Darlegung des Verfahrens [2]) und die Impfung der kaiserlichen Familie in St. Petersburg. Widersacher fanden sich indessen viele, in nicht wenigen Ländern wagte man die Pockenimpfung erst in späterer Zeit, und wie es sich denn bald ergab, dafs durch das neue Schutzmittel wohl die Gefahr von den Geimpften abgewandt, die Ansteckung im Grofsen aber vermehrt, und die Sterblichkeit an den Pocken hier und da selbst erhöht wurde, so lag es wohl in der Weisheit der Regierungen, hierin vorsichtig zu Werke zu gehen, und dem Gewissen der Aeltern nicht den Zwang anzuthun, ohne den eine allgemeine Impfung unausführbar gewesen wäre. So stand diese Angelegenheit um 1770.

1) S. oben S. 177. — 2) S. dessen Schrift.

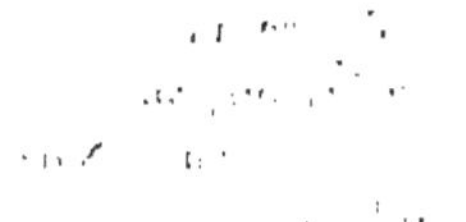

XIII.

Kriebelkrankheit und Mutterkornbrand.

1. Uebersicht.

Wenn die Naturkräfte von dem gewohnten Wechsel des Zuträglichen abweichen, so waltet ein großer Zusammenhang in der Beeinträchtigung alles Lebens, eine durchgehende verderbliche Rückwirkung des Erkrankten auf das Gesunde. Ein flüchtiger Ueberblick der geschilderten Vorgänge ergiebt, daſs die Verkümmerung der Pflanzenwelt während der Herrschaft des Wassers im Boden wie im Dunstkreis keinen geringeren Antheil an dem Erkranken des Menschenlebens genommen, als der anhaltend verminderte Luftdruck mit allem was er brachte, der Nässe und Kälte und Verdüsterung des Sonnenlichtes. Bei einem bloſsen Miſsrathen der Feldfrüchte lieſsen es indessen die Elemente nicht bewenden, sie erzeugten ein Gift in der unentbehrlichsten Speise, und durch dieses Gift eine so martervolle Krankheit unter den Menschen, daſs den Opfern derselben jedes fieberhafte Leiden dieser Zeit, gegen ihre Qualen gehalten, leicht und geringfügig erscheinen muſste. Es war die Kriebelkrankheit, hervorgerufen durch den Genuſs des

Mutterkorns, das in diesen Jahren in verderblicher Fülle aus den Roggenähren hervorsprofste. Sie herrschte in sehr grofser Ausdehnung durch Norddeutschland, Holstein, Schweden und einen Theil von Frankreich, fast überall unmittelbar nach der Erndte, als die Landleute ihren Hunger mit frischem Roggenbrote stillten, jedoch bei weitem nicht so allgemein wie die Faulfieber, und in sehr verschiedenen Stufen und Formen, wenn auch mit deutlicher Uebereinstimmung ihrer wesentlichen Zufälle.

Altmark. In der Altmark zeigte sie sich mehr vereinzelt und im Ganzen weniger ausgebildet. Nur bei wenigen stieg sie bis zu allgemeinen Krämpfen, und bei allen war sie mit Anhäufung von Würmern verschiedener Art in den Därmen verbunden. Zuletzt ging sie mit deutlichen Merkmalen von Darmentzündung in eine fieberhafte Ruhr über, an der die meisten starben [1].

Magdeburg. 1771. Viel bedeutender, doch nur erst im September 1771, trat sie in einer Reihe Magdeburgischer Dörfer auf. Von 120 Einwohnern eines kleinen Dorfes [2]) erkrankte die Hälfte mit den gefährlichsten Zufällen des Uebels, und der vierte Theil der Kranken starb; die übrigen Dörfer, deren Zahl nicht genau angegeben werden kann, und die selbst erst im Jahr 1772 heimgesucht wurden, litten bei weitem weniger und die Krankheit blieb milder, wobei nicht zu übersehen ist, dafs die Kriebelkrankheit während des Winters 1771—72 von den in diesen Gegenden äufserst heftigen Faulfiebern überall verdrängt wurde.

In

1) Schobelt, S. 3. — 2) Zibburg. Kessler, S. 136.

Naumburg. Wernigerode. 1770.

In der Gegend von Naumburg an der Saale [1]), und von Wernigerode am nördlichen Abhang des Harzes [2]), zeigte sie sich 1770 weit verbreitet und in ihrer ganzen Heftigkeit; auf eine Hirtenfamilie beschränkt in dem Dorfe Schönau bei Ziegenhayn [3]); und sehr bösartig (1771) in vier Dörfern bei Homberg in Hessen [4]). Am meisten südlich kam sie im Herbst 1770 und im Frühjahr 1771 im Fuldaischen vor [5]), ihr eigentliches Gebiet war aber Hannover und Holstein, wo sie die Bewohner sehr vieler Dörfer ihre Wuth fühlen liefs [6]), und ungewöhnliche Anordnungen erfordert wurden, um dem Unheil unter den Armen zu steuern. In der Gegend von Altona, der Grafschaft Ranzow und der Herrschaft Pinneberg war sie schon seit 1767 alljährlich in geringer Ausdehnung [7]), und eben so von 1765 bis 1769 im Jönköpingslehne in Schweden vorgekommen, wo sie denn wahrscheinlich auch im folgenden Jahre wieder auftrat [8]).

Schönau. Homberg. 1771.

Holstein. 1767—70. Schweden. 1765—69.

---

1) Taube, S. 78.

2) Mücke, in der Jenaischen Zeitung von gelehrten Sachen. 1771. St. 17 Bl. 392.

3) Schleger, S. 28. Sie bestand aus acht Personen, die alle erkrankten. Alle sechs Kinder starben.

4) Hermanni, S. 8.

5) Welkard, in der Jenaischen Zeitung für gelehrte Sachen. 1771. St. 31. Bl. 264.

6) Taube berichtet aus seinem Physicat von 40 Dörfern mit 600 Kranken und etwa 100 Todten. In Holstein herrschte die Kriebelkrankheit in sechs Aemtern. S. Berichte u. s. w. Vergl. Wichmann, Marcard, Brawe, Hermanni, Focken.

7) Hensler. Berichte, S. 1.

8) Wahlin, Abhandlung über die in Samland herumgehende Kriebelkrankheit. In den Abhandlungen der K. Schwedischen Akademie, Bd. 33. S. 18. 155.

Es muſs als eine besondere Erscheinung dieser Jahre bezeichnet werden, daſs unter denselben nachtheiligen Einflüssen wie im ganzen nördlichen Europa, und unter Lebensverhältnissen der Landleute, die sich keinesweges günstiger gestalteten, als irgend anderswo [1]), auſser der Krampfsucht keine anderen Volkskrankheiten in Holstein und Hannover festen Fuſs faſsten. Selbst die sonst so häufigen Wechselfieber konnten nicht aufkommen [2]), nur Stickhusten herrschte hier und dort, wie fast alljährlich unter den Kindern, und diesmal mit reichlicher Zugabe von Wurmreiz [3]). Bösartige Gallenfieber kamen so vereinzelt vor, daſs übertriebene Gerüchte darüber leicht niederzuschlagen waren, und Zimmermann seine allzu furchtsamen, nur von Seuchen und Ansteckung träumenden Mitbürger durch einige scharfe Worte von ihrem Wahne heilen konnte, freilich wohl ohne die schweren Leiden zu beachten, welche auſser Hannover auf Deutschland lasteten, oder in jenen Fiebern einen leisen Anflug der allgemeinen Lebensstimmung zu erkennen [4]).

Jenseits der Weser, und weiter westlich in den Niederlanden herrschten dagegen Wechselfieber, Faulfieber [5]) und Ruhren [6]), und mitten im Gebiete dieser Krankheiten kam die Kriebelkrankheit in den niederrheinischen Ländern, vornehmlich

Niederrhein. Berg, Cleve und Köln in nicht unerheblicher Ver-

1) Ueber die Aermlichkeit und äuſserst schlechte Bauart der Häuser in den Vorstädten von Hannover s. einige Angaben in Zimmermann's Wind-Epidemie, S. 63.

2) Taube, S. 136.

3) Hartmann, Nr. 19. der Berichte, S. 125.

4) Wind-Epidemie.

5) De Man. — Van Elsaker bei Schlegel, Vol. I. P. 2. p. 315.

6) Leidenfrost, §. 8.

breitung vor [1]). In und um Arras wüthete laut öffentlichen Nachrichten eine mörderische Volkskrankheit, an der täglich vierzig bis funfzig Menschen gestorben sein sollen [2]). Man beschuldigte als ihre Ursache den Genufs von Brot aus verdorbenem Mehl, und weil diese Gegend zu den Erblanden des Ergotismus gehört, der hier und um Douay erst noch 1764 mit allen seinen Schrecknissen gewüthet hatte [3]), so ist mit Grund zu vermuthen, dafs dieses Brandübel wenigstens einen Antheil an der dortigen Sterblichkeit gehabt habe. Im Maine und der Sologne [4]) aber trat die Krankheit in ihren uralten Formen mit brandiger Zerstörung auf, und erinnerte hier an die Feuerpesten des Mittelalters. Flandern. 1770.

2. Bild der Kriebelkrankheit.

a. Mildeste Form.

Die Stufen und Uebergangsformen der Kriebelkrankheit in Deutschland waren äufserst mannigfaltig, vom geringsten gefahrlosen Anfluge des Uebels bis zu den heftigsten Erschütterungen, von denen die Kranken in wenigen Tagen aufgerieben wurden. Wo irgend die Krankheit allgemein herrschte, da litten fast alle Dorfbewohner an Ameisenlaufen oder Kriebeln in den Händen, das sich mit Fühllosigkeit und Vertaubung verband. Bei den meisten erstreckten sich diese Empfindungen nicht weiter, als Kriebeln.

1) Leidenfrost, §. 4.

2) Berlin. Nachrichten, 1770. 31. März. Nr. 39. S. 208.

3) Read, p. 82.

4) Ebendas. p. 83. — Vergl. Tessier, Mémoire sur la Sologne. Histoire et Mémoires de l'Académie royale de médecine, 1776. p. 61., eine genaue Topographie dieses zwischen dem Cher und der Loire gelegenen, niedrigen und feuchten Landstriches.

auf die Finger, und wo sie auch den Vorderarm, oder die ganze Haut, selbst zuweilen mit schmerzhaften Zuckungen in der Zunge einnahmen, da hinderten sie doch die Kranken nicht an ihren gewohnten Beschäftigungen, und vergingen ohne weitere Folgen in einigen Wochen.

Gastrischer Zustand.

Neben diesen Zufällen, oder auch ohne sie, zeigte sich bei sehr vielen ein gastrischer Zustand mit krampfartiger Empfindung in der Herzgrube, jedoch ohne merkliche Störung der Efslust. Sie hatten bis vierzehn Tage lang anhaltenden Durchfall, oder auch gleich zu Anfang Erbrechen, das sie mehr als jener von der herannahenden Krankheit befreite, geringere Erscheinungen nicht zu erwähnen, die von Spannung und Gegenwehr gegen das einbrechende Leiden zeugten; genug in den Häusern, wo Kranke waren, empfanden alle Bewohner etwas von dem Uebel [1]).

Dieser geringste Grad der Kriebelkrankheit verhielt sich durchaus so, wie die Anfangsformen aller anderen Krankheiten. Er wurde entweder durch Heilbestrebungen abgestreift, oder ging unter ungünstigen Umständen in die höheren Formen über, von denen man in Deutschland ganz deutlich noch zwei unterscheiden konnte.

Diese verliefen im Grofsen keineswegs so, dafs die Krankheit sich zuerst in ihrem leisesten Anflug gezeigt, und dann allmählich sich höher entwickelt hätte — die schlimmste Form trat vielmehr sogleich nach der Erndte von 1770 auf, und dann erst offenbarten sich die gelinderen.

---

1) Taube, S. 172. — Wichmann, S. 6.

b. Heftigste Form.

Die nun also am heftigsten ergriffen wurden, empfanden kurz vorher nichts, selbst kein Ameisenlaufen in den Händen. Es überfiel sie unvermuthet Blindheit und Schwindel, der sie ihrer Sinne gänzlich oder zum Theil beraubte; unter Zittern der Glieder und heftigem, aber vergeblichen Würgen geriethen sie in starke Zuckungen, so dafs mit vorwaltendem Krampf der Beugemuskeln alle Gelenke zusammengezogen, und vornehmlich die Ellenbogen an die Brust gedrückt, die Hände zusammengeballt, die Handgelenke gekrümmt, die Zehen an die Fufssohlen geprefst, und die Fersen mit äufserster Gewalt aufwärts gezogen wurden. Dabei empfanden sie von der Ausdehnung der zusammengezogenen Glieder, die nicht ohne den gröfsten Kraftaufwand geschehen konnte, die gröfste Erleichterung ihrer Schmerzen, und baten unaufhörlich winselnd um diese Hülfleistung. Krampf. Ausdehnung.

Nicht geringer war die krampfhafte Spannung im Unterleibe. Sie wurden beständig von dumpfen Schmerzen und angstvoller Beklemmung in der Herzgrube gefoltert, Würgen und fruchtloses Erbrechen brachten eben so wenig Linderung, als seltener, spärlicher Stuhlgang, der Harn flofs nur tropfenweise, ein kalter Schweifs bedeckte den ganzen Körper, das Gesicht verfärbte sich gelblich und verfiel bis zur Entstellung, während ein schäumender Schleim über die Lippen flofs. Bei allen diesen Stürmen blieb der Puls klein, unterbrochen und ohne alle Spur von Blutwallung. Unterleibsleiden. Puls.

Nur wenige kurze Zwischenzeiten unterbrachen diesen martervollen Zustand, dann traten in Verlauf von vierundzwanzig Stunden heftige Zuckungen ein, mit allmählichem Verlust der Sinne und der Sprache, und gewöhnlich am dritten Tage starben die Kranken bewufstlos. Man wufste von keinem, der von dieser Form der Kriebelkrankheit genesen wäre. Kein Alter, kein Geschlecht wurde von ihr verschont, nur die Säuglinge erkrankten nicht, die kein vergiftetes Brot erhielten, und es bleibt für alle Zeiten denkwürdig, dafs selbst während des qualvollsten Todeskampfes die Milch bei den Müttern weder verging, noch ihren Kindern irgend nachtheilig wurde [1]).

Tod.

c. Mittlere Form.

Die mildere, zwischen der heftigsten und der gelindesten stehende Form [2]) war im Allgemeinen langwierig, unter günstigen Umständen heilsam, und entwickelte eine fast unabsehbare Reihe von Zufällen aus der Quelle des tief erschütterten Lebens der Unterleibsnerven.

Vorboten.

Die meisten Kranken empfanden einige Tage vorher untrügliche Vorboten: Schwere und Taubheit in den Gliedern, Druck in der Herzgrube mit Mangel an Efslust, Gefühl von Kälte im Unterleibe bis nach dem Rücken hin, zunehmende krampfige Zuckungen und Ameisenlaufen über den ganzen Körper, das nicht nur an den oberflächlichen Muskeln im Gesicht, sondern auch hier und da in der Haut, vornehmlich an den Fingern deutlich sichtbar wurde, und jedem kundigen Beobachter das Dasein der Krankheit verrieth. Die Ausleerungen blieben dabei ungestört und die

1) Taube, S. 98. — Diese Form ist Wichmann's dritter Grad. S. 14.

2) Wichmann's zweiter Grad.

Haut offen, so daſs selbst gelinde, nicht abmattende Schweiſse erfolgten.

Nach diesen Vorboten trat Schwindel ein, mit groſser Beklemmung in der Herzgrube, welche durch Würgen und Erbrechen von zähem, gelben und bittern Schleim nicht wenig erleichtert wurde, ja es kam sogar diese Erschütterung zuweilen noch der ganzen Krankheit zuvor, und die Aerzte entnahmen daraus die sichersten Heilanzeigen. Hierauf begannen unter verstärktem Ziehen im Rücken höchst schmerzhafte Krämpfe in den Gliedern, mit vorwaltender Zusammenziehung in den Beugemuskeln und beständigem Verlangen nach Ausdehnung, die beim geringsten Nachlaſs sogleich wieder überwunden wurde. Wenige konnten diese Qual ohne Winseln ertragen, und während eines solchen Anfalles floſs den Kranken tropfenweise Schweiſs von der ganzen Haut, ohne alle Wallung des Blutes, ungeachtet der gröſsten Unruhe.

Ausbruch.

Zufälle.

Der Puls blieb durchaus so wie bei Gesunden, nur zog er sich mehr krampfhaft zusammen; das Gesicht fiel ein, und war gröſstentheils vergelbt und entstellt, wechselte aber auch zuweilen in der Farbe, und man sah Zuckungen um den Mund, die Augen und in den Wangen. Verlangen nach saurem Getränk äuſserten alle, doch brachte es ihnen keine Erleichterung, denn kaum hatten sie davon genossen, so hob das Erbrechen wieder an, und die Krämpfe wurden heftiger. So währten die Anfälle einige Stunden, dann ermatteten die Kranken, athmeten tief, lagen still und ruhig, und verfielen in eine behagliche Entzückung. Ermuntert verlangten sie nach Speisen,

1) Wichmann, S. 15.

verzehrten sie mit grofser Begierde, und verliefsen dann ihr Lager um ihrer Arbeit nachzugehen, doch kehrten sie bald winselnd zurück, wenn ein neuer Anfall herannahete, der ihnen nicht selten tödtlich wurde.

Aufser den Anfällen hatten sie ein schüchternes, finsteres Ansehn, ihre Gesichtsfarbe blieb gelb oder erdgrau, und so zeigten sich auch die Hände und Arme. Bei fortwährender Anziehung der Achillessehne konnten sie nicht auf die Ferse treten, sondern wandelten schwankend auf den Zehen umher, mit sehr erweiterter Pupille und mannigfacher Störung des Sehvermögens, so dafs sie nicht lesen konnten, und kleine Gegenstände doppelt sahen, wie z. B. Erbsen, die man sie zählen liefs, während sie gröfsere Körper richtig erkannten. Doch war ihnen Sonnenschein und helles Licht schmerzhaft.

Bei nicht wenigen steigerten sich diese Augenleiden bis zur Lähmung der Sehnerven in verschiedenen Abstufungen, selbst der völligen Amaurose, die sich unter den hartnäckigsten Folgeübeln geltend machte, wie denn auch in seltenen Fällen grauer Staar und Glaukom vorkamen [1]). Die Finger und Zehen blieben den Kranken taub und unempfindlich, nur harte Arbeit, die das Blut in Bewegung setzte, belebte sie etwas. Der Tastsinn war so ertödtet, dafs sie glühende Kohlen ohne Gefühl von Verbrennung anfassen konnten, ja selbst von Brandblasen und Nadelstichen [2]) nichts empfanden, und in den Nä-

---

1) „Ein nachfolgender Staar (Cataracta) ist wohl etwas zu bessern, aber nicht völlig zu vertheilen. Das Messer hat noch keinem dieser Art gänzlich geholfen." (Wahrscheinlich wegen Verbindung mit Amaurose.) Taube, S. 238.

2) Eine Frau, die sich im Uebrigen ziemlich wohl befand,

geln zeigten sich bei vielen dunkelbraune erhabene Absätze von der Breite einer halben Linie, die so deutlich von heftigeren Krampfanfällen veranlaſst waren, daſs man aus ihrer Zahl bestimmen konnte, wie viele derselben vorausgegangen sein muſsten [1]). Die Steifheit der Finger minderte sich bei einigen mit der Zeit, bei anderen aber, besonders bei Kindern, blieb sie anhaltend, und es trat wässerige Geschwulst hinzu.

Ein unersättlicher Heiſshunger, am meisten nach sauren Speisen, war dieser Krankheit in ihrem ganzen Verlaufe eigenthümlich, doch blieb die Verdauung weit hinter dieser Aufregung der Unterleibsnerven zurück, wenn auch der Stuhlgang regelmäſsig erfolgte, und der Schlaf einige Erquickung brachte. In der kalten Luft glaubten die Kranken mehr Erleichterung zu finden, doch war es offenbar, daſs sie die Rückfälle begünstigte, und äuſsere Wärme das Uebel früher zu Ende brachte. Säuglinge von kranken Müttern litten durchaus keinen Schaden, denn die Milchabsonderung wurde von der Kriebelkrankheit eben so wenig wie alle anderen Geschlechtsverrichtungen der Frauen in und auſser dem Wochenbett beeinträchtigt, so daſs die Schwangeren nicht früher gebaren, und auch nicht einmal die monatliche Reinigung für den Augenblick irgend eine Veränderung erlitt, oder eine andere in der Krankheit hervorbrachte, als daſs etwa durch ihren Eintritt Krampfanfälle erregt wurden. Doch erlitten einige Frauen von der längeren Dauer des Uebels eine solche Zerrüttung,

---

nähete ihre Finger in das Kleidungsstück ein, das sie ausbesserte, und hatte dieselben durchstochen, ohne etwas davon zu empfinden. Taube, S. 118.

1) Ebendas. S. 109.

dafs ihnen endlich die Reinigung ausblieb, und sie in alle die mannigfachen Mutterbeschwerden verwickelt wurden, welche diesem Verluste folgen.

Im Uebrigen war in der Wiederkehr der Krämpfe durchaus nichts Regelmäfsiges zu bemerken; nur des Vormittags kamen sie im Allgemeinen häufiger, und alle Gemüthsbewegungen erregten sie so leicht, dafs bei dem überaus mürrischen Wesen der Kranken das Uebel blofs dadurch nicht selten in die Länge gezogen wurde. Nach einiger Zeit pflegte alsdann eine längere Ruhe einzutreten, so dafs die Kranken sich ganz erträglich befanden; doch verriethen einige bleibende Zufälle, wie Taubheit der Finger, Ameisenlaufen, Erweiterung der Pupille, Zittern der Glieder, besonders bei denen, die Blut gelassen hatten, Schwindel und einige Beklemmung den schlafenden, zu Rückfällen immer geneigten Feind.

Nervenzufälle. Die Nervenzufälle in der Kriebelkrankheit, welche bisher nur im Allgemeinen angedeutet worden sind, verdienen ihrer unerschöpflichen Mannigfaltigkeit wegen eine besondere Beachtung. Jede Art von krankhafter Regung zeigte sich, deren die Nerven in ihren verschiedenen Gebieten nur irgend fähig sind, der häufigste und durch die ganze Krankheit am meisten anhaltende Nervenzufall aber war das Ameisenlaufen, das sich aufser den angegebenen Theilen selbst ganz deutlich im Kopfe, und hier wahrscheinlich in den Hirnhäuten, im Zahnfleisch, im Gaumen, im Schlunde, in der Brust, im Magen und im ganzen Unterleib äufserte.

Am seltensten wurde eine Art von Starrsucht beobachtet (Catalepsis), die ohne alles Vorgefühl nicht länger als eine Minute dauerte, und in Zuckungen überging [1]). Die Kranken blieben dabei in der Stellung, in welcher sie befallen wurden, die Gelenke waren so biegsam, wie in der ausgebildetsten Form dieser seltenen Nervenkrankheit, und wenn die Kranken sich von den Zuckungen erholt hatten, so redeten sie weiter was sie angefangen, ohne alle Erinnerung des Vorgefallenen, oder irgend ein krankhaftes Gefühl. Bei einigen ging diese Starrsucht in eine gewaltige Vorwärts- oder Rückwärts-Beugung über, die mit Verlust des Bewufstseins ebenfalls nur kurze Zeit anhielt, und eben so wenig irgend eine Empfindung hinterliefs.

Sardonisches Lachen wurde zuweilen beobachtet, bei weitem häufiger zeigten sich fallsüchtige Krämpfe, welche nicht selten die schlimmsten Verstümmelungen der Zunge veranlafsten [2]), der übelste Hirnzufall aber war die Tobsucht, mit so gewaltigen Kraftäufserungen, dafs einige Kranke nur mit Ketten gebändigt werden konnten, und endlich der häufigste der Blödsinn, dessen fast alle Kranke in verschiedenen Abstufungen theilhaftig wurden.

Von langwierigen Durchfällen, die niemals eine heilsame Entscheidung herbeiführten, wurden nicht wenige Kranke aufgerieben; kleine Kinder und Alte

---

1) Wichmann leugnet zwar das Vorkommen der Katalepsie (S. 16.), doch sind die Beobachtungen Taube's durchaus glaubwürdig, wiewohl er den Zufall mit dem falschen Namen Tetanus belegt, und nur deshalb keine Katalepsie annehmen will, weil die von ihr Befallenen hören, sehen, und davon nachher erzählen sollen, was hier nicht geschah. S. 119.

2) Bei einigen, die nachher starben, wurde die Zunge ganz abgebissen, so dafs sie stumm geblieben sein würden. In den Krankenhäusern wufste man gröfseren Verletzungen dieser Art vorzubeugen. Taube, S. 143.

überlebten sie nie, und auch bei kräftigen Kranken waren sie mindestens hartnäckig. Der Abgang verbreitete einen durchdringenden Geruch, und die Verdauung stockte am Ende so ganz, dafs die Speisen fast unverändert abgingen. Hautwassersucht in verschiedener Ausdehnung und völlige Abzehrung waren die häufigen Folgen dieses Uebels, doch bedurfte es der Durchfälle nicht immer, um einen so rettungslosen Zustand herbeizuführen.

Ausschläge, besonders krätzähnliche, Blutschwären, und bei den Kindern gutartiger Kopfgrind waren im Ganzen durchaus wohlthätig und kritisch; je mehr überhaupt das Uebel die Haut in Anspruch nahm, desto gewisser war die Besserung, an eine besondere Form aber war diese Art der Entscheidung so wenig gebunden, dafs sich selbst hier und da Eigenthümliches gestaltete [1]).

Wurmreiz. Von tiefer Bedeutung zeigte sich durchweg in der Kriebelkrankheit der Wurmreiz. Wir haben dieses Element schon in allen Volkskrankheiten dieser Zeit kennen gelernt, doch war es in keiner so wesentlich, als in dieser. Nichts brachte den Kranken gröfsere Erleichterung von verwickelten Zufällen, nichts war überhaupt entscheidender, als der Abgang von Würmern, und fast nur bei alten Leuten kamen vereinzelte Fälle vor, in denen diese Gäste im Darmkanal fehlten [2]). Sehr oft verschwanden die bedenklichsten

1) Bei einem funfzigjährigen Manne im Krankenhause der Landwirthschafts-Gesellschaft (Nr. 5.) der sehr lange und sehr bedeutend litt, bildeten sich wiederholt an den Ellenbogen und Knieen dicke, stinkende, weifse Borken. Er genas völlig. Taube, S. 129. Die Krankengeschichte S. 249. f.

2) Es kamen fast immer nur zwei Arten von Würmern vor:

Nervenzufälle, selbst Raserei und Blödsinn, wie mit einem Schlage, wenn Quecksilber einen reichlichen Wurmabgang bewirkt hatte, und selbst durch Erbrechen entledigten sich die Kranken zuweilen der Spulwürmer mit sichtbarem Nutzen. So gesellte sich die Kriebelkrankheit den Wurmreiz, den sie im Körper vorfand, vermöge des Krampfes und der gesteigerten Reizbarkeit der Unterleibsnerven als eine wesentliche Ursache ihrer Verschlimmerung und Fortdauer hinzu, durch neue krankhafte Absonderungen wurde die Wurmerzeugung begünstigt, und es ergab sich überall, dafs nun die Kunst durch Beseitigung eines so hoch entwickelten Elementes den Zusammenhang der krankhaften Erscheinungen stören, und durch Zurückführung derselben auf einfache Verhältnisse der ganzen Krankheit ein Ziel setzen konnte.

Dies ist nun das Bild des ersten Zeitraumes der Krankheit, der für heilsame Eingriffe empfänglich und von ganz unbestimmter Dauer, bei den wenigsten in den zweiten Zeitraum überging, in dem das Leben, aller ferneren Heilbestrebungen unfähig, den übermächtigen Angriffen des Uebels erlag. Die Krankheit verliefs jetzt die äufseren Theile, die zwar steif und fühllos, aber doch von schmerzhaften Krampfanfällen verschont blieben, und befiel desto heftiger die inneren, vornehmlich das Gehirn. Die Sinne wurden anhaltend betäubt, die Kranken hörten schwach, sahen dunkel, redeten mit schwerer Zunge und fast bestän-

Zweiter Zeitraum.

Ascaris lumbricoides und vermicularis. Brandwürmer wurden nur selten gesehen, z. B. von Schobelt, a. a. O. Man war in dieser Zeit von der Linnéischen Hypothese, die Würmer kämen von aufsen in den Körper, so überzeugt, dafs selbst von Behörden Anfragen gestellt wurden, ob man dergleichen im Wasser bemerkt habe. S. Berichte und Bedenken, S. 22.

dig irre, klagten immerwährend über einen tiefen bohrenden Kopfschmerz, die Efslust verschwand unter erneutem Würgen, Erbrechen und Durchfall; vergebliche fieberhafte Regungen traten ein, und die gewaltigsten Zuckungen und Verdrehungen des Körpers beendeten die Qualen der unrettbar Verlorenen. Viele starben so an Rückfällen, lange Zeit, selbst noch fünf bis sechs Jahre nach dem ersten Ausbruch der Krankheit [1]).

Tod.

d. Leichenöffnungen.

Leichenöffnungen konnten nur selten vorgenommen werden, doch haben wir Kenntnifs von einigen ganz lehrreichen. Nach der heftigsten Form gingen die Leichen sehr bald in Fäulnifs über, und nur diese war im Stande, die nach dem Tode noch fortdauernde Steifheit und Verkrümmung der Glieder zu lösen. Die Augen waren tief eingezogen und die Augenlieder braunroth, aus Mund und Nase flofs ein durchdringend übelriechender Schleim. Alle Theile des Unterleibes waren gelb gefärbt, die Leber dunkelbraun, hart und strotzend von schwarzem Blut, die Gallenblase von hellgrüner wässeriger Galle bis zum Bersten ausgedehnt, und die ganze Schleimhaut der Därme mit baumartigen Gefäfsflecken bedeckt, wie man sie nach dem Bluthrechen antrifft; die Lungen wie die Schlagadern der Hirnhäute mit stockendem Blute überfüllt, das Herz dagegen welk, und mit ihm die Aorta und die Höhlen der harten Hirnhaut blutleer.

Diese Erscheinungen sah Taube bei zwei Lei-

1) S. die Berichte aus den drei Krankenhäusern in Celle, bei Taube, und Rüser's historische Nachricht von der Kriebelkrankheit im Amte Giffhorn, die bis 1776 fortgesetzt ist. Ebendas. S. 781.

chenöffnungen [1]); vier andere von Hermanni dienen zur Erläuterung der mittleren langwierigen Form und des Todes im zweiten Zeitraum derselben [2]). Die Blutstockung im Unterleibe, welche durchweg für wesentlich angesehen werden mufs, war in diesen Fällen noch viel höher entwickelt, so dafs die Gefäfsflecken in den Därmen noch dunkeler hervortraten, und die Merkmale vorausgegangener, selbst brandig gewordener Schleimhautentzündung sich deutlich ergaben, wie denn auch die Leber, die Milz, die Nieren und einzelne Theile der Bauchhaut Spuren von Entzündung und Brand darboten.

3. Ursachen der Kriebelkrankheit.

Die Ursache der Kriebelkrankheit lag überall klar am Tage, und wenn einige Aerzte, fern von den Schauplätzen der Erkrankung, Zweifel gegen die von jeher bekannte Wirkung des Mutterkorns erhoben, so wurden sie von guten Beobachtern so überstimmt, dafs ihr Widerspruch fast nur aus der menschlichen Neigung, auffallende Ansichten selbst gegen den Augenschein geltend zu machen, erklärlich bleibt.

Taube in Celle hat hierüber die schlagendsten Thatsachen aus der Fülle seiner reichen Erfahrung zusammengestellt, und so ergab sich denn: 1) dafs niemand von der Kriebelkrankheit befallen wurde, der nicht Mutterkorn im Brot oder in Mehlspeisen genossen, 2) dafs die Kranken sich sogleich besserten, wenn sie zuträgliche Speise erhielten, 3) dafs Rückfälle ein- Mutterkorn.

1) S. 102.

2) Hermanni, S. 23. — Eine siebente Leichenöffnung eines achtjährigen Knaben, aus der kein deutliches Ergebnifs hervorgeht, siehe in der Nachricht von der Kriebelkrankheit in Lüneburg, S. 76.

traten, wenn sie wieder vergifteten Brot afsen, 4) dafs dem Roggen der Dörfer, die von der Kriebelkrankheit heimgesucht wurden, Mutterkorn in ungewöhnlicher Menge [1]) beigemischt, 5) dafs dieses Mutterkorn allem Anscheine nach giftiger war, als das Mutterkorn anderer Jahrgänge und anderer Ortschaften, wo die Kriebelkrankheit nicht herrschte, 6) dafs aufser dem Mutterkorn mindestens ein Drittheil des Roggens verdorben war, und wahrscheinlich dasselbe Gift enthielt, wie die Kornzapfen. Die verdorbenen Körner hatten äufserlich kein erkennbares Merkmal, keimten aber nicht, und enthielten ein blaugraues verdumpftes Mehl von demselben Geschmack wie die Kornzapfen von den verdorbenen Feldern.

Man hielt diese Verderbnifs für den Anfang der von Tillet und Tissot beschriebenen Caries, und es ist nicht zu bezweifeln, dafs sie an der Erzeugung der Kriebelkrankheit einen erheblichen Antheil hatte, wie sie denn vielleicht auch in den meisten früheren Epidemieen dieser Art die Wirkung des Mutterkorns verstärkt haben mag. Worin sie aber bestanden, ob in einer Pilzvegetation innerhalb der Körner, derjenigen ähnlich, oder entsprechend, die in neuester Zeit von Meyen im Getreidebrand der Maispflanze entdeckt worden ist [2]), oder in der Gegenwart eines Thieres, wie vielleicht der Anguillula tritici, ist nach den gegenwärtigen Anforderungen der Wissenschaft um so schwerer zu bestimmen, da Taube's Angaben vereinzelt dastehen und keinem späteren Naturforscher Ge-

1) Selbst zwei Loth auf ein Pfund, und noch mehr.

2) Wiegmann's Archiv der Naturgeschichte. Jahrg. III. Heft 5. S. 419.

Gelegenheit geworden ist, sie zu bestätigen oder zu widerlegen.

Mit rühmlichem Eifer beschäftigte man sich in Deutschland wie in Frankreich mit der Untersuchung des Mutterkorns, und wenn man, abgesehen von der Hauptfrage, über seine Wirkung auf den menschlichen Körper, über welche alle guten Beobachter sich verständigten, hierin noch nicht zum Ziele gelangen konnte, so ist mehr die selbst jetzt nicht aufgehellte Dunkelheit des Gegenstandes, als die Unzulänglichkeit des menschlichen Scharfsinns in Anschlag zu bringen. Es kam zuvörderst zur Sprache, daſs auſser dem Roggen auch der Weizen und die Gerste derselben Krankheit unterworfen wären, daſs die Gerste in Hessen 1770 hier und da selbst mehr ausgewachsene schwarze Körner enthalten habe, als der Roggen [1]), wiewohl die Schädlichkeit derselben vorläufig noch unerörtert blieb, und es gewährte einen belehrenden Ueberblick, als umsichtige Naturforscher erkannten, daſs auſser den genannten Getreidearten noch viele andere Gräser an jener Entartung Theil nähmen, wie namentlich der Hafer (Avena sativa) Avena elatior, das Canariengras (Phalaris canariensis), die Schwaden (Glyceria fluitans), Festuca duriuscula, Arten von Poa, Lolium u. s. w. [2]), deren Anzahl in neuerer Zeit so beträchtlich vermehrt worden ist [3]), daſs Decan-

1) Schleger, S. 6.

2) Tessier, Mémoire sur la maladie du seigle appellée Ergot. Mémoires de la Société royale de médicine, 1776. p. 417. 1777. 78. p. 421. 587.

3) Agrostis stolonifera, Aira cristata, Alopecurus geniculatus, A. pratensis, Arundo arenaria, A. cinnoides, Elymus arenarius, E. europaeus, Bromus secalinus, Holcus avenaceus,

dolle's Annahme gegründet erscheint, die Mutterkornbildung sei eine allen Gräsern gemeinschaftliche Krankheit.

Dafs der Honigthau mit der Mutterkornbildung in einer wesentlichen Verbindung stände, konnte nach damaligen, wie nach zahlreichen früheren Erfahrungen nicht bezweifelt werden; neuere Untersuchungen über die erste Entwickelung der Kornzapfen haben die älteren Wahrnehmungen durchaus bestätigt [1]). So umsichtig man aber auch im Uebrigen die Naturgeschichte des Mutterkorns zu erforschen suchte, so wenig gelang es doch, das Wesen dieser krankhaften Erscheinung zu ergründen. Ist man hierin in der neuern Zeit um einige Schritte weiter gekommen, so dass auf Vermuthungen vorbereitende Untersuchungen, selbst auch einige werthvolle Ergebnisse gefolgt sind, und es gegenwärtig feststeht, dafs das Mutterkorn keine Entwickelung des schon gebildeten Saamenkorns ist, sondern sich schon im Beginn des Wachsthums desselben entwickelt [2]), so bleiben doch noch immer die Hauptfragen unbeantwortet, ob die Kornzapfen Pilze sind, wie Decandolle glaubt und schon Geoffroy [3]) vermuthet hat, oder ob eine Pilzvegetation an der Spitze des Saamenkorns, vielleicht in dem klebrigen Schleim, der um dieselbe angesammelt ist, zur Entartung des Korns Veranlassung giebt, — und ob die Ursache der Mutterkornbildung im-

---

H. lanatus, Hordeum vulgare, Lolium perenne, Panicum miliaceum, Phleum pratense, Triticum junceum, T. repens, T. Spelta, Zea Mays, Dactylis glomerata. Wiggers, p. 13.

1) Ebend. p. 16.

2) Ebend. p. 14.

3) Verfasser eines vielbenutzten Handbuches über Heilmittellehre, geb. 1672, † 1731. S. Wiggers, p. 25.

mer dieselbe ist, oder verschiedene Einflüsse, selbst vielleicht verschiedenartige Pilzvegetationen sie hervorrufen, äußerlich mit denselben Erscheinungen, im Innern aber mit sehr verschiedener chemischer Beschaffenheit, wie dies pathologische Gründe höchst wahrscheinlich machen.

Chemische Untersuchungen des Mutterkorns, die schon in früherer Zeit [1]) unternommen worden sind, konnten zu keinem erheblichen Ergebniß führen, denn die Chemie organischer Körper war noch in ihrer Kindheit. Eine neuere von Wiggers [2]), die den Vorzug vor allen übrigen hat, entsprach zunächst den von diesem Forscher an Thieren angestellten Versuchen, indem sich das Ergotin, ein in dem Mutterkorn vorgefundenes Alkaloid, als der wesentlich schädliche Stoff in demselben erwies [3]). Diese Entdeckung Ergotin

1) S. Nebel's Schrift.

2) Danach enthalten 100 Grammen Mutterkorn: (p. 69.)

1)	Fettes weißes Oel	35,0006 Gr.
2)	Eigenthümliche fette, weiße, krystallisirbare, sehr weiche Materie	1,0456 -
3)	Cerin	0,7578 -
4)	Materia fungosa	46,1862 -
5)	Ergotin	1,2466 -
6)	Vegetabilisches Osmazom	7,7645 -
7)	Mutterkornzucker	1,5530 -
8)	Gummiartigen Extractivstoff, mit blutrothem Pigment durchdrungen und Nitrogen enthaltend	2,3250 -
9)	Vegetabilisches Eiweiß	1,4600 -
10)	Ueberphosphorsaures Kali	4,4221 -
11)	Phosphorsauren Kalk mit Spuren von Eisen	0,2922 -
12)	Kieselerde	0,1394 -
		102,1930 Gr.

3) 9 Gran Ergotin, die etwa anderthalb Unzen Mutterkorn entsprechen, tödteten einen Hahn. Exp. 2. Das Osmazom und die Materia fungosa zeigten sich unwirksam. Exp. 3. 4. 5. — Andere Versuche haben schon längst die giftige Wirkung des Mutterkorns erwiesen, z. B. die sehr vollständigen und umfas-

bedarf zwar noch der Bestätigung durch erneute Versuche, um sich den tausendfältigen Erfahrungen über die Wirkung des Mutterkorns auf den menschlichen Körper noch mehr anzuschliefsen; indessen ist mit ihr der Weg zu ferneren Forschungen eröffnet.

Die Erfahrung im Grofsen, welche in der Pathologie jederzeit der erste und wichtigste Schritt zur Erkenntnifs ist, war es, auf welche sich das damalige Zeitalter allein beschränken mufste, und man kam durch sie zu der Ueberzeugung, dass das Mutterkorn wenigstens mit derselben Gewifsheit Kriebelkrankheit erregt, wie die Sumpfluft Wechselfieber. Einige berühmte Aerzte liefsen zwar Behauptungen über die Unschädlichkeit des Mutterkorns an sich [1]) vernehmen, sie tragen indessen alle das Gepräge mangelhafter und einseitiger Beurtheilung der Thatsachen, und wenn sie mit dem tiefgewurzelten Vorurtheil der Landleute übereinstimmen, „man dürfe nicht glauben, dafs Gott das Korn vergiftet habe" [2]), so ergiebt sich hier

---

senden von Lorinser, die vor den sehr unvollkommenen von Schleger unbedingt den Vorzug haben. Taube sah ein Schwein und sieben Schaafe an einem der Krampfsucht ganz ähnlichen Uebel erkranken. Pferde, Rinder und Hunde blieben frei; in allen Dörfern, wo die Kriebelkrankheit herrschte, wurden aber die Hühner, wie alles andere Federvieh, unfruchtbar; auch sah dieser Arzt zwei von der Krampfsucht befallene Hühner, welche dieselben krankhaften Erscheinungen darboten, wie Thiere dieser Gattung bei Lorinser. Taube, S. 13 f.

1) Auf dieser Seite stehen vornehmlich, um nicht alle zu nennen: R. A. Vogel in Göttingen, Schleger in Cassel, der deshalb mit Baldinger in einen heftigen Streit gerieth (s. die Diss. von Schlegel und Nebel's Schrift), Hermanni in Homberg (mit einigen Einschränkungen), Leidenfrost in Duisburg, und Eschenbach in Rostock.

2) Dieser Glaube trug nicht wenig zur Verbreitung der Kriebelkrankheit bei. Viele Bauern verweigerten sogar den von

wieder, wie bei tausend anderen Gelegenheiten, dafs das umfassendste Vielwissen ohne das Auge des Natursinns auf dieselben Wege gerathen kann, wie die höchste kenntnifslose Beschränktheit.

Einige Aerzte, unter ihnen Marcard, Hermanni und Focken, nahmen keinen Anstand, der Kriebelkrankheit die Eigenschaft der Ansteckung beizulegen, sie konnten indessen keine anderen Gründe dafür aufbringen, als dafs Menschen, die unter denselben Verhältnissen und Einflüssen lebten, einer nach dem andern an der Kriebelkrankheit erkrankt waren, eine Erscheinung, die freilich wohl um so weniger als ein Beweis einer so gewagten Annahme gelten durfte, als die untergeordneten Ursachen der Kriebelkrankheit am Tage lagen, und von den meisten Beobachtern nicht obenhin gewürdigt wurden. Ansteckung.

4. Behandlung der Kriebelkrankheit.

Ueber die Behandlung der Krampfsucht fehlte es nicht an werthvollen Erfahrungen aus der Vorzeit, und so erkannte man bald, dafs dem Brechmittel zu Anfang der Krankheit der Vorzug vor allen übrigen Arzneien gebührte. War man aber früher (1723) mit der Brechwurzel [1]) ausgekommen, so zeigte sich dies Mittel jetzt zu schwach; man mufste zum Brechweinstein greifen, und so stumpf war die Empfänglichkeit für jeden fremdartigen Einflufs, dafs selbst zehn- und zwanzigfache Gaben [2]) desselben nothwendig wurden, um den nöthigen Brechreiz her- Brechmittel.

der Regierung verordneten Austausch ihres neuen Roggens gegen alten. Taube, S. 229.

1) Radix Ipecacuanhae.

2) 30 bis 40 Gran!

vorzubringen, und man die Brechmittel oft wiederholen mußte, wenn sie ihre vollständige Wirkung äußern sollten.

Abführungen. Nächstdem waren **Abführungen** mit **Bittersalz** heilsam, gewöhnlich drei Loth zu einer Gabe, doch wurde bei einigen auch das Doppelte den Tag über erfordert, um die Därme in Bewegung zu setzen.

Wurmmittel. **Versüßtes Quecksilber** leistete als **Wurmmittel**[1]) zu 10 bis 30 Gran außerordentliche Dienste: führte es indessen keine Würmer ab, so blieb es unwirksam. **Zittwersaamen** war in gleicher Beziehung, doch viel weniger schätzbar, und weiterhin schien **Kampheressig** in großen Gaben, mit **Fliedermuß**, zur Genesung viel beizutragen[2]), wie denn ein **gelind schweißtreibendes Verfahren** nach den nöthigen Ausleerungen von jeher als nützlich erkannt worden ist. **Dippelsches Oel** beförderte heilsame Ausschläge, alle übrigen Arzneien aber, selbst die Chinarinde in den späteren Zeiträumen, waren entweder gleichgültig, oder selbst schädlich.

Von äußeren Mitteln bewährten sich am meisten die **Bäder** und **Blasenpflaster**[3]), wie überhaupt

Aderlässe. jede Erweckung der Hautthätigkeit. Aderlässe waren durchweg schädlich, verzögerten die Genesung, und machten die Nachkrankheiten hartnäckig[4]). Blutegel

---

1) Als solches war es schon vor der Mitte des siebzehnten Jahrhunderts in Gebrauch. S. Drawitz, S. 127.

2) Gewöhnlich rechnete man 4 Pfund Kampheressig für einen Kranken, nach und nach zu verbrauchen. Zu einem Pfund 6 Quentchen Kampher. Taube, S. 194.

3) Auch Eiterungen nach zufälligen Verbrennungen waren heilsam.

4) So bezeugt es die Erfahrung aller Zeiten, wie der glaubwürdigsten Aerzte in dieser Epidemie. Pochen in Zelle hat sehr dreist zur Ader gelassen, und rühmt sich großer Erfolge.

dagegen linderten die Schmerzen in den krampfigen Theilen, und die Kopfzufälle. Taube wendete sie auf Zimmermann's Rath an, und bemerkte, dafs sie kurz nach dem Saugen ohne Ausnahme starben [1]). — Die krankhafte Beschaffenheit des Blutes, welche einen so nachtheiligen Einflufs auf das Leben dieser Thiere vermitteln konnte, gab sich bei Aderlässen durch eine tintenschwarze Färbung desselben zu erkennen, der Blutkuchen war fest, und bläulich überzogen, die Schwärze des Blutes aber nahm bei wiederholten Aderlässen ab, und bei diesen zeigte sich selbst eine Lederhaut. Blut.

5. Mutterkornbrand in Frankreich.

Wie nun in der Ergründung dieser Erscheinungen ein wahrhaft wissenschaftlicher Geist rege geworden war, so konnte es auch nicht fehlen, dafs man das Bedürfnifs der geschichtlichen Untersuchung der vom Mutterkorn erregten Krankheiten fühlte, und hier ergab sich denn von vorn herein die ganz auffallende Thatsache, dafs das Mutterkorngift in Deutschland immer nur die Kriebelkrankheit, wie wir sie kennen gelernt haben, in Frankreich dagegen immer nur den Brand der Glieder (Ergotismus) hervorgerufen hatte, eine Krankheit, die keine andere ist, als das heilige Antonsfeuer des Mittelalters.

In der Sologne, Flandern, Artois, Maine,

---

indessen darf man ihm bei seiner geringen Bildung nur geringes Vertrauen schenken, und nur auf einzelne Wahrnehmungen Werth legen, bei denen er sich nicht geirrt haben kann.

1) Taube, S. 214. — Versuche mit der Electricität, die nicht eben viel geleistet, hat Steffens angestellt. Ebendas. S. 887.

Blaisois, Berry, Limousin, Guienne, Gatinois, der Dauphiné und Auvergne waren die Landleute in früherer Zeit öfters von Mutterkornbrand heimgesucht worden, und von 1770 bis 1772 verbreitete diese Krankheit in der Sologne, in Maine, Limousin und der Auvergne neues Unheil [1]). Es sind über diese Erkrankung nicht viele genaue Nachrichten aufgezeichnet worden, darf man indessen aus einzelnen Beispielen auf das Ganze schliefsen, so mögen die Verheerungen durch sie unter den Landleuten sehr bedeutend, wenn auch nicht so ausgedehnt gewesen sein, wie bei den gleichzeitigen Kriebelseuchen in Deutschland. So starb in Noyen, einem Dorfe in Maine, eine Familie von fünf Gliedern, die Mutterkornbrot genossen, bis auf ein Kind aus, das beide Schenkel durch den Brand verloren hatte [2]). Vétillart, ein kenntnifsreicher Arzt, belehrte die Landleute über diese Angelegenheit in einer Volksschrift, in Auftrag der landwirthschaftlichen Gesellschaft in Tours, doch steht zu bezweifeln, dafs dem Uebel damit, und durch eine Warnung vor dem Genufs des Mutterkorns in der Gesundheitszeitung von Bouillon [3]) Einhalt geschehen sei, wenn keine wirksameren Mafsregeln ergriffen wurden [4]).

Sologne, Maine u. s. w. 1770—72.

1) Tessier, a. a. O. p. 688.

2) Read, p. 63. Auszug aus Vétillart's Schrift: Memoire sur une espèce de poison, connu sous le nom d'Ergot, Seigle ergoté, Bled cornu, et sur les maux qui resultent de cette pernicieuse nourriture. Tours, 1770. 8.

3) Gazette salutaire de Bouillon. 1770. Nr. 41. 42. Bei Taube, S. 70.

4) In der Sologne, wie in den übrigen Gegenden wird nur sehr wenig Waizen gebaut, und die Landleute leben von Roggenbrot aus Schrotmehl. Eine gute Topographie der Sologne, deren gröfster Theil das Département de Loire et Cher aus-

Ueber die Frage, ob die Kriebelkrankheit und der Mutterkornbrand für dieselbe Krankheit, nur auf verschiedener Stufe der Ausbildung zu halten wären, wurde man nicht einig. Einige, und unter ihnen Zimmermann [1]), Tissot und Taube, entschieden sich, wie früher Lange in der Schweiz, für diese Annahme, sehr viele aber, und mit besserem Grunde, dagegen. Die Zufälle beider Krankheiten sind weit von einander verschieden, ein anderes Lebensgebiet ist in der Kriebelkrankheit, ein anderes im Mutterkornbrande vorwaltend ergriffen. Die entfernte Ursache, die Mutterkornvergiftung, ist zwar beiden offenbar gemeinschaftlich, so lange es aber unzulässig ist, die Formen der Krankheiten nach ihren entfernten Ursachen zu unterscheiden, Fremdartiges zu vereinen, weil es aus einer Ursache entspringt, und Gleichartiges zu unterscheiden, weil verschiedene entfernte Ursachen im Spiele sind, so lange können auch die Kriebelkrankheit und der Mutterkornbrand, so wie sie ausgebildet dastehen, nicht für eine und dieselbe Krankheit gehalten werden.

Kriebelkrankheit und Mutterkornbrand verschieden.

Uebergangsformen.

Man hat in beiden merkwürdige Uebergangsformen beobachtet, in der Kriebelkrankheit Annäherungen zum Brande, und im Mutterkornbrande Schmerzen und Krämpfe, ja es sind selbst vier Uebergangsseuchen vorgekommen, die erste zu Ende des siebzehnten Jahrhunderts auf dem Harz, die zweite und dritte 1709 und 1716 in der Schweiz, und die vierte 1749—1750 im Artesischen [2]), eine gegenseitige Berührung beider Formen beweist indessen noch keines-

macht, mit der Hauptstadt Blois, besitzen wir von Tessier. Mémoires de la Société de médecine. 1776. p. 61.

1) Erfahrung, S. 388. — 2) S. weiter unten.

wegen die gleiche Natur des in der einen mächtig vorwaltenden Nervenleidens, und der tiefen Verletzung des Blutlebens mit gleichzeitigem Erkranken der organischen Nerven in der andern, denn eine solche enthielt offenbar die wesentlichen Bedingung des Brandes, der fast immer mit verhältnifsmäfsig äufserst geringen Nervenzufällen verlaufen ist.

Die Herabsetzung des Bildungsprozesses in der Kriebelkrankheit leuchtet genugsam ein: Wir haben gesehen, dafs ihre Anfälle selbst in dem Wachsthum der Nägel handgreifliche Spuren zurückliefsen; Brandblasen an den Fingern und Zehen, die ein gelbes Wasser enthielten, und ohne den mindesten Einflufs auf den Verlauf der Krankheit, in langwierige fressende Geschwüre übergingen, sah man 1770 und 71 sehr häufig [1]). Höchst denkwürdig aber war das Absterben der Haut über den ganzen Körper eines siebenjährigen Mädchens. Wie eine harte, leblos gewordene Borke trennte sie sich mit den Nägeln stückweise und allmählich los, und liefs darunter die eben erst neugebildete, zarte und hier und da noch blutende Bedeckung hervortreten. Dieser Fall ist um so ausgezeichneter, da nicht blofs die Oberhaut, sondern auch (stellenweise) die Cutis sich lostrennte, wie dies aus dem Blofsliegen der Sehnen und Muskeln offenbar wurde. Taube vergleicht den Anblick mit dem bei der Häutung eines Krebses. Nachher wiederholte sich die Häutung noch ein- oder zweimal, aber dann fiel nur die Oberhaut ab. Das Merkwürdigste in diesem Falle ist die vollkommene Genesung des Mädchens, die freilich erst nach fünf Jahren er-

Absterben der Haut.

---

1) Taube, S. 128

folgte [1]). Von wirklichem Brandigwerden der Enden des Körpers, wenn es auch nur Finger oder Zehen gewesen wären, hat man indessen während dieser Epidemie eben so wenig ein Beispiel gesehen, als in einer früheren der Jahre 1741 und 42 bei Neu-Ruppin, in der ebenfalls einige Fälle von Abstofsung der verdickten Haut mit Eiterung vorgekommen sind. Der Brand der inneren Theile aber, von dem sich bei den Leichenöffnungen Spuren zu erkennen gaben, mufs mehr für eine Folge der Kriebelkrankheit, als für einen ursprünglich wesentlichen Theil derselben gehalten werden, und so berechtigt denn keine Erscheinung, die Krampfsucht einem andern Gebiete zuzuweisen, als dem der Nervenkrankheiten.

Die Gränze zwischen ihr und dem Mutterkornbrand wird noch deutlicher durch die Ergebnisse von Versuchen an Thieren mit dem Mutterkorn. In Deutschland hat man bei Vögeln und Säugethieren danach immer nur Krankheiten beobachtet, die der Kriebelkrankheit mehr oder weniger entsprechen, in Frankreich dagegen zeigte sich bei Thieren derselben Gattungen der Brand, ganz so, wie er in diesem Lande durch Mutterkornvergiftung bei den Menschen hervorgerufen wird [2]). Mit vollem Rechte darf man also

1) Ebendas. S. 153. Die Krankengeschichte s. im dritten Lazareth, Nr. 2., und werthvolle Abbildungen losgetrennter Hautstücke von verschiedenen Theilen auf der beigegebenen Kupfertafel. —

2) Read, p. 30. — Salerne, in den Mémoires de mathématique et physique, présentés à l'Academie royale des sciences. Tome II. 1755. p. 155., und Tessier, im zweiten Theile seiner oben genannten Abhandlung über das Mutterkorn, wo besonders der Versuch Nr. 5. p. 597., mit einem Schweine wichtig ist. — Einem mit Mutterkorn gefütterten Schweine in Borde-

eine chemische Verschiedenheit des Mutterkorngiftes in beiden Ländern annehmen, unbeschadet seines gleichen Ursprunges aus derselben Pflanze. Die Voraussetzung einer verschiedenen Körperbeschaffenheit der Menschen und Thiere würde bei der Gleichheit der übrigen Krankheiten in beiden Ländern nicht zu rechtfertigen sein.

XIV.

Geschichte der Kriebelkrankheit und des Mutterkornbrandes.

Durch eine geschichtliche Uebersicht der Kriebel- und Brandseuchen, ohne welche dieselben nur eben so einseitig und ungenügend beurtheilt werden könnten, wie alle übrigen Volkskrankheiten, wird hoffentlich dieser Gegenstand an Klarheit gewinnen, und wir haben hier nur die Bemerkung vorauszuschicken, dafs bei diesen Seuchen durchweg, ohne irgend eine Ausnahme, nafskalte Witterung, ähnlich der von 1770 vorauszusetzen ist.

Kriebelkrankheit in Schlesien. 1587. 1592.

Die älteste sichere Kunde von einer Kriebelkrankheit in Deutchland haben wir aus Schlesien,

---

Vernoux bei Romorantin in der Sologne wurden alle vier Beine und die Ohren brandig. Salerne, a. a. O. p. 160.

wo dies Uebel in den Jahren 1587 und 1592 die Bewohner der Sudeten heimsuchte. Arme und Beine wurden den Kranken schmerzhaft zusammengezogen, und viele starben tobsüchtig oder blödsinnig. Die Landleute nannten die Krankheit das Kromme, und Caspar Schwenckfeld in Hirschberg, der als Augenzeuge berichtet, hielt sie für neu. Alten Leuten, Frauen und Kindern war sie höchst verderblich, und als ihre Ursache erkannte man eine nicht näher beschriebene Verderbnifs des Getreides, die von einem giftigen Thau herrühren sollte. Das Mehl aus verdorbenem Getreide, versicherte Schwenckfeld, habe einen übelen Geruch verbreitet, und Abführmittel wären nachtheilig gewesen [1]).

Eine 1596 in Westphalen, Hessen, den Grafschaften Wittgenstein und Waldeck, und dem Stifte Köln weitverbreitete Kriebelseuche, die man die Kriebelkrankheit, Krampfsucht, oder ziehende Seuche Spasmus pestilentialis, nannte, stimmt mit der von 1770 bis auf die unwesentlichsten Züge durchaus überein. Die Pest hatte sich in dieser Zeit über einen grofsen Theil von Deutschland verbreitet, grofse Veranstaltungen nothwendig gemacht, zahlreiche Schriften, wie gewöhnlich veranlafst, und überdies wurden die hessischen Lande von der Ruhr nicht wenig heimgesucht. Die noch durchaus unbekannte Kriebelkrankheit aber erschien den von Hungersnoth bedrängten Landleuten als die schlimmste Geifsel, und sie war es, welche ein treffliches Gutachten der Marburgischen Facultät veranlafste, in dem die Zufälle des Uebels nach dem Leben, höchst voll-

Kriebelkrankheit in Westphalen u.s.w. 1596.

1) Theriotropheum, p. 334., unter Pica. Die Landleute hielten das Elsterfleisch für heilsam in dieser Krankheit.

ständig dargestellt werden [1]). Unreines Brot, wie überhaupt unzuträgliche Nahrung und Hunger hielt man für die Hauptursachen der Krankheit; doch ist die Verderbniſs des Getreides nicht näher angegeben, und es muſs auffallen, daſs die Marburger Gelehrten aus eben so richtigen Gründen wie einige Spätere im Jahr 1770 die Kriebelkrankheit für **ansteckend** erklärt haben. Die Behandlung mit schweiſstreibenden und Abführmitteln war im Sinne des Zeitalters höchst überladen und unzweckmäſsig [2]), wenn auch in den Grundgedanken ganz richtig. Das Brechmittel fehlte, und gewiſs war dieser Mangel um so nachtheiliger, da man bei allen folgenden Veranlassungen das Marburger Gutachten den ärztlichen Berathungen zum Grunde legte, und die gegebenen Arzneivorschriften überall gültig blieben. Im Uebrigen machte die westphälische Kriebelkrankheit, die ohne Zweifel zu den heftigsten gehört, welche je vorgekommen sind, noch bis 1614 Rückfälle bei den Halbgenesenen, und wurde bei diesen durch hitzige Krankheiten, wie z. B. Pocken, immer wieder und wieder angeregt [3]).

1) Von einer ungewöhnlichen und biſs anhero in diesen Landen unbekannten, giftigen, ansteckenden Schwachheit, welche der gemeyne Mann dieser Ort in Hessen die Kribelkrankheit, Krimpffsucht oder ziehende Seuche nennet, u. s. w. Marburg 1597. 4. S. auch Gruners Ausgabe davon (de Convulsione cereali). Auszüge daraus geben Schleger S. 22., nach diesem Wichmann, S. 30., und eine vollständige lateinische Uebersetzung, Horst, Opera, T. II. L. 8. p. 422.

2) Die Vorschriften s. im Original, p. 32. Es ist eine purgirende Kriebellatwerge aus 14, ein Kriebeltheriak aus 9 zum Theil zusammengesetzten, und ein Kriebelpulver aus 12 Mitteln. S. auch Horst im Scharbocksspiegel, S. 440., Drawitz a. a. O. und Gruner, S. 66.

3) Horst, Büchlein vom Scharbock, im Scharbocks-Spiegel, S. 253.

Mutterkornbrand in der Sologne. 1630.

Nicht viel später erhalten wir die ersten Nachrichten von Brandseuchen neuerer Zeit in Frankreich. Tuillier der Vater, Sully's Arzt, sah eine solche im Jahr 1630 in der Sologne, und auſser dieser Provinz sollen alle Gegenden, wo dies Uebel in nassen Jahren (ein solches war 1630) einheimisch war, davon heimgesucht worden sein. Das Mutterkorn erkannte man als die unzweifelhafte Ursache der Krankheit, man wuſste, daſs die Menge desselben mit dem Vorkommen des Brandes in einem solchen Verhältnisse stand, daſs dieser in den nässesten Mutterkornjahren, deren man unter den folgenden vierzig etwa drei zählte, entschieden wüthete, dagegen aber eine geringe Beimischung des Giftes die Gesundheit in keiner Rücksicht gefährdete. Thiere, die Tuillier mit Mutterkorn des Versuches wegen füttern lieſs, starben davon, und überhaupt war schon damals die Kenntniſs dieser Entartung des Roggens weder gering, noch von Vorurtheilen eingeschränkt [1]).

Die Erfahrungen der Aerzte in der Sologne, wie der Akademiker Perrault und Dodart, die 1673 an Ort und Stelle geschickt wurden, vereinigten sich dahin, daſs der Mutterkornbrand nicht immer denselben Verlauf nähme. Allgemein beobachtete man, im Widerspruch mit den Erscheinungen bei der Kriebelkrankheit, daſs den säugenden Müttern die Milch verging, zuweilen entstanden auch bösartige Fieber mit Betäubung und Irresein, die nicht näher beschrieben werden, die häufigste Form des Leidens war aber fieberloser Brand in den Füſsen, welche sich dies Uebel fast so wie der Scharbock, als seinen

1) Journal des Sçavants, 1676. 16. Mars, p. 69. (Brief von Dodart an den Herausgeber dieser Zeitschrift.)

besondern Sitz ausersah. Die Theile schwollen etwas auf, doch ohne beträchtlichen Schmerz oder Entzündung, die Haut wurde nun kalt und blau, und der Brand begann in der Tiefe, so dafs man oft genöthigt war, die noch lebende Haut einzuschneiden. Hierauf schwärzte sich das Abgestorbene, trocknete ohne Fäulnifs zusammen, und fiel ab. Zuweilen sah man die Schulter brandig werden, während der Fufs vertrocknete, auch wurden einige der Nase, andere der Finger und der Hände beraubt.

Mutterkornbrand in der Sologne. 1674. 1675. 1674 und 75 herrschten in der Sologne völlige Brandseuchen, von Bourdelin in Montargis, und Tuillier dem Sohn beobachtet, vereinzelt kam indessen der Mutterkornbrand öfter, und immer nur unter den Armen vor.[1]), wie denn auch dasselbe von der Kriebelkrankheit in Deutschland angenommen werden kann. Diese liefs nach gröfseren Seuchen fast immer empfindliche Nachwehen für eine Reihe von Jahren zurück, ihre kleineren Ausbrüche blieben in unruhigen Zeiten gewöhnlich unbemerkt, weil sie dem Wirkungskreise gebildeter Aerzte in den Städten zu fern lagen.

Drawitz in Leipzig spricht von der Kriebelkrankheit noch vor der Mitte des siebzehnten Jahrhunderts wie von einer nicht eben seltenen Erscheinung, die er zwar, so wie Horst, von dem überall verbreiteten Scharbock getrennt wissen will, doch aber so, dafs er diesem Uebel, dessen Eigenschaft es ist, sich mit anderen Dyskrasieen, wie Gicht, Rheumatismen, Lustseuche u. s. w. eng zu verbinden, und sie ge-

1) Ebendas. Tissot, der keine anderen Quellen, als diese gekannt hat, spricht noch von Brandseuchen in den Jahren 1650 und 1670, es ist indessen keine Spur von ihnen aufzufinden.

gewissermafsen an sich zu ziehen, einen nicht geringen Einflufs auf sie zuschreibt. Kinder scorbutischer Aeltern sollen nach seiner Erfahrung leichter daran erkrankt sein, und die verdorbene Milch scorbutischer Mütter Veranlassung dazu gegeben haben. Vermischte und entartete Formen der Kriebelkrankheit mögen daher oft genug vorgekommen sein, und keine anderen waren es gewifs, welche man hier und da der Ansteckung zuschrieb. So verfiel die Tochter eines kriebelkranken Schlächters in Leipzig von dem Anblick der Anfälle ihres Vaters in eine Nervenkrankheit, die in einen ausgebildeten St. Veitstanz überging. Diese entstand also offenbar durch Sympathie, und schwerlich möchte man sie bei diesem Ursprunge für eine Kriebelkrankheit halten dürfen. Hätte man überhaupt nur immer mit besserer Kenntnifs beobachtet, so würde man diese Verhältnisse auch in neuerer Zeit nicht so oberflächlich beurtheilt haben [1]).

1648, 1649 und 1675 zeigte sich die Kriebelkrankheit im Voigtlande und den benachbarten Gegenden, besonders um Plauen, sehr verbreitet [2]), doch fand sie keinen Beobachter, der darüber genau berichtet hätte, indem man sich immer nur auf das Marburgische Gutachten und die weitschichtigen Arzneiformeln verliefs, die es vorschrieb [3]). Man darf voraussetzen, dafs in diesen Jahren keine von den früheren abweichenden Erfahrungen gemacht worden sind, *Kriebelkrankheit im Voigtlande. 1648. 1649. 1675*

1) Drawitz, S. 72. Im Abschnitt von der „scharbockischen Kriebelkrankheit".

2) Man nannte sie deshalb die Plauische Kriebelkrankheit.

3) Georg Leisner übersetzte dies Gutachten von Horst frei ins Deutsche zurück. Spasmus malignus, d. i. Tractat von der giftigen Krampfsucht. Plauen 1676. Gruner, p. 5.

neue Erscheinungen aber bot die nächste Kriebelseuche dar, die zu Ende des siebzehnten Jahrhunderts die Bewohner des Harzes heimsuchte. Mutterkorn erzeugte sich auf diesem Gebirge, wie in ganz Thüringen bis an die Röhn nach 1699 in großer Menge [1]). An seiner Schädlichkeit zweifelte man nicht, da auch die Thiere davon erkrankten [2]), und durchweg einen großen Widerwillen dagegen zeigten, die Kriebelkrankheit unter den Menschen aber, die sich nach dem Genusse von frischem, damit vergifteten Brote zeigte, war höchst bösartig, und zwischendurch kam selbst der Mutterkornbrand vor, ganz so wie in Frankreich. Ein Wundarzt berichtete dem Leibarzt Brunner, er habe mehrere Fälle dieser Art gesehen, und einen brandigen Fuß abgenommen. Daß weder die eine noch die andere Krankheit allein herrschte, sondern daß beide zu gleicher Zeit vorkamen, ist ausgemacht, doch ist um so mehr zu bedauern, daß keine genaueren Nachrichten hierüber vorhanden sind, da diese Seuche die einzige in Deutschland ist, die zu Beobachtungen über ihre gegenseitigen Uebergänge hätte Gelegenheit geben können [3]).

Kriebelkrankheit und Mutterkornbrand auf dem Harz. 1694 (?).

Jedenfalls war der Mutterkornbrand auf dem Harze eine vereinzelte Erscheinung, die sich nicht wiederholte, denn selbst in der nächsten Kriebelseuche, die sich mit erneuter Heftigkeit im Jahr 1702 über

---

1) Hoyer, de Mulhusini territorii constitutione epidemica a. 1700 observata. Sydenham, T. II. p. 210. Hoyer, Stadtarzt in Mühlhausen, äußerte die gewöhnlichen Zweifel über die Schädlichkeit des Mutterkorns.

2) Rinder, Schweine, Pferde und Gänse. Brunner, a. a. O.

3) Brunner, de granis secalis degeneribus venenatis. Ephemerid. N. C. Dec. III. A. 2. p. 348. Obs. 224.

das sächsische Erzgebirge verbreitete, und zugleich auch einen Theil von Hannover, namentlich die Voigtei Hankensbüttel an der altmärkischen Gränze heimsuchte, zeigte sich von ihm keine Spur [1]). Kriebelkrankheit auf dem Erzgebirge und in Hannover. 1702

1709 erneute er sich aber in drei Dörfern der Cantone Luzern, Zürich und Bern, der Kriebelkrankheit näher stehend, als in Frankreich, während er zugleich in der Gegend von Orleans in gewohnter Weise wüthete. In der Schweiz fand diese Brandseuche einen trefflichen Beobachter an Lange in Luzern, der die Krankheit nach vorgängiger Ermattung ohne alles Fieber ausbrechen sah. Die Glieder wurden kalt, blafs und runzelig, als wenn sie lange in heifsem Wasser gelegen, die Blutadern auf der Oberfläche verschwanden, das Gefühl verging, die Bewegung wurde erschwert, und ein tiefer Schmerz, der in der Hitze unerträglich zunahm, und in der Kälte in ein schmerzhaftes Frostgefühl überging, quälte die Kranken unablässig, bis sich der Brand einstellte, und die verdorrten Theile abfielen. Einige Kranke fühlten indessen gar keinen Schmerz, und fanden abgefallene Zehen und Finger in den Strümpfen und Handschuhen. Die Zunahme der Schmerzen verursachte gewöhnlich einige Fieberhitze, und der Genufs warmer Speise Schweifs des Oberkörpers, auch war der Schlaf unruhig und von wilden Träumen gestört. Bei vielen, die nur wenig Mutterkorn genossen hatten, kam es nicht zum Brande, sondern sie litten nur an Vertaubung, Schwere, Beklemmung und Schwindel, auch schwollen die Finger und Zehen an, und es entstanden Hautrisse an ihnen, aus denen gelbes Wasser Mutterkornbrand in der Schweiz 1709.

1) Fr. Hoffmann, Medic. rational. systematic. T. II. p. 300. — Taube, S. 31.

ausfloſs [1]), wie denn in jeder Brand- und Kriebelseuche untergeordnete Formen dieser Art bis zu den leisesten Andeutungen der Krankheit beobachtet worden sind. Mit zehn Wochen war die Epidemie beendigt [2]).

Mutterkornbrand in der Sologne, Guienne, um Orleans und Blois. 1710.

In dem mittleren Fluſsgebiet der Loire erzeugte sich in demselben Jahre Mutterkorn in der verderblichsten Fülle, bis selbst zum vierten Theile des eingeerndteten Roggens, und so blieben denn die gewöhnlichen Folgen nicht aus. Im Krankenhause zu Orleans wurden von Noël mehr als funfzig Männer und Kinder am Brande behandelt, der fast immer an den Zehen begann, und nur einmal an der Hand vorkam. Die Ablösung des Unterschenkels wurde bei fünf Kranken tödtlich, weil der Brand innerlich höher stieg, wo man aber die Natur gewähren lieſs, da leistete sie bei milder Behandlung auſserordentlich viel, so daſs einem Landmanne in der Gegend von Blois, dem beide Füſse und das Fleisch der Unter- und Oberschenkel brandig geworden waren, das letzte sich allmählich wiedererzeugte, und somit die Verstümmelung geringer ausfiel, als wenn die Wundärzte voreilig dazugetreten wären [3]).

In der Dauphiné und Languedoc. 1710.

In der Dauphiné und Languedoc herrschte ebenfalls eine Brandseuche, in der die Aerzte das alterthümliche St. Antonsfeuer wiedererkannten. In Betreff ihrer Verbreitung ist sie für uns von besonderer Wichtigkeit, indem sich glaubwürdige Nachrichten im Archiv der Abtei St. Antoine bei Vienne [4])

---

1) Scheuchzer, a. u. a. O. p. 132.

2) Lange a. a. O.

3) Histoire de l'Académie des sciences. 1710. p. 61.

4) Derselben, die 1089 von Gaston des heiligen Feuers wegen gestiftet worden.

erhalten haben, dafs in mindestens 400 Gemeinden in jeder sechs bis sieben Einwohner am Brande erkrankt wären, was eine Krankenzahl von 2400 ergeben würde. Von diesen wurden indessen nur 34 in das Hospital der Abtei aufgenommen. Wollte man nun das Verhältnifs von 34 zu 2400 auch in den späteren Brandseuchen als ein allgemein annehmbares gelten lassen, so würde man darauf, wo irgend die Krankenzahl in Hospitälern erwähnt wird, eine ungefähre Schätzung der Gröfse der Brandseuchen gründen können. Im Uebrigen ist aus dem Berichte des Mönches Bossau, der 1710 in der Abtei den Verrichtungen eines Wundarztes vorstand, und viel besser beobachtete, als die beiden abergläubischen Aerzte der Anstalt, le Comte und Gassoud, zu entnehmen, dafs neben dem gewöhnlichen trockenen Mutterkornbrand auch ein feuchtes Brandübel mit Blasenausschlag vorkam, das man, wie die herrschenden Faulfieber, der Hungersnoth zuschrieb. Die Landleute mufsten wie 1528 zu den Eicheln und Farrenkrautwurzeln ihre Zuflucht nehmen, und in ganz Frankreich war der Mangel allgemein [1]).

Nur sieben Jahre vergingen bis zur nächsten Epidemie, in der wir den Mutterkornbrand und die Kriebelkrankheit in viel gröfserer Ausdehnung herrschen sehen, als selbst 1770. Jener erschien wieder 1716 in der Gegend von Luzern, bei Zürich in dem Dorfe Sulzbach, und in Frankreich auf seinem alten Gebiet an der Loire, doch scheint er diesmal weniger um sich gegriffen zu haben, wenig- Mutterkornbrand in der Schweiz und der Sologne. 1716.

1) Jussieu, Paulet, Saillant et Tessier, Recherches sur le Feu St. Antoine, p. 284. Mémoires de la Société de médecine, 1776.

stens wufste man seiner in der Schweiz bald Herr zu werden, und seine Ursache lag überall so klar am Tage, dafs die Zweckmäfsigkeit der getroffenen Anordnungen durch keine Einwendungen zweifelhaft gemacht wurde. Es bewährten sich zu Anfang der Krankheit die Brechmittel, späterhin leisteten reizende und schweifstreibende Arzneien gute Dienste. Oertliche Blutentziehungen verordnete Lange der offenbaren Blutstockungen wegen, und es ist nach späteren Erfahrungen anzunehmen, dafs sie erhebliche Dienste geleistet haben [1]).

Kriebelkrankheit in Sachsen, Schlesien, Holstein und Schleswig 1716. 1717.

Sachsen, die Lausitz, Schlesien, Mecklenburg [2]), Holstein und Schleswig waren zugleich der Schauplatz der Kriebelkrankheit, die wiederum mit den heftigsten Nervenzufällen, aber ohne allen Brand auftrat, und vom August bis in den Sommer 1717 währte. Die Gleichförmigkeit des Leidens mit dem von 1596 und 1770, wie überhaupt aller Kriebelseuchen, von denen wir noch gute Beschreibungen besitzen, ist höchst auffallend, und findet sich in dem Grade bei keiner hitzigen Krankheit. Die diesmalige Seuche aber wurde aller Orten mit rühmlichem Eifer beobachtet, und es geschah viel Zweckmäfsiges zur Linderung des allgemeinen Unheils. Die Behandlung wurde im Ganzen nach denselben Grundsätzen

---

1) Carl Nicolaus Lange, Beschreibung des bifs dahin dasiger Orten niemahls erhörten und zu Zeiten sehr schädlichen Genusses der Korn-Zapfen in dem Brodte, und des darauf folgenden unversehenen kalten Brandes. Lucern, 1717. 8. — Ein Auszug daraus steht in den Actis eruditorum Lips. 1718. p. 309. — Vergl. Joh. Jacob Scheuchzer Observationes de Gangraena aliisque pravis symptomatibus ab esu panis clavorum secalinorum farina inquinati excitatis. Miscellanea Lipsiensia. Tom. V. Obs. 102. p. 131.

2) Waldtschmiedt, p. 56.

geleitet, wie 1770, und einzelne Widersprüche gegen die bessere Ueberzeugung kommen nicht eben in Betracht, z. B. Wedel's Empfehlung der Aderlässe, die man allgemein als nachtheilig erkannt hatte, und Waldtschmiedt's weitschichtige Zweifel an der Schädlichkeit des Mutterkorns [1]), das in der Oberlausitz wie in der Gegend von Dresden, Nossen und Radeberg diesmal den dritten Theil des Roggens ausmachte, während überdies Halme und Aehren von Honigthau klebten.

Von den Brechmitteln zog man die Ipecacuanha [2]) vor, und gewifs mit Recht, doch ist es nach den Beobachtungen von 1770 auffallend, dafs sie genügte. Eine Leichenöffnung machte Wend in Camenz, die in den wesentlichsten Ergebnissen mit den späteren übereinstimmt [3]), es wurden selbst von Schmieder [4]) und Daum [5]) in Sachsen chemische Untersuchungen des Mutterkorns vorgenommen, Haberkorn in Bautzen beobachtete eine ähnliche Kornverderbnifs wie Taube [6]), und so wurden in dieser,

---

1) Georg. Wolfg. Wedel, resp. Christ. Wolf, Disputatio de morbo spasmodico maligno, in Saxonia, Lusatia, viciniisque locis grassato et adhuc grassante. Jenae, 1717. Haller Disp. T. VII. p. 551. — Dieser Abhandlung liegen Beobachtungen der Kriebelkrankheit bei Jena zum Grunde.

Die Schrift von Waldtschmiedt und „Von der Holsteinischen Bauern-Krankheit, in den Breslauer Sammlungen. 1717. December. Class. II. §. 7. S. 397.

2) Gottlieb Budäus, Consilium medicum von der Krampfsucht oder Kriebelkrankheit. Budissin, 1718. 8.

3) Breslauer Sammlungen, 1717. Juli. Class. IV. Art. II. §. 1. S. 89.

4) Anhang zu der obigen Abhandlung von Scheuchzer.

5) Gottl. Valerian Bruno, Gottgewiedmete Gedanken über die Krampf- und Kriebel-Sucht. Budissin, 1717. 8.

6) Joh. Christ. Haberkorn, Unvorgreifliche Gedanken

ungeachtet schwerfälliger Formen sehr regsamen Zeit die gründlichsten Untersuchungen angestellt, um dieser allen Aerzten wichtigen Krankheit neue Seiten abzugewinnen.

Kriebelkrankheit in Schlesien, Vorpommern und der Priegnitz. 1722. 23.

Schon 1722 und 23 wiederholte sich die Krankheit in Schlesien [1]), und herrschte als ein bis dahin noch unbekanntes Uebel in Vorpommern und der Priegnitz, dort in elf [2]), und hier in neun Dörfern [3]). Man gab ihr außer den schon angeführten verschiedene Namen (ziehende Seuche, Steifkrampf, Steifniß, steife Krankheit, das Steife), die Zufälle aber stimmten mit denen von 1716 und 1770 durchaus überein, nur daß bei vielen Kranken auch Nasenbluten beobachtet wurde. Gediegene Berichte der Aerzte, Müller's aus Stettin und Glockengießer's aus Berlin, der nach Stahl's Anweisungen handelte, setzten die preußische Regierung in Stand, die zweckmäßigsten Anordnungen zu treffen. Auf Befehl des Königs wurde das mit Mutterkorn verunreinigte Getreide, von dem man wie gewöhnlich auch Pferde und Schweine erkranken sah, sogleich gegen altes untadelhaftes umgetauscht, was in Frankreich niemals ge-

von der Ziehe oder Nervenkrankheit, welche durch das inficirte Korn an unterschiedenen Orten in Sachsen und Lausitz eingerissen. Budissin 1717. 8. — Andere Schriften sind: Christ. Gotthart Willisch, Bericht von der Krampfsucht, und Joh. Daniel Longolius, Iudicium medicum de corruptione lymphae per frumentum corruptum, oder medicinische Gedanken von der Kornstaupe. 1717. Breslauer Sammlungen a. a. O. S. 90. — Vergl. ebendas. 1717. Sept. Class. IV. Art. 7. §. 3. S. 76.

1) Joh. Godofr. Andreae, praes. Christian. Vater, Diss. de morbo spasmodico populari Silesiae. Viteberg. 1723. 4.

2) Uckermünde, Friedrichswalde, Warp, Mönckenbude, Lingarn, Riet, Warlingen, Egesin, Luckow, Warsin, Gramblin.

3) Prettin, Rambau, Pinnow, Warnow, Mangmus, Tacke, Tangendorf, Großenlinde, Oberfier.

schehen ist, der Geschäftigkeit der Wundärzte, die mit Aderlässen und wunderlichen Arzneien [1]) viel Unheil verbreiteten, wurde ein Ziel gesetzt, und ein entsprechendes Heilverfahren vorgeschrieben. So wurde man bald über die Krankheit Herr, die mehr Weiber und Kinder, als kräftige Männer ergriffen hatte. Außer Wurmmitteln und stärkenden, wie gelind schweißtreibenden Arzneien verordnete man wie 1716 vorzüglich die Brechwurzel zur vollen Wirkung. 1770 zeigte sich dies Mittel als viel zu schwach, das Verhalten des Magens muß also in beiden Epidemieen ein anderes gewesen sein [2]).

Es ist den Brand- und Kriebelseuchen eigenthümlich, daß sie ungeachtet der Gleichheit der allgemeinen Einflüsse in großen Länderstrecken doch immer nur auf kleine und getrennte Gebiete beschränkt bleiben. Der Grund davon liegt in der immer nur strichweise stärkeren Erzeugung des Mutterkorns, denn nur diese kann sie hervorrufen. So wird es erklärlich, daß in weit entlegenen Ländern gleichzeitige Kriebelseuchen sich entsprechen, und wie groß bei diesen Krankheiten die Schwierigkeit ist, vereinzelte Beobachtungen zu umfassen, von denen ohne Zweifel sehr viele verloren gegangen sind. Den diesmaligen Seuchen in der Mark und Pommern entspricht eine in Rußland, in der Umgebung von Moskau bis zur Rußland. 1722.
Wolga hin beobachtete. Sie wüthete unter den Landleuten wie unter den aus Persien zurückgekehrten Truppen, und wurde auf Befehl Peter's des Großen von Gottlob Schober, einem deutschen Arzte,

1) Sie gaben besonders Hexenmehl, Semen Lycopodii, in frisch gelassenem Menschenblut.

2) Acta medicorum Berolinensium, Dec. II. Vol. 6. p. 50.

untersucht, der sie, zwar nicht ohne Fremdartiges beizumischen, doch erkennbar genug beschreibt, und ihre Ursach in dem Genuſs des Mutterkorns findet [1]). Er bediente sich hauptsächlich der Brechwurzel, und giebt einige oberflächliche Nachricht von Leichenöffnungen. Von anderen Kriebelseuchen im Osten von Pommern und Schlesien haben wir keine Kenntniſs, doch sind wahrscheinlich viele vorgekommen.

Kriebelkrankheit in Schlesien und Böhmen. 1736. 37. Die Kriebelseuche in Schlesien und Böhmen in den Jahren 1736 und 1737 gehört zu den heftigsten, die jemals aufgetreten sind. In Schlesien herrschte sie am meisten in den Dörfern am Zobten und am Fuſse der Sudeten, in Böhmen in dreizehn Dörfern der Herrschaften Wartenberg und Niemes, wo über sechshundert Menschen, besonders Kinder erkrankten, und der sechste Theil derselben starb, nicht minder auch in den Herrschaften Reichstadt, Hohenelb u. m. a., worüber keine genauen Nachrichten vorhanden sind. In Schlesien beobachtete sie Heinrich Burghart, ein Breslauer Arzt, der einige ungegründete Zweifel gegen die Schädlichkeit des Mutterkorns erhob [2]), in Böhmen, wo sie bisher noch durchaus unbekannt geblieben war, Anton Scrinci, der über sie einen musterhaften Bericht gab, und nächst der trefflichsten Beschreibung der Zufälle den unumstöſslichsten Beweis der Mutterkornvergiftung führte. Selten sind Volkskrankheiten bei ihrem

1) Epitome Dissertationis medicae de seminibus loliaceis in pane assumtis, varios morbos epidemios (er rechnet dazu auch die Pocken!) a. 1722. tempore autumnali, 1723 hyemali in territorio Moscoviae et Niesnae producentibus, conscripta a Gottl. Schobero. Im Auszuge mitgetheilt in den Breslauer Sammlungen, 1723. Januar. Class. II. Art. 3. §. 4. S. 37. — Mit den Seminibus loliaceis ist Mutterkorn gemeint.

2) Satyrae medicor. Silesiacor. Spec. III. p. 26.

ersten Auftreten so naturgetreu und so scharfsinnig aufgefafst, selten ihre Ursachen so klar ermittelt worden, wie von diesem um die Naturkunde so hochverdienten Gelehrten. Dafs Geflügel und Säugethiere von Mutterkorn erkrankten, war eine bekannte, durch Versuche bestätigte Thatsache, und man darf, wenn überhaupt von dem Erkranken der Thiere in Kriebelseuchen zuverlässig berichtet wird, immer auf eine übergrofse Menge und heftige Wirkung des Mutterkorns schliefsen, wie denn Scrinci nur von einem Seidel Roggen 600 Kornzapfen aussonderte. Es fehlte auch jetzt nicht an Vermuthungen und Behauptungen, dafs die Kriebelkrankheit ansteckend sei, doch widerlegte sie Scrinci, der den Kranken Hülfe spendend, die ärmlichsten Hütten durchforschte, so bündig, dafs man ihre Wiederholung im Jahr 1770 nicht hätte erwarten sollen [1]).

Kriebelkrankheit in der Mark und Holstein. 1741. 42.

Beschränkt, wenn auch nicht minder heftig war die Kriebelkrankheit, die 1741 und 1742 in einem Dorfe bei Neu-Ruppin (Nakel), in der Gegend von Stendal und Havelberg, diesseits und jenseits der Elbe, und in Holstein vorkam. In Nakel erkrankten über 150 Einwohner, wie gewöhnlich meist Kinder, und über vierzig starben. Einige von den Genesenden häuteten sich, so dafs die Oberhaut von stinkendem Eiter unterlaufen, hart und verdickt sich lostrennte, doch sind diese Beobachtungen von Feldmann, einem Arzte in Ruppin, nicht so genau angegeben, dafs man sie mit der obigen von Taube vergleichen, und das gewifs nicht unerhebliche Leiden der Haut deutlich erkennen könnte. Unter den Folgeübeln kam zweimal grauer Staar vor, wie 1770.

1) Ebendas. Spec. IV. p. 35.

im Uebrigen aber war die Krankheit der in der Altmark von Müller [1]) beobachteten, und dort der krumme Jammer oder die krumme Krankheit genannten durchaus gleich, und die Witterung beider Jahre der Mutterkornbildung so günstig, daſs diese Entartung nach Brückmann's Bericht in der Gegend von Wolffenbüttel, die indessen von der Krampfsucht verschont blieb, auch an der Gerste sehr häufig vorkam [2]). —

Ueber die Kriebelkrankheit in Holstein berichtet Kannengieſser, ohne alle richtige Würdigung ihrer Ursachen, so daſs er sie mit Waldtschmiedt aus der Luft herleiten wollte. Dieser Ansicht entsprechend verwirft er die Brechmittel, und rühmt gegen alle Erfahrung die Aderlässe mit allerlei wunderlichen Arzneien [3]).

Kriebelkrankheit in Schweden. 1746. 47.

Vier Jahre darauf erschien die Krampfsucht in den südlichen Gegenden von Schweden, wo sich keine Ueberlieferung von ihrem früheren Vorkommen unter dem Volke erhalten hatte, und auch der Name, den man ihr gab (Dragsjuka, Krampsjuka), ein neuer war. Sie wurde in den Jahren 1746 und 1747 von Rosenstein in der Umgebung von Lund beobachtet, und mit so lebendigen Farben geschildert, daſs ihre völlige Gleichheit mit der deutschen Kriebelkrankheit einleuchtet, die den französischen Brandformen fern steht. Die Krankheit entstand durchaus nur nach

---

1) Müller. Auch bei Haller, Disp. Tom. I. p. 75.

2) Commercium litterarium Norimbergense. Ann. 1743. Hebd. 7. p. 50. (Correspondenz von Brückmann, an den Feldmann berichtet hat. — Die Schrift von J. J. Hoffmeier Von der Kriebel- oder krummen und schwehren- Noth-Krankheit, Berlin 1742. 8. ist unbedeutend.

3) Acta Nat. Cur. Vol. VII. q. 100.

dem Genusse von frischem Brot oder Mehlspeisen, besonders von ausgefallenen Körnern, und man unterschied nicht, welche Getreideart die schädlichste war, denn man bereitete das Brot gewöhnlich aus einer Mischung von Roggen, Gerste und Hafer (axige Säd). Des Mutterkorns geschieht nicht so Erwähnung, dafs man ihm die Schädlichkeit allein zuschreiben könnte, mit besserem Grunde kann man vielmehr die von Taube beschriebene Getreideverderbnifs annehmen, und es ist wahrscheinlich, dafs sie nur im Roggen stattgefunden hat. Die Landleute suchten den Grund des Uebels in einer Vergiftung mit Raupen verschiedener Art, die in grofser Menge im Getreide vorkamen, und selbst noch in den Scheunen umherkrochen, doch hat kein Beobachter diese Annahme bestätigt oder wahrscheinlich gemacht. Rosenstein beschuldigte überdies als Ursache der Kornverderbnifs aufser giftigen Nebeln auch den Honigthau [1]), der von den meisten Beobachtern in Frankreich und Deutschland als ein das Mutterkorngift wenigstens verstärkender Einflufs in Anschlag gebracht worden ist [2]).

Mutterkornbrand in der Sologne, den Landes, Flandern und Artois. 1747 – 50.

Gleichzeitig und bis 1750 machte der Mutterkornbrand in Frankreich die gröfsten Verheerungen, und erinnerte fast an die Feuerseuchen des Mittelalters. Die Krankheit begann innerhalb ihrer uralten Gränzen im August 1747, und befiel wieder, abweichend von der Krampfsucht, mehr Männer als Frauen,

1) Siehe Helligtag Diss. etc. Mangelhafte Auszüge aus dieser seltenen Dissertation s. bei Rothman a. u. a. O. und bei Taube, S. 64.

2) Vergl. Hoyer, De rore melleo villoso. Ephemerid. N. C. Dec. III. Ann. 9. 10. Obs. 93. p. 171., und sehr gediegene Bemerkungen darüber von Schmieder, Miscellan. Lipsiens. T. V. p. 144.

die jedoch nicht ganz verschont blieben, und Kinder in nicht geringer Anzahl. Am meisten wurde wieder die Sologne heimgesucht, doch war die Krankheit auch in der Gegend von Bordeaux sehr verbreitet [1]), und zuletzt zeigte sie sich in Flandern und Artois. Ueber den Menschenverlust fehlen alle genaueren Angaben, und es ist nur aus gelegentlich angeführten Krankenzahlen zu entnehmen, daſs die Seuche bei weitem nicht so allgemein war, als übertriebene Schätzungen Späterer glauben machen könnten [2]).

Die Zufälle der Krankheit waren keine anderen, als die schon beschriebenen, indessen wurden die Kranken zu Anfang mehr von Schmerzen und schmerzhafter Müdigkeit (lassitudes douloureuses) befallen, als sonst, sie waren von vergelbter Gesichtsfarbe, sehr niedergeschlagen und fast blödsinnig, abgemagert und mit schmerzhaft geschwollenem Unterleibe; die Absonderungen verminderten sich, doch blieb die Eſslust, ohne in den der Kriebelkrankheit eigenthümlichen Heiſshunger auszuarten, auch schliefen sie ruhig, und drei bis vier Wochen vor dem Tode stellten sich erschöpfende schmerzhafte Durchfälle ein [3]). Die leidenden Theile wurden blau, und ein mehr trokkener als feuchter Brand, der immer unter der Haut begann, vollendete die Zerstörung. Oftmals erzeug-

---

1) Raulin, Traité des maladies occas. par les excès de chaleur, etc. p. 341., und Observations, p. 320.

2) Fodéré, T. II. p. 35. spricht von 8000 Todten allein in der Sologne. Wäre diese Zahl richtig, so würde ganz Frankreich in Aufruhr gekommen sein. So aber wurde nur die gewöhnliche Wirksamkeit der Krankenhäuser und die Mildthätigkeit der Gutsbesitzer in Anspruch genommen.

3) Du Hamel, Mémoires de l'Académie des sciences. 1748. p. 528.

ten sich Würmer in dem abgestorbenen Fleisch, ein verpestender Geruch verbreitete sich um die Kranken, und bei einigen sah man selbst die Oberschenkel und Arme sich aus den Gelenken lösen. Salerne sah einen zehnjährigen Knaben, der beide Beine, und einen vierzehnjährigen, der ein Bein und von dem andern den Unterschenkel verloren hatte. Beide starben erst am achtundzwanzigsten Tage der Krankheit, und auch andere lebten nach den schrecklichsten Verstümmelungen noch Wochen lang.

Niemals erfolgten auf diese Verletzungen Blutflüsse, denn der Kreislauf in der Nähe war schon vor dem Abfallen der Glieder aufgehoben, so dafs auch bei Ablösungen in dem anscheinend Gesunden weder das Tourniket noch die Unterbindung nothwendig wurde. Hatte sich die Krankheit überhaupt schon zum Brande entwickelt, so war sie fast durchweg tödtlich, so dafs von hundert und zwanzig Kranken, die im Hotel-Dieu in Orleans behandelt wurden, nur fünf mit dem Leben davon kamen, und auch selbst diese ihren Vorgängern bald nachfolgten. Die Ablösung der brandigen Glieder war ohne Ausnahme verderblich, und genasen einzelne Kranke durch Naturhülfe nach grofsen Verstümmelungen, so blieben sie doch siech und erreichten niemals ein höheres Alter. So verhielt es sich in dieser, wie in allen früheren Brandseuchen.

In den Krankenhäusern war die Behandlung des Brandes vergeblich, weil die Leidenden, von dem Gifte längst durchdrungen, und mit einem Blute in ihren Adern, das keine menschliche Kunst wieder hätte umbilden können, viel zu spät Hülfe suchten, und den Tod mitbrachten. In den Dörfern war die Bedrängnifs der Landleute zu grofs, als dafs man ihnen über-

Blut.

all mit zuträglicher Speise hätte beistehen können, wirksamer Mafsregeln zur Bekämpfung der Brandseuchen geschieht nirgends Erwähnung [1]), und weil es überall an Aerzten fehlte, so wurde die Behandlung des Uebels in seinem ersten Anfang versäumt, wo sie allein hätte hülfreich sein können. Eine wohlthätige Dame auf dem Schlosse Borde-Vernoux bei Romorantin, deren Name unbekannt geblieben ist, behandelte die ausbrechende Krankheit sehr glücklich mit Aderlässen, mit denen sie versichert die Schmerzen sogleich beschwichtigt zu haben. Das ausfliefsende Blut war schon dick und übel beschaffen, wahrscheinlich noch dunkeler, als in der Kriebelkrankheit. Dann bähete sie die leidenden Theile mit einer Salbe aus Butter und Brandwein, bis zur Wiederkehr der Wärme, einige Tage lang, liefs sie darauf mit einem Terpenthinbalsam reiben, gab noch ein Abführmittel, und so war dem Brande vorgebeugt. Oberflächlichen Brand behandelte sie mit einer Auflösung von Alaun, römischem Vitriol und Salz, entfernte die abgestorbenen Theile ohne das Messer, und verband mit Terpenthinbalsam. Man kann ihrer unbefangenen Aeufserung Glauben beimessen, dafs sie mit diesem Verfahren, und mehr noch mit guter Nahrung, gröfsere Verstümmelungen verhütet habe. — Der Roggen enthielt in dieser Zeit ein Drittheil Mutterkorn und Thiere, die damit gefüttert wurden, verfielen in ähnliche Brandübel wie die Menschen [2]).

Die

1) Nach einer Stelle bei Salerne ist es gewifs, dafs die Regierung niemals die Untersuchung des Roggens veranlafst hat. p. 187.

2) Salerne, sur les maladies que cause le seigle ergoté. Mémoires présentés à l'Académie des sciences. T. II. 1755. p. 155. — Read, p. 75. — Mercure, 1748. Janvier.

Die Brandseuche, die in den Jahren 1749 und 1750 in der Gegend von Lille und im Artesischen gleichzeitig mit einer Viehseuche wüthete, ist wegen einiger Uebergangszufälle zur Kriebelkrankheit denkwürdig, die in den übrigen nicht beobachtet worden sind. Die Krankheit verkündigte sich durch Ziehen im Rücken, Ekel und Erbrechen bei fortbestehender Efslust, dann folgten heftige krampfhafte Zusammenziehungen in den Armen und Beinen, und eben so heftige Schmerzen in den Füfsen und Händen, ohne irgend eine äufsere Veränderung. Sie traten anfallsweise ein, und die Kranken verglichen sie mit dem Durchfahren eines glühenden Eisens. So vergingen zwölf bis zwanzig Tage, der erste Zeitraum der Krankheit. Hierauf trat Vertaubung und eisiges Frostgefühl in den leidenden Theilen ein, sie magerten ab, und erwärmte man sie, so erneuten sich die Schmerzen, die Haut wurde kalt und runzelig, und die Kranken fielen am ganzen Körper ab. Zehn Tage dauerte dieser zweite Zeitraum, dann wurden die leidenden Theile blau oder dunkelroth, es erhoben sich Blasen mit gelbem Wasser und brandigem Grunde, und nun beschlofs der Brand, der sich abgränzte, das meistens tödtliche Leiden der Kranken. Ohnmachten gingen dem Tode voraus, oder wurde das Leben noch länger erhalten, so löste sich das Brandige, und die Kranken wurden bei völliger Stumpfheit so entstellt, dafs sie schon durch ihr Ansehn die Unwirksamkeit der Kunst anschaulich machten. Ungeachtet aller ungünstigen Erfahrungen unternahm man dennoch wieder bei vielen die Ablösung der brandigen Glieder, und beschleunigte damit wie immer den Tod. Hierüber berichtet Boucher, mit der Bemerkung, dafs nicht bei allen Kranken das

Uebel diesen Verlauf gemacht habe, sondern dies öfters mit den Zufällen des zweiten Zeitraums eingetreten sei [1]).

Couvet beobachtete dieselbe Brandseuche in der Gegend von Béthune, in dem Dorfe Alloines und den benachbarten Ortschaften, und fügte, alle diese Erscheinungen bestätigend, hinzu, die anfänglichen Krämpfe in den Händen und Füßen hätten sich nicht immer auf die Beugemuskeln, vornehmlich der Waden, beschränkt, sondern wären auch in den ausstreckenden, und bei manchen Kranken in den Muskeln aller Glieder zugleich vorgekommen, der Brand, der sich durch Blasen verkündigt, wäre an den Zehen in Knochenfrafs übergegangen und eine gutartige Eiterung hätte den Uebergang in Genesung gemacht, aber selbst in den gelindesten Fällen kaum ausgereicht, die Gefahr abzuwenden, die Kranken hätten sehr starke Efslust gehabt, und nur erst im dritten Zeitraum wäre das Blutsystem in einen Zustand von Lähmung verfallen, der sich durch Ohnmacht verkündigte. Aderlässe sollen einige Hülfe gebracht, und wie ihnen dies mehrmals nachgerühmt wird, besonders die Schmerzen erleichtert haben. In Alloines erkrankten um die Mitte des August 1749 funfzehn Einwohner verschiedenen Alters und Geschlechts, und in den umliegenden Dörfern war nach Couvet's Versicherungen die Zahl der Kranken sehr beträchtlich [2]).

Kriebelkrankheit in Schweden und der Mittelmark. 1754. 55.

Die Kriebelkrankheit in Schweden, die nach der Erndte von 1754 bis in den April des folgenden Jahres, und wiederum nur in den südlichen

1) Journal de médecine. 1762. p. 427. 396. 504. — Ozanam, Tom. V. p. 150.

2) Raulin, Observations, p. 520. — Read, p. 79.

Lehnen Småland und Blekingen herrschte, entspricht der im Jahr 1746 vorgekommenen in jeder Rücksicht. Sie ist von ausgezeichneten Aerzten beobachtet worden, nur läfst freilich die Ergründung der Ursachen der Krankheit vieles zu wünschen übrig. Diese Seuche ist es, in welcher Linné seine Ansicht geltend zu machen suchte, dafs der Hederich (Raphanus Raphanistrum) Kriebelkrankheit veranlasse. Hederich
Linné ist indessen nicht an Ort und Stelle gewesen, und wahrscheinlich durch seinen Bruder, den Prediger Linné, auf seine Vermuthung geleitet worden, die sein Schüler Rothman mit oberflächlicher Kenntnifs der Vorgänge allzu eifrig als eine wichtige Entdeckung vertheidigt hat [1]). Vogel in Göttingen und mit ihm einige andere Zweifler an der Schädlichkeit des Mutterkorns haben behauptet, es würde im südlichen Schweden nur Gerste, kein Roggen gebauet. Dies ist indessen ungegründet, wie wir darüber von Rothman [2]) und Wahlin [3]) ausdrücklich belehrt worden, und wenn die Landleute in diesen Gegenden nur Gerstenbrot essen, so haben sie in dem Nothjahr 1754 wahrscheinlich auch zum Roggenbrot ihre Zuflucht genommen. Da aber weder von Linné, noch von seinem Schüler der Zustand des Getreides untersucht worden ist, so bleibt selbst noch die Vermuthung wahrscheinlicher, dafs abgesehen von der Roggenverderbnifs, die Gerstenähren schwarze ausgewach-

1) Raphania, quam praeside Carolo v. Linné pro gradu Doctoris proposuit Georgius Rothman, Smolandus. Upsaliae, 1763. — Linné, Amoenitates academicae, Tom. VI. p. 430.

2) P. 412.

3) Abhandlungen der K. Schwedischen Akademie, Bd. 33. S. 42.

sene Körner enthalten haben, als dafs ein so häufiges Gewächs wie Hederich, von dem man niemals auch nur entfernt Aehnliches gesehen, eine so eigenthümliche Krankheit hervorgerufen haben sollte. Ueberdies hat Wahlin im Jönköpingslehne von 1765 bis 1769 nicht nur in dem Roggen vieles Mutterkorn (Mjöldrygor, Mjölökor, Bockshorn), sondern auch die gleiche Entartung in der Gerste gefunden, und die völlige Unschädlichkeit des Hederichs durch Versuche an Thieren und Menschen dargethan [1]. Wäre überhaupt die Annahme von der Schädlichkeit des Hederichs nicht von einem so grofsen Naturforscher ausgegangen, und mit dem wohllautenden Namen Raphania gewissermafsen gestempelt worden, so würde sie kaum irgend einiger Aufmerksamkeit werth gewesen sein, denn sie beruht durchaus nur auf einer unbegründeten Voraussetzung, und es ist nicht einmal ein gültiger Versuch an Thieren angestellt worden, um die Wirkung des Hederichs zu erforschen, alle Umstände aber, von denen man hätte Kenntnifs haben müssen, um einen so gewichtigen Ausspruch zu thun, waren durchaus unermittelt, und neun Jahre später, als Rothman schrieb, längst schon vergessen. Hausthiere, wie namentlich Hühner, Perlhühner und Schweine, erkrankten zur Zeit der Seuche allerdings, dafs dies aber nicht vom Mutterkorn geschehen sei, wie dies in Deutschland und Frankreich so oft, und von keiner anderen Ursache wahrgenommen worden ist, hat niemand bewiesen. Durch den Prediger Hoeoek in Wirestad kam in dieser Seuche die Alchemilla vulgaris (Dragblad) als ein brauchbares

---

1) A. a. O.

Arzneimittel in Ruf, ist aber 1770 als völlig unwirksam erkannt worden.

Im Uebrigen steht diese schwedische Kriebelseuche nicht allein, sondern es schliefst sich ihr eine gleichzeitige in der Mittelmark, in der Gegend von Berlin und Potsdam an, als deren Ursache sich nach Cothenius das in diesen Jahren häufige Mutterkorn ergab [1]).

Mutterkornbrand in England. 1762.

Bei der Natur dieser Ursache kann es nicht auffallen, dafs zuweilen die Mutterkornvergiftung sich auf einzelne Hausgenossenschaften beschränkt, und die Krankheit keine gröfsere Ausdehnung gewinnt. Beispiele dieser Art sind auch in neuester Zeit vorgekommen, doch meistens der Vergessenheit übergeben worden. Im Jahr 1762 erregte aber ein solches in England grofse Aufmerksamkeit, und wurde für Tissot in Lausanne Veranlassung, eine gediegene Denkschrift über die Krankheiten aus Mutterkornvergiftung auszuarbeiten [2]). In Waltisham, in Suffolkshire, erkrankte eine ganze Familie von acht Gliedern am Mutterkornbrande, dessen Zufälle den in Frankreich beobachteten durchaus entsprachen. Die Krankheit verbreitete sich nicht weiter [3]), und aufser diesem vereinzelten Falle ist weder der Brand noch die Kriebelkrankheit jemals in England vorgekommen.

---

1) Schreber's Sammlung verschiedener Schriften. Bd. II. S. 413.

2) An Account of the Disease called Ergot, in French, from its supposed cause, viz. vitiated Rye. In a Letter from Dr. Tissot, of Lausanne, to George Backer. Philosophical Transactions, Vol. L. V. 1765. p. 106. — Eine lateinische Uebersetzung dieses Aufsatzes s. in Tissot Epistolae medico-practicae. V. p. 241.

3) Ebendas. Vol. LII. p. 523. 584.

Mutterkornbrand in Artois. 1764.

In Artois aber, und hier am meisten um Arras und Douay zeigte sich der Mutterkornbrand wieder mit allen seinen Schrecken, nach einer Zwischenzeit von vierzehn Jahren. Die Kranken empfanden zuerst heftige Schmerzen in den Füßsen, mit geringer Geschwulst und ohne Entzündung, doch aber mit einigem Fieber. Dieser Zustand währte zehn bis funfzehn Tage, dann vertaubten und erkalteten die leidenden Theile, so daſs die wirksamste Erwärmung ein eisiges Frostgefühl nicht vertreiben konnte, und hierüber vergingen wieder acht bis zehn Tage. Endlich im dritten Zeitraum brachen Brandblasen aus, und nun zeigte sich der Brand sogleich in den Zehen, stieg selbst bis in die Mitte der Oberschenkel hinauf, und ergriff nicht selten auch die Hände und Arme. Die Leblosigkeit der Gefäſse, oder vielmehr das Absterben des Bildungsprozesses in den leidenden Theilen wurde von einem kleinen, fadenförmigen Pulse verkündet; die Glieder fielen wie immer ohne Blutung aus den Gelenken, und nur einzelne jugendkräftige Kranke entgingen der Todesgefahr von gröſseren Verstümmelungen [1]). Die Aerzte Larsé und Taranget wurden von den Artesischen Behörden mit der Behandlung der hülflosen Kranken beauftragt, und entsprachen ihrem Auftrage auch in weiterer Beziehung durch die Herausgabe einer Schrift [2]).

Kriebelkrankheit in Schweden 1763. 69.

Um dieselbe Zeit brach die Kriebelkrankheit in Schweden aus, und verschwand erst wieder im Jahr 1769. Sie zeigte sich 1763 vereinzelt im Jönköpingslehne, und verschwand im folgenden Jahre;

1) Read, p. 82.

2) Méthode curative etc. par M. M. de Larsé et Taranget. Arras, 1765. Bei Tessier, a. a. O. 1777. 78. p. 588.

im Herbst 1765 aber trat sie in vielen Gemeinden mit großer Heftigkeit auf, so daß gegen 2000 Menschen von ihr befallen wurden [1]), während man sie auch in Westgothland hier und da bemerkte. Weniger, doch aber noch seuchenartig verbreitet, war sie im Herbst 1766, in den folgenden drei Jahren kam sie nur wieder einzeln vor, und es ist nicht bekannt geworden, ob man sie auch in den nassen Jahren 1770 und 71 beobachtet hat. Aus Wahlin's Angaben [2]), der sich volle fünf Jahre mit der Behandlung der Kriebelkranken beschäftigte, geht die Uebereinstimmung der Krankheit mit der deutschen Krampfsucht unzweifelhaft hervor, und wenn es nicht gelang, die Ursachen des Uebels so klar zu ermitteln, wie in Deutschland und Frankreich, so war es doch mindestens auffallend, daß in den bezeichneten Jahren Mutterkorn in größerer Menge, und Mehlthau häufiger als sonst vorkam [3]).

Dies ist die Geschichte der Krankheiten von Mutterkornvergiftung bis zu der großen Weltseuche von 1770, welcher sich diese Uebel in so ausgedehnten Gebieten anschlossen. Die Kriebelkrankheit und der Mutterkornbrand sind späterhin allmählich zurückgewichen, ohne jedoch ganz zu verlöschen, wie sich dies aus dem Gange der Krankheiten in den folgenden Jahren ergeben wird. Dies geschah in demselben Verhältniß, als der Anbau der Kartoffeln an Aus- Kartoffelbau.

1) Zwischendurch kam die Ruhr vor, und verband sich in einigen Fällen mit der Kriebelkrankheit, ohne den Verlauf derselben zu ändern. A. a. a. O. S. 166.

2) Abhandlung von der in Småland herumgehenden Kriebelkrankheit. Abhandlungen der K. Schwedischen Akademie. Bd. 33. S. 18.

3) A. a. O. S. 42.

dehnung gewann, so dafs, wie der Feldbau sich jetzt gestaltet, und die Lebensweise der Landleute sich danach geändert hat, ausgedehnte Kriebelseuchen selbst in den feuchtesten Jahren noch weniger zu befürchten sind, als weitverbreitete Hungersnoth, gegen welche unseren Vorfahren bei ihrer Beschränkung auf Getreidebau keine wirksame Abwehr zu Gebote stand. Die Veränderungen und Fortschritte in der Lebensweise der Völker, welche durch jenes mexikanische Gewächs veranlafst worden sind, werden bei einer andern Gelegenheit zur Sprache kommen, für jetzt mag es genug sein, angedeutet zu haben, dafs durch die Einführung des Kartoffelbaues, der durch die Weisheit einiger Regierungen, wie durch den allgemeinen Trieb zur Verbesserung seit 1770 rasch gefördert wurde, eine der furchtbarsten und der ärztlichen Kunst am wenigsten zugänglichen Krankheiten in die engsten Gränzen eingeschränkt worden ist.

Die Kartoffeln wurden zuerst im Jahr 1580 von Franz Drake nach England gebracht, und hier wie auf dem Festlande schon im siebzehnten Jahrhundert in Gärten angebaut. Ihre wesentlichen Eigenschaften, ihre Ausdauer und Ergiebigkeit bei allen den nachtheiligen Einflüssen, welche das Gedeihen des Getreides hindern, ihre unverdächtige Zuträglichkeit als Nahrungsmittel, erkannte man indessen erst später, und nur erst die preufsische Regierung unter Friedrich Wilhelm I. brachte wirksame Mafsregeln in Anwendung, um ihren Völkern die Vortheile zu sichern, die von ihrem Anbau im Grofsen zu erwarten waren. Friedrich II. behielt diese Angelegenheit fortwährend im Auge, und schon im siebenjährigen Kriege war es, wo man in Schlesien den Einflufs der Kartoffeln auf die Kriegführung gewahrte. Von hier aus verbreitete sich der Kartoffelbau nach Böhmen, wie denn auch in Frankreich, den Niederlanden und Schweden die bessere Einsicht gegen die theoretischen Vorurtheile ärztlicher Beamten und berühmter Naturforscher das Uebergewicht erhielt. Den wichtigsten Ausschlag gab indessen erst die Hungersnoth von 1770 und 71, indem es durch das Beispiel einzelner Dörfer, die im Besitz von Kartoffelvorräthen größerer Bedrängniſs entgangen waren, jedermann anschaulich wurde, wie leicht durch den Betrieb des Kartoffelbaues der Miſswachs des Getreides ausgeglichen werden konnte.

Es ist auffallend, daſs die Geschichte der Kriebelkrankheit in Deutschland nicht weiter zurückgeht, als bis in das sechzehnte Jahrhundert, während doch nicht daran zu zweifeln ist, daſs sich von jeher in feuchten Jahren Mutterkorn in eben so groſser Menge erzeugt hat, wie in neuerer Zeit. Schwerlich möchte es gelingen, den Grund des damaligen Emporkommens dieser Krankheit aufzufinden, oder vielmehr den Verein von Umständen zu enthüllen, der ein so scharf begränztes Uebel ins Leben rief, dessen Gelegenheitsursache mindestens schon seit der Völkerwanderung von Zeit zu Zeit vorhanden gewesen ist [1]). Vermuthungen können hier zu keinem bestimmten Ergebniſs führen, sondern nur mit Hindeutung auf den allgemeinen Krankheitszustand, der zu Ende des sechzehnten Jahrhunderts kein anderer als ein typhöser war, und von dem weit herrschenden Scorbut noch näher

1) Nach der begründeten Annahme, daſs der Roggen erst von den Hunnen nach Europa gebracht worden ist.

bezeichnet wurde, die allgemeine Schwierigkeit anschaulich machen, die der Untersuchung der ersten Ursprünge von Volkskrankheiten entgegensteht.

Haben wir aber vorläufig, bis es vielleicht gelingt, die Fäden der geschichtlichen Untersuchung an ältere, noch unentdeckte Thatsachen anzuknüpfen, die deutsche Krampfsucht als eine im sechzehnten Jahrhundert neu emporgekommene Krankheit anzuerkennen, so gehört auf der andern Seite der französische Mutterkornbrand zu den ältesten Uebeln, von denen die Urkunden des Mittelalters Nachricht geben, und die neueren Brandseuchen erscheinen als geringfügige Nachzügler der Feuerpesten, welche schon seit dem neunten Jahrhundert die westeuropäischen Völker, und zwar in denselben Länderstrichen heimgesucht haben, die im Verlaufe dieser Darstellung als die Gebiete des Mutterkornbrandes bezeichnet worden sind. Die historische Pathologie ist über die gleiche Natur des St. Antonsfeuers und des Mutterkornbrandes durch den Scharfsinn ausgezeichneter Forscher schon längst ins Reine gekommen, wir können daher auf die Arbeiten dieser Männer (Jussieu, Paulet, Saillant, Tessier, Read und Fuchs) unbedingt verweisen, um diese Untersuchung nicht über ein noch weiteres Feld auszudehnen [1]). Doch ist hier ein allgemeiner

---

1) Recherches sur le Feu Saint-Antoine, par MM. de Jussieu, Paulet, Saillant et l'Abbé Tessier. Histoire et Mémoires de la Société royale de médecine, 1776. p. 260. — Diese treffliche Abhandlung ist von der Gesellschaft selbst veranlasst worden, die sich überhaupt um die historische Pathologie sehr verdient gemacht hat.

C. H. Fuchs, das heilige Feuer des Mittelalters, ein Beitrag zur Geschichte der Epidemieen. In des Verf. wissenschaft-

Umrifs des St. Antonsfeuers nach den vorhandenen Quellen an seiner Stelle.

Entsetzliche Schmerzen peinigten die Befallenen, so dafs sie laut wehklagten, mit den Zähnen knirschten und schrieen. Unter diesen Todesqualen verzehrte ein unsichtbares, unter der Haut verborgenes Feuer das Fleisch und trennte es von den Knochen. Das Aeufsere blieb kalt, und die Kranken durchdrang eine so eisige Kälte, dafs sie durch kein Mittel zu erwärmen waren. Später wurden die ergriffenen Theile entweder schwarz wie Kohlen, oder von Fäulnifs verzehrt, so dafs das Fleisch von den Knochen abfiel, und die Luft umher verpestet wurde. Hände und Füfse fielen aus den Gelenken, ja, man sah Unglückliche, die, bis auf den Rumpf verstümmelt, den Tod herbeiwünschten. Dieser machte nur erst dem Leiden ein Ende, wenn die Glieder verzehrt waren, und nun die Eingeweide ergriffen wurden; dann starben die Kranken unter heftigen Schmerzen schnell, oder sie zehrten langsam ab. Zuweilen aber schienen die inneren Theile zuerst zu leiden, und dann erlagen die Kranken ohne äufsere Zeichen des Brandes. War irgend Genesung zu hoffen, so ging die Eiskälte der Glieder in Hitze, und diese in Brand über, und zur Verstümmelung gesellte sich immer eine widrige Entstellung des Gesichts mit Abmagerung des Körpers. St. Antonsfeuer.

Bei einigen Feuerpesten in Lothringen und Deutsch-

---

lieben Annalen der gesammten Heilkunde, Bd. 28. S. 1. 1834., Januar. Nach beiden Abhandlungen fallen die wichtigsten Feuerpesten auf die Jahre: 857. 922. 945. 994. 996. 999. 1039. 1042. 1065. 1089. 1092. 1094. 1099. 1109. 1110. 1115. 1125. 1128. 1129. 1141. 1151. 1160. 1189. 1196. 1230. 1236. 1254. 1347. 1530.

land (1085. 1089. 1128. 1180.) werden unter den Leiden der Kranken auch Krämpfe erwähnt (nervorum contractione distorti cruciabantur), wonach um so mehr ein früheres Vorkommen der Kriebelkrankheit zu vermuthen ist, als das Krampfleiden von dem heiligen Feuer deutlich geschieden wird, so dafs Krämpfe und Brand neben einander, und wahrscheinlich nicht in denselben Kranken vorgekommen sind, wiewohl die Möglichkeit ausgeprägter Uebergangsformen beider Krankheiten in einander nicht in Abrede zu stellen ist.

Im Allgemeinen war das heilige Feuer, die plötzlichen Todesfälle ausgenommen, eine langwierige, durchaus fieberlose Krankheit, welche vorzüglich die Armen, doch aber auch zuweilen Wohlhabende und Vornehme befiel, fast durchweg nur in feuchten Jahren, in Begleitung von Hungersnoth und anderen Krankheiten vorkam, immer nur auf kleinere Länderstrecken beschränkt blieb, gewöhnlich im August oder September ausbrach, und nicht über ein Jahr andauerte, — durchweg Eigenschaften, in denen dies Uebel mit dem Mutterkornbrand übereinstimmt.

Die Verheerungen durch das heilige Feuer waren wie bei allen Volkskrankheiten sehr ungleich. Einige Seuchen waren mild, so dafs die Zahl der Genesenen die der Verstorbenen überwog, andere wieder sehr mörderisch, so dafs z. B. im Jahr 1099 in der Dauphiné kein Erkrankter gerettet wurde, im Jahr 994 im südlichen Frankreich mehr als 40,000, und im Jahr 1148 allein in Paris 14,000 Menschen starben. Aerztliche Mittel kannte man nicht, und nur von den Heiligen erwartete man Hülfe, vornehmlich dem heiligen Antonius, nach dem die Krankheit benannt worden ist [1]), dem heiligen Martialis [2]), der Mutter Gottes und der heiligen Genofeva [3]).

Es ist in der neuern Zeit kein Bezirk vom Mutterkornbrande heimgesucht worden, in dem nicht im Mittelalter das heilige Feuer gewüthet hätte. Flandern, die Dauphiné, die Gegend von Orleans, Blois und Arras haben von beiden Krankheiten am meisten gelitten, Spanien ist vom Mutterkornbrand, aber nicht von der Feuerpest, Italien, der gröſste Theil von Deutschland, und der Norden von Europa sind von beiden frei geblieben, und das Gebiet der Kriebelkrankheit ist von dem des alten und neuen Mutterkornbrandes durchaus geschieden.

Dies sind die Krankheiten der Völker um das Jahr 1770, dies ist ihr lebendiger Zusammenhang mit den Leiden älterer Zeit. Sehen wir jetzt, ob die Aerzte die Offenbarungen der Natur verstanden haben, und ob ihre Lehren davon Zeugniſs geben.

---

1) Gaston stiftete 1089 in der Dauphiné den Orden des heiligen Antonius, dessen Zweck die Pflege der vom heiligen Feuer Befallenen war. Der Hauptsitz des Ordens war Vienne, wo die Reliquien des Heiligen aufbewahrt wurden.

2) Die Verehrung dieses Heiligen als eines Schutzpatrons im Mal des ardens schreibt sich von der Feuerpest im Jahr 994 her. Seine Gebeine wurden in feierlichen Processionen im Lande umhergetragen.

3) Beide wurden am meisten in Paris verehrt. 1141 wurde dort eine Kirche zur St. Geneviève des ardens erbaut, von der gegenwärtig keine Spur mehr vorhanden ist. S. Fuchs a. a. O.